崔玉川 崔晓波 主 编
刘 婷 张 玮 副主编

饮水

是健康之本
知识问答

第二版

化学工业出版社

·北京·

内容简介

本书是有关"饮水与健康"内容的大众科普性读物。全书包括10章：人为什么要饮水，应饮什么样水质的水，如何科学饮水，水中矿物元素与健康有什么关系，饮用水中哪些物质可导致疾患，几种恶性疾病与饮用水质有什么关系，水源水的性质、类别及污染情况如何，安全饮用水有哪些主要水质标准，自来水及其消毒的意义如何，如何科学选择和使用家用净水器。每章由若干个具体知识问答题组成，全书共编写了449个问答题。

本书内容全面，系统翔实，文字流畅，语言简明，规范科学，实用参考意义大。本书可以作为面向大众读者的科普读物，同时也可供从事饮用水与健康领域研究或宣传教育的专业技术人员和管理人员参考使用。

图书在版编目（CIP）数据

饮水是健康之本知识问答/崔玉川，崔晓波主编. —2版. —北京：化学工业出版社，2020.1（2023.4重印）

ISBN 978-7-122-35581-2

Ⅰ.①饮…　Ⅱ.①崔…②崔…　Ⅲ.①饮用水－关系－健康－问题解答　Ⅳ.①R123.5-44

中国版本图书馆CIP数据核字（2019）第258090号

责任编辑：董　琳　　　　　　　　　　　　装帧设计：史利平
责任校对：宋　夏

出版发行：化学工业出版社（北京市东城区青年湖南街13号　邮政编码100011）
印　　装：北京天宇星印刷厂
710mm×1000mm　1/16　印张14　字数273千字　2023年4月北京第2版第2次印刷

购书咨询：010-64518888　　　　　　　　　售后服务：010-64518899
网　　址：http://www.cip.com.cn
凡购买本书，如有缺损质量问题，本社销售中心负责调换。

定　　价：58.00元　　　　　　　　　　　　版权所有　违者必究

第二版
前言

《饮水是健康之本知识问答》（第一版）在2016年出版后，受到广大读者的喜爱。说明随着物质和文化生活水平的提高，以及环保与保健意识的增强，人们更加重视饮水的安全与健康，需要更多科学的安全饮水知识。

本书第二版将保持第一版的内容宗旨和风格特点，进一步全面深入解读"饮水、水质与健康"的关系，继续围绕"人为什么要饮水、应喝什么样的水、如何正确地饮水"这个主题，对其原来十章的内容，进一步审视修改、统调整合和补充增新，使全书的问答题的数量由原来的400个增加至449个，其中对第1章人为什么要饮水、第2章应饮什么样水质的水、第3章如何科学饮水和第10章如何科学选择和使用净水器作为重点又增加了不少新问答题，使其内容更加丰富、新颖、全面、科学、实用。

本书不仅是一本关于饮水与健康的大众科普读物，对于中高文化层次的医务和保健工作者来说，也可从中获取一些有关水的新的医学理念和知识。

本书由崔玉川、崔晓波主编，刘婷、张玮副主编，参加编写的还有胡睿娟和马瑞杰。本书的编写得到国家城市供水水质监测网太原监测站和太原供水集团有限公司的大力支持，特致谢意！

在编写过程中，我们搜集参考了目前国内已有的大部分相关书籍和网络资料，本书的参考文献按作品发表年代顺序汇集列出，以供读者查找参考。由于本书的内容涉及较多学科领域的专业知识（如水质、生命、机体、生理、生化、病理、医疗、保健、营养和水质处理器等），而我们的知识面和水平有限，对于书中的不妥之处，恳请专家和读者给予指正。

编者

2020年10月

第一版
前言

水不仅是生命存在的基本条件，也是生命结构的基本构体。它是人体中含量最多的成分，约占人体重量的2/3。

近年来，随着人们物质和文化生活水平的提高，以及环保和保健意识的增强，人们更加重视饮水的安全与健康。特别是由于水源污染、饮用水水质受到危害，使人们对饮用水的安全性倍加关注。水质影响体质，体质决定健康，饮用水水质已成为公众极度关心的热点问题之一。另外，在自来水水质不尽满意的情况下，人们对优质饮用水更加期盼，市场上名目繁多的商品灌装水应运而生，怎样判别和选用也成了民众关注解决的一个现实问题。

针对上述情况，我们围绕"以日常饮水为内容，以饮用水水质为核心，以人体健康为目的"，简明系统地阐述"人为什么要饮水，应喝什么样的水，如何正确地饮水"，以及有关的一些知识内容，编写了这本《饮水是健康之本知识问答》。

本书是有关"饮水与健康"的大众科普性读物，全书包括10章：人为什么要饮水，应饮什么样水质的水，如何科学饮水，水中矿物元素与健康有什么关系，饮用水中哪些物质可导致疾患，几种恶性疾病与饮用水质有什么关系，水源水的性质、类别及污染情况如何，安全饮用水有哪些主要水质标准，自来水及其消毒的意义如何，如何科学选择和使用家用净水器。每个部分由与之相关的若干个具体知识问答题组成。全书共编写了400个问答题，以供读者进行针对性查阅参考。

应当说明，书中所列有关各种"功能水"等的保健和祛疾功效的资料，其普遍意义和可靠性不一定都进行过科研鉴定或得到过国家有关法定部门的认定。因此，其有效性和科学性需进一步实践，只能供作参考。

本书由崔玉川、史晓冬任主编并统稿，崔晓波、刘婷任副主编。参加编写者还有张泽清、张晶、胡睿娟、郭强、茹婕、姚少华、张艳琴、李霞、马瑞杰、孙瑞、张文芸、高文秀、张俊华、张玮、曲文彦、李渊、梁明明、吴志宏、曹建明、任华、范玲等。

本书的编写得到太原供水集团有限公司水质监测中心的大力支持，特致谢意！在编写过程中，我们搜集查阅和参考了目前国内已有的大部分有关书籍和网络资料。书中的有些内容和数据，多为直接摘录引用，由于时间等因素所限，未能在书中逐一做出脚注，敬请谅解，并深表感谢！

由于我们的水平有限，书中会有疏漏和不足之处，敬请专家学者和读者指教。

编者

2016年6月

目录
CONTENTS

第5章 / 饮用水中哪些物质可导致疾患 ⋯⋯⋯⋯⋯ 104

第6章 / 几种恶性疾病与饮用水质有什么关系 118

第1章
人为什么要饮水

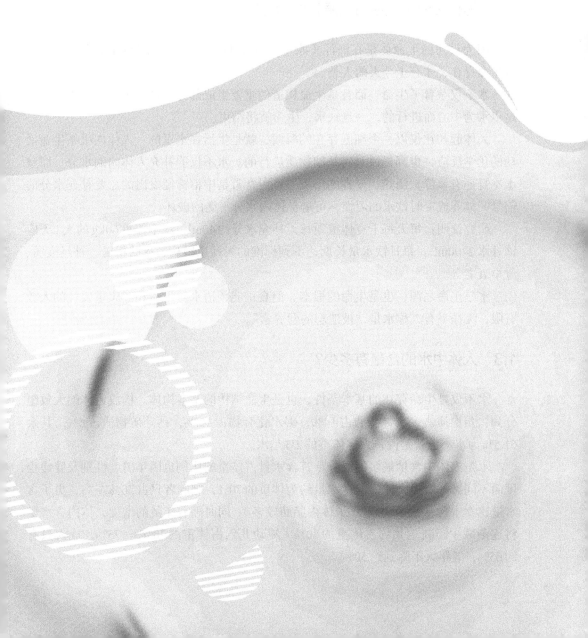

1.1　水在人类生存基本要素中的价值如何?

医学专家指出，作为生命三大要素的"阳光、空气和水"，均属于生命的外部因素，但现代生物医学研究成果表明，水是构成生命的必需物质。水在生命的出现、演化中起到了重要作用。所以，对于饮水问题，不仅要重视水量是否足够，水质是否安全，还应理解水质与健康和生命的关系问题。水是人类生存、生活与生产所不可替代的物质条件。随着生命科学的发展，对于人体中水的生理功能重要性的认识将越来越深入。

1.2　为什么说水是生命之源和生命之本?

因为最初的生命体是在海洋（水）中诞生的，约30亿年前地球上有了水，才有生命存在，才有了今天的人类。

水不仅孕育了生命，而且是生命构造的重要组成部分。甚至可以说，生命活动是以水为中心而进行的，一旦缺水，生命就将结束。

人体起初在仅以一个细胞存在的时候，就是生活在水里的。人体内维系生命活动的化学反应，也都是以水为基础物质进行的。水不仅能补充人体内的水分，而且水本身还有镇静、清热、排毒的作用。口渴常常是中枢神经发出的需要补充水分的信号，如养成定时饮水的习惯，可避免体内水分平衡的破坏。

研究证明：每人每千克体重须每天补充水分约40mL，1个体重60kg的人1天应该补水2400mL。每日饮水量长期达不到标准的人易患胃病、皮肤粗糙、神经衰弱、过早衰老等。

水是生命之源，也是生命的根本。但真正能领悟水对生命和健康重要性的人数有限，无怪乎有人称水是"被遗忘的营养素"。

1.3　人体中水的含量有多少?

水不仅是生命存在的基本条件，也是生命结构的基本构体。构成人体的大致组分为：蛋白质占17%，脂肪占14%，碳水化合物占1.5%，钙等矿物质占6%，其余61.5%为水。也就是说，人体体重的2/3是水。

水是人体中含量最多的成分，其含水量占体重的比例也因年龄、性别及胖瘦程度而不同。一般瘦人体内的含水量约为体重的70%，肥胖者只占50%左右；男子含水量比女子含水量多5%（女子体内脂肪较多）。同时随着年龄的增加，体内含水量将逐渐减少。新生儿约占体重的80%，婴幼儿约占体重的70%～75%，成人只有约65%，老年人下降到约50%。

1.4 人体器官的含水率是多少?

人体内的水与蛋白质、碳水化合物以及脂肪相结合形成胶体状态。其中55%的水分是在细胞中,16%为细胞间液,7.5%在血浆中,其余部分则分布在骨骼、软骨和结缔组织中。

人体各器官组织中的含水率大致如下:血液82%,肌肉76%,皮肤72%,肺、心脏80%,肾83%,肝68%,胃肠75%,脑75%,眼球99%,脂肪10%～30%,骨骼22%。

人体肌肉组织约为体重的40%,所以肌肉的含水量约为全身总水量的一半。通常机体内脂肪含量增加时,含水量将下降。

所以,从某种程度上可以说人体是由水组成的。甚至可以说生命活动是以水为中心的。一旦缺水,生命必然结束。

1.5 什么是人体的体液?

在人体内的水分中,约有60%是在细胞内,40%为相对可以流动的水分,称为体液。体液有20余种,它们大部分是由水组成的。如血液、淋巴液、脑脊液、汗液、尿液、大肠液、小肠液、唾液、胃液、胆汁、胰液、奶水、羊水、胸腔积液、腹水、眼球前房水和后房水、前列腺液、精液、宫颈液、关节腔滑液、鼻涕水和泪液等。这些体液的性质和功能各不相同,各具特色。

1.6 体液中水有什么作用?

人体是由细胞组成的。凡是有细胞的地方就有水。水一旦进入细胞,就会渗入到细胞间隙使其充满组织液。水分将营养及氧补给细胞,并从中运出废物和二氧化碳。

人体各部分能在数微米范围内进行复杂而有规律的化学反应,水起着关键的作用。有资料指出,细胞周围包围着相当于几千万道尔顿分子量的水集团。这些构造集团水与蛋白质、脂肪一样发挥着生理功能。例如维持红细胞膜功能的脂双层的脂质之间存在一个水膜,这个结构化的水膜,控制着红细胞与周围物质的关系,同时也维持着细胞与细胞膜的功能。

由于生命科学和医学的不断发展,现在已经发现水对于生命来说,不仅是个"载体"和"工具",水本身就是生命大分子的一个组成部分。没有水,生命大分子的结构就不能建立,体现生命现象的功能就不能实现。

1.7 影响人体需水量的因素有哪些?

人体每天对水的正常需要量,随着个体的年龄、体重、气候、劳动强度及生活饮食习惯等情况而不同。另外，许多因素会增加人体的需水量，如高温、低湿度、高海拔、活动、进食、疾病、旅行、锻炼、怀孕、哺乳等。

年龄越大，每千克体重需要的水量相对减少，婴儿及青少年的需水量在不同阶段亦有不同，到成年后则相对稳定。

1.8 如何估算人体的需水量？

关于人体每天需水量的估算方法有3种，结果都是成年人每天平均需要水量为2000mL以上，或2500mL左右。对于一个70岁的人，他一生将饮用掉60多吨水。

（1）按单位体重估算。据美国洛杉矶国际医药研究所的研究，成年人每天应补充的总水量标准是，每千克体重每天应补充40mL水。不到一岁的婴儿所需水量往往是成年人的3～4倍（因其体表的相对面积较大，水代谢率较高，比较容易发生失水）。因此，一个体重为50kg的人，每天的总需水量应为2000mL以上。

（2）按排出量估算。一般成年人，每天的尿液、皮肤蒸发、呼气、粪便等的总排水量约2500mL。根据人体水的摄入量与排出量应当平衡的原理，所以人每天的需水量应为2500mL左右。

（3）按美国RDA（膳食营养素供给量）标准估算。即成年人每消耗1kcal（1cal=4.1868J）能量，需水量为1mL，婴儿则为1.5mL。而成年人每天平均至少需要消耗2000kcal热量，也就是说，每人每天要补充2L水才行。据测算，体重在55kg左右的从事轻体力职业活动的成年女性，每天消耗能量在2100kcal左右，其每日需水量就大约为2100mL；体重在67kg左右的从事轻体力职业活动的成年男性，每日消耗能量为2700kcal左右，故其每日需水量就大约为2700mL。

1.9 人体内水的更换周期是几天？

健康的人会将所吸收的水在当天几乎都逐渐排泄掉，大部分经由肾排出，其余则经呼吸、皮肤及粪便排出。成人体内水与补充的外界水约20天为一个周期进行一次完全替换。

1.10 机体水量平衡的数量是多少？

水是机体的重要成分，人体在进行新陈代谢过程中，水会不断地从人体中失去。如果人体的机能完全正常，其所失去的水必须及时补上。否则，体内严重缺水将会给人体的健康带来较大的损害。所以，正常人体每日摄入的水量应与排出体外的水量处于动态平衡状态，其数量为2500mL左右。人体每天对水的补充应尽量得到满足。

1.11 机体失水的途径与水量情况如何？

人体每天的失水途径与失水量如下。

（1）通过肾组织排出的尿液，约1500mL。

（2）通过皮肤排出的汗水和皮肤无感蒸发水（气温低于25℃时）约500mL，以及通过肺和口鼻呼出气体中排出去的水，约400mL。

（3）通过大肠排出的水，约100mL。

其中（1）、（2）两项联系紧密，汗多时尿液少，汗少时尿液多，合计约2400mL。

1.12 机体补水的途径与水量情况如何？

人体中水的三个来源如下。

（1）饮料水。包括饮用水、茶、咖啡、汤、奶和其他各种饮料中的水。它们含量较大，约1300mL，占人体水分总来源的一半以上。

（2）食物水。即来自固体或半固体食物中含有的水。如米饭含水量在60%左右；蔬菜、水果含水量常在80% ～ 90%，甚至更多。每天随食物进入人体的水分约为900mL，占人体水分总来源的30% ～ 40%。食物水中，有的水分以结晶水形式存在，有一部分是以结合水形式存在，都可以被人体吸收。

（3）代谢水。即来自体内生物氧化或代谢过程所产生的水，主要为三大生热营养素（碳水化合物、蛋白质和脂肪）消化后在产生能量和二氧化碳的同时所产生的水。代谢水实际上也来自食物，人体从每天的食物中产生的水约300mL，占人体水分总来源的10%左右。每100g营养物在体内的产水量为：糖类60mL，蛋白质41mL，脂肪107mL。但是这后两项在氧化过程中还要消耗一部分水。当体内缺乏水分时，代谢水就扮演了重要角色，它是新陈代谢排泄废物所需要的最低限量的水。

1.13 机体水平衡的调节作用有哪些？

在正常情况下，人体内水的出入量是保持动态平衡的。这是由于神经、激素及体液中的某些化学物质参与了调节的结果。

（1）神经调节作用。口渴思饮是体内缺少水分的信号，排尿是体内水分过多及代谢的结果。口渴与排尿都受神经系统的调节。

（2）激素调节作用。体内某些激素（如垂体生长素、促甲状腺激素）具有利尿作用，另一些激素（如增压素）则有抗利尿作用。某些皮质激素也能促进血液水分的增加。

（3）化学调节作用。主要体现在食物成分与机体水平衡的关系上。有些离子能促进水在组织内的蓄积，有些则可促进排尿。例如钠可促进水在体内的蓄积，因此水肿病人不宜多进食盐；钾和钙能促进水分由体内排出，所以多吃水果、马铃薯、甘薯等富含钾、钙的食品可以利尿，即与此有关。另外，通常认为每同化1g糖类时，可在体内积蓄3g水。因此摄取富有糖类食物的幼儿，体重虽然显著增加，但蓄积大量水分。蛋白质为亲水胶体，血浆中的蛋白质有保持血液水分的作用。脂肪不但不能促进水的积蓄，还会迅速引起水的负平衡。某些物质如咖啡碱，也有利尿作用。

1.14 口渴和脱水是怎么形成的？

水在机体内的存在形式包括两部分，即细胞外液和细胞内液。前者占体重的20%，后者占体重的40% ~ 50%。总体液的百分含量超过或低于此范围时，都会发生生理改变，总体液量低时便产生口渴和脱水现象，口渴是人体对水的呼唤，脱水是生病的前导。机体自身为了较小限度内调节体液，而具备许多机制，其中起重要作用的是大脑和下丘脑的神经中枢。

1.15 人体水缺乏的后果如何？

（1）当机体失水量为体重的2%左右时，是以细胞外液和间液水分丢失为主。此时下丘脑的渗透压感受器受到刺激，传导至大脑皮质，出现意识性摄水需求，并出现尿少及尿钾丢失量增加。

（2）若继续脱水，当失水达到体重的4%左右时（为中等程度脱水），细胞内外液水分的丢失量大致相等，会出现脱水综合征。表现为严重的口渴感、口腔干燥、皮肤起皱，出现心率加快、体温升高、疲劳等症状。

（3）当失水量为体重的6% ~ 8%时，细胞内液水分的丢失比例增加，并表现为呼吸频率增加、无尿、血容量减少、恶心、食欲丧失、易激怒、肌肉抽搐、精神活动减弱。

（4）如果失水10%（为严重脱水），会使心血管、呼吸和体温调节系统受到损伤，可出现烦躁、眼球内陷、皮肤失去弹性、体温增高、脉搏细弱、血压下降、面色苍白、四肢冰冷、眩晕、头痛、行走困难。

（5）当人体失水15%时，会出现幻觉、昏厥，生命难以维持。当失水达20%时，就会引起狂躁、虚脱、昏迷，导致死亡。这是因为，细胞的增生必须依赖脱氧核糖核酸（DNA，含水量25% ~ 50%，或更高）的代谢，水是维持DNA双螺旋结构支架的重要组分。当缺水达体重的20%时，巨大的DNA双螺旋结构即可解体，生命就此终止。

由上述可见，干渴给人的威胁往往更甚于饥饿，人在疲劳、负伤等情况下，首先需要的是水。关键时刻一口水就可能救活一条生命。

1.16 哪些人会丧失口渴感不知补水而缺水?

当人体缺水的时候,首先是由下丘脑渗透压感受器感知,并传导至大脑皮质发出想饮水的信息。平常人一旦有了口渴的感觉,就会想办法补充水分,但人上了年纪,很多器官就会退化,有些人会没有口渴的感觉。现实生活中,很多脑卒中或老年痴呆症患者,常常因为没有口渴感或无法表达,而造成严重缺水。

人体的肾脏,是调节体内水平衡的主要器官,当水分严重缺乏时,不仅容易引发休克,心脏输出量也会减少,一旦发生休克,肾脏就会受到伤害,即使没有达到休克的程度,长期缺水也会让血液循环受到阻碍,引发多种疾病。

1.17 什么是急性脱水和慢性脱水?

急性脱水是由于一些病理因素导致体液量(主要是细胞外体液量)的减少而引起的一种病理生理综合征,如急性肠炎引起的腹泻、急性胃炎引起的呕吐等都能导致急性脱水。

慢性脱水十分常见,每一个喝水不足的人都可能受到慢性脱水的威胁。

慢性脱水遇到的麻烦与急性脱水的人表现出的症状并不相同。因脱水而造成的液体损失在少于体重的10%时,会引发许多严重的身体疾病,在接近10%时,甚至会威胁到生命。

慢性脱水并不会造成严重疾病或导致死亡,但足以引起体液酸碱平衡紊乱或机能出现障碍,并带来或多或少的刺激和疼痛。

现实生活中的人们有充足的水分可以补给,但是还是有相当一部分人存在缺水问题,时间长了就会导致慢性脱水,从而引起很多健康问题。

1.18 为什么脱水容易影响疲惫和能量损失?

组织脱水会使酶活性减弱,产生能量的酶的活性跟着减弱。急性脱水时,这种能量的生产速度迅速下降,受此影响,人可能无法站立起来,甚至摔倒以后失去意识。

尽管慢性缺水不会引发如此严重的后果,却会导致慢性疲劳。受此影响,长期慢性缺水的人工作时会缺乏热情,生活中也会缺少快乐。

此时,如果再次饮用足够数量的水,激发酶的活性,患者就会恢复活力。一般来说,大多数缺水的人,体内含水量达到正常值后,体力和精力都能恢复。

1.19 为什么脱水容易影响消化障碍?

缺水会引起各种消化障碍:胃胀气、腹胀、疼痛、恶心、消化不良和食欲不振。身体每天会产生7L消化液，慢性脱水时，消化液的分泌量会减少，导致消化过程无法正常进行。

一旦出现这种情况，不宜在进餐时喝水，应该单独喝水，餐前30min时喝水最好。每次饮水量为0.3L比较合适。天天喝水以及餐前喝水能确保体内拥有足够的水分来生成消化液。

1.20　为什么脱水容易影响高血压或低血压？

体内的血液量不足以完全填满所有的静脉血管、动脉血管和毛细血管。因此，用血少的身体部位会向那些用血多的部位转移一些血液。

例如，跑步时，因为腿部更需要血液，其他不参与跑步的部位的血管收缩，一些血液就会转移到腿部的血管中。这些血管吸入所需的额外血液，膨胀起来。由此确保可利用的血液量能够填满血管，不形成气泡。

如果身体出现慢性缺水，这种保护性的血管收缩会成为常态，从而导致慢性高血压。随着血液黏稠度增加，静脉壁所受压力也会大大增加。身体被迫增加压力，把血液推向静脉，以补偿因血液浓度增加而引起的循环能力的削弱。

有时，脱水会导致高血压，同样，也能出现相反的情况，形成低血压。血管弹性好、易收缩的人容易患高血压，反之，血管收缩能力差的人易患低血压。血液在较宽的血管中循环，血压会比平均值低。

低血压的人脱水，血液量会减少，但血管无法收缩来补偿不足的血液。因此，血管宽，压力会降得更低。

从逻辑上讲，增加饮水量是应对两种健康威胁的关键方法。

高血压的人应该多喝水，使血液量恢复到正常水平，让血管不再习惯性地进行保护性收缩。当然，饮用水应少量多次、逐渐地增加，以避免给心脏或血管带来过重负担。

低血压的人需要多喝水来补偿微弱的血管收缩能力。如果血液中有大量的水，血管就不需要频繁收缩。

1.21　为什么脱水容易影响身体酸碱失衡？

为了使身体呈现最佳状态，体内的酸碱物质应当保持平衡状态。有些人身体的内部细胞环境偏向酸性，从而滋生了许多健康问题。如果摄入的水不够，这种酸化会更加严重。

由脱水引起的酶活性减弱会阻碍生化转化的正常进行，这是体内酸碱失衡的主要原因。在酸性环境中，物质运输过程经常会中断，无法完成。现代人的饮食中含有过量的蛋白质和碳水化合物，从外界物质中摄入酸的数量大大增加。

体内缺水进一步强化了身体内部细胞环境的酸性，因为排泄器官（皮肤和肾脏）在排泄液体的同时也排出了体内的酸，而缺水导致尿液和汗液减少，也一并减少了酸性物质的排泄。

1.22 为什么脱水容易影响泌尿系统感染？

体内缺水会使尿液中的毒素无法得到充分稀释，就会攻击尿道外口黏膜，产生微创。细菌极易侵入这些伤口，在此繁殖，引起感染。

如果出现泌尿系统感染，应多饮水，增加尿量以及排尿次数，起到冲洗尿道的作用，帮助消除炎症。

1.23 为什么脱水容易影响头痛头沉？

脑细胞在运行过程中会产生新陈代谢的毒性废弃物，但脑细胞本身却不能忍受这些酸性物质，因此会及时把废弃物清理干净。当水分不足时，大脑为了清理废弃物，会下达指令给自己输送更多的血液，头痛头沉就是这种信号。如果增加的脑血流量无法满足脑细胞的水分需求，甚至会出现偏头痛的现象。

1.24 为什么脱水容易影响体臭？

清除和排出体内毒素是皮肤的功能之一。皮肤就像筛孔很细的筛子，当水分通过这些筛孔蒸发时，体内废弃物会随着水分一同排出体外。废弃物散发出令人不快的气味，水分不足将提高其浓度，使体臭加剧。

1.25 为什么说水是维系生命的源泉之一？

人对水的需求仅次于氧。一个人短期内不吃食物，当体内贮备的糖类、脂肪耗尽，蛋白质也失去一半时，如能喝到水，即使体重减轻40%，也能勉强维持生命。但人体若失掉15%的水，生命就有危险。

另外，水、阳光、空气虽然都是生命之源泉，但当人被困于空气稀薄、没有任何食物、黑暗的洞穴环境里时，只要有水喝，仍然可以活上两三个星期。然而一旦断绝了水，仅能有数天的活命时间。

关于在只供水、不供食品和完全都不供给的两种情况下，人的存活期有不同的记述：有7周与7天之说，有1个月与1周之说，有5周与5天之说，也有3周与3天之说等。说明除了食品和水之外，还与年龄、健康状态、气温及精神状态等因素有关。据对自愿试验者和灾害幸存者调查结果表明，只喝水不吃食物，可以存活20天以上；不喝水也不吃食物，通常用不了几天就会死于脱水。有资料说，在常温下只能忍受3天左右。在炎热季节，恐怕1天也难忍。

1.26　水有哪些生理功能?

水不仅是人体的基本组成成分，是保持细胞外形、构成各种体液的必要物质，而且由于水具有溶解能力强、介电常数大、黏度小、比热容高等理化性质，也使它在机体内有着特殊的重要作用。其主要生理功能是：溶解消化功能、参与代谢功能、载体运输功能、调节抑制功能、润滑滋润功能和稀释排毒功能。

1.27　什么是水的溶解消化功能?

水具有很强的溶解能力和电离能力（水分子极性大），可使水溶性物质以溶解状态和电解质离子状态存在，甚至一些脂肪和蛋白质也能在适当条件下分散于水中，构成乳浊液和胶体溶液。溶解或分散于水中的物质有利于体内化学反应的有效进行。

另外，食物进入口腔和胃肠后，依靠消化器官分泌的消化液（包括唾液、胃液、胰液、肠液、胆汁等），才能进行食物消化和吸收。而这些消化液中水的含量高达90%以上。

1.28　什么是水的参与代谢功能?

人体在新陈代谢过程中，物质的交换和化学反应都是在水中进行的，水是体内生化反应的介质。同时水本身也参与体内氧化、还原、合成、分解等化学反应，水是各种化学物质在体内正常代谢的保证。

1.29　什么是水的载体运输功能?

由于水的溶解性好，流动性强，又饱含于体内各个部位，所以可以作为体内各种物质的载体。对于各种营养素的运输和吸收、气体的运输和交换、代谢产物的运输与排泄，起着极其重要的作用。例如，血液运送氧气、葡萄糖、氨基酸、酶、激素、维生素至全身；把二氧化碳、尿素、尿酸等代谢废物运往肾脏，随尿排出体外，少数废物从汗液中排出。所以，在人体消化、吸收、循环、排泄过程中都离不开水。水是人体运送营养物质和代谢产物的载体。

1.30　什么是水的调节抑制功能?

（1）调节体温，保持均衡稳定。人体摄入的三大生热营养素在水的参与下，利用氧气进行氧化代谢分解，并放出热能。多余热量需要及时散出，以保持体温恒定。出汗是人体散热的主要方式。当环境温度升高时，出汗对于人体体温的调节显得尤其重要。

（2）调节体液黏度，改善体液组织的循环。

（3）调节肌肉张力，保障其正常收缩。例如：损失占体重2%～4%的水分时，肌肉强度就会减少21%。

（4）调节机体的渗透压和酸碱平衡。

1.31 什么是水的润滑滋润功能？

水的黏度小，可使体内摩擦部位润滑，减少体腔内脏器的摩擦，防止损伤，并可使器官运动灵活。体内关节、韧带、肌肉、膜等处的活动，都由水作为润滑剂。

同时水还有滋润功能，使身体细胞经常处于滋润状态，保持肌肤丰满柔软。滋润喉咙，可保护嗓子。还可维持腺体器官的正常分泌。

1.32 什么是水的稀释排毒功能？

水有很好的溶解能力和稀释作用，通过肾脏在排泄水的同时可将体内代谢废物、毒物及食入的多余药物等一并排出，减少肠道等对毒素的吸收，防止有害物质在体内慢性积累中毒。当体内摄入高蛋白质食品时，需要水来消除其代谢产物氨的毒性。用体内贮存的脂肪酸来产生能量，释放脂肪细胞中贮存的脂溶性毒素。饮水可使血液中的毒性稀释，并快速排出体外。

另外，人体血液的含水率约为80%，保持体内水量充足可降低血黏度，防止胆固醇等附着在血管壁上，引起动脉粥样硬化。同时可避免血容量减少后血压下降，影响各器官（特别是心、脑、肾）机能的正常活动。

1.33 什么是水的生化水解作用？

生化水解作用指的是体内的化学物质与水发生反应，分解成两种或几种小分子的物质，以利吸收和利用。三大营养素糖、脂肪、蛋白质水解的过程主要包括：糖分解为葡萄糖、脂肪分解为脂肪酸、蛋白质分解为氨基酸。因为各种肉、油、米面等都不能直接被人体吸收，只有变为小分子的氨基酸、脂肪酸及葡萄糖才能被吸收，在细胞中氧化后释放出能量供人体各器官利用，成为名副其实的营养素。这说明身体吸收食物的营养有赖于水的化学反应。水解作用体现的是水对物质代谢的作用，表明水解作用是机体吸收营养物质的必需反应，也表明水具有丰富的化学能量。

1.34 什么是水的生化黏合作用？

在机体内水能够与蛋白质、各种盐类等固态物质结合的特性叫做水的生化黏合作用。通过水的黏合作用可调节人体的生理功能。研究发现，人体中的蛋白质和生物酶在黏度较低的溶剂中效用最高，在黏度较高的溶剂中效用较低。溶剂黏度的高低与体内水含量的多少密切相关。体内缺水时黏度增高，酶的活性下降，以酶促发的各种生化反应减慢或水平降低，可使有关的生理功能效率降低或失调。反之，各种生化反应正常或活跃，相关生理功能正常或旺盛。

水是细胞中固体物质的黏合剂，它可把固体溶质与细胞膜黏附在一起，在细胞周围形成保护层。水作为一种疏松灵活的载体，能够自由地进出细胞膜，并提高化学元素生物作用的活性和效率。细胞膜上的各种受体的反应性与溶剂水的黏度高低亦密切相关。

1.35 水如何参与运输营养素、氧气和排泄物？

水不断地在人体内循环，但它的功能并非仅仅是循环而已。水可参与运输氧气和其他营养。

经口摄取的食物，在人体内发生化学反应，以形成体内必需的营养。在此期间，水发挥着媒介作用。当食物变成身体容易吸收的营养时，便会随水（血液）运到身体内的各个组织，氧气也可以随着血液运到全身。各种营养成分经分解、合成后，更容易被身体吸收、利用。在这个代谢过程中，会不断产生代谢废物。然后，又会随着水，以汗、尿和粪便的形式，排出体外。

1.36 水如何参与调节体温？

水可参与体温的调节作用是由它的3个特性决定的。

（1）水的比热容高。每千克水升高或降低1℃时可吸收或放出1000cal热量。由于人体内含有大量的水，故在代谢过程中所产生的热能可被水所吸收，使体温不至于显著升高，保持体温恒定。

（2）水的蒸发热大。在37℃时，每升水的蒸发热约为569.5kcal。故人体只要蒸发少量的水（汗），就可以散发大量的热，以维持人体一定的体温。当外界环境温度较高时，体热可随水分经皮肤蒸发散热，以维持恒温。

（3）水的导热性强。水是非金属材料中最好的导热体。虽然人体各组织的代谢强度不一样，产生的热量不等，但均可通过水的导热作用，使各组织和器官间的温度趋于一致，达到体温恒定。

由于人体含有大量水分，即使环境气温发生变化，体温也不会受到太大的影响。这正是因为水有不容易加热，也不容易变冷的性质，所以人体的体温才不会发生迅速的变化。

1.37 水有哪些健康功效？

对于人体来说，水不仅是载体营养物质，也还有其简便而独特的健康功效。虽然有的机理尚不十分清楚，但在生活实践中已被众多人们所验证。美国一位医学博士研究认为："水可以作为强体剂、镇静剂、溶剂、发汗剂、兴奋剂和新陈代谢促进剂。"他还强调说："水虽有药效，但又和药剂不同，完全无副作用，这是水特有的长处。"俄罗斯学者的研究证实，若能经常饮用凉开水，有预防感冒、咽喉炎和某些皮肤病之功效。水的健康功效有：镇静功效、解热功效、急救功效、伴药功效和其他功效。

1.38 什么是水的镇静功效？

在心情烦躁、情绪不稳时，悠闲自在地慢慢少量饮水，胜似品味好酒，会产生安神镇静功效。专家指出，约22%的人在一生中，至少会因脑部缺血发生一次眩晕；约9%的人会多次出现眩晕或昏厥；个别献血者也会发生眩晕，甚至晕倒。这是因为，人在过度紧张或直立过久等情况下，可能发生脑部缺血，引起供氧不足所造成。适量饮水可以显著缓解因脑部缺血而引起的头晕，从而减少眩晕或晕倒。

1.39 什么是水的解热功效？

水的解热功效是指水能使人体的多余热量得到降解而趋于正常体温值37℃左右。不论由于环境因素或疾病因素，当体温异常升高时，都应多饮水，靠体内水的调节作用，通过多出汗等，便可使体内多余的热量经皮肤蒸发散失掉，使体温下降。例如，感冒发热时，在吃药的同时还应多喝开水，不仅可促进血液循环与净化，排出血液中的有毒物质，还可增加排汗和排尿，以降低体温。

1.40 什么是水的急救功效？

饮水也是人体某些疾患的急救方法之一。例如，对于高热、腹泻脱水的病人，应该强迫使其饮水，及时补充流失的水量，加速体内水分的吸收，以避免脱水引起的生命危险。另外，如能对静脉输入0.9%的生理盐水或葡萄糖盐水，会更快起到有效的治疗作用。

这是因为，在正常情况下，消化道里大部分水分会由大肠黏膜吸收，使消化过的食物残渣变成半固体状的粪便排出体外。而当大肠内的黏膜遭到破坏时，它对水的吸收功能就会大大减弱，或者由于肠内外的渗透压发生改变，导致过多液体流入消化道，迫使肠胃蠕动加快，使消化道内的食物残渣含水量过高，发生腹泻。在腹泻发生时，大肠无法吸收水分，水分大量被排出，便会引起体内的脱水现象。当失水量达到体重的15%～20%时，往往会使人丧命。

1.41　什么是水的伴药功效?

人们患病用药时，不论是中药或西药，也不论是中药汤剂或固、粉状成药，服药必伴服水。这样才能快速充分发挥药物的治疗作用。即首先要靠水冲饮药物入胃腔，再靠水分扩散、溶解并渗滤药物于体液或血液之中，然后靠水的流动性将之输送、循环到全身病源、病灶处，最后再由水将代谢废物、病原体及多余药物排出体外。

另外，服药时多喝水，以避免药物缓慢通过，甚至滞留在食管里。这样会由于化学或机械的刺激，损伤食管黏膜，使食管产生炎症或出血等。同时，服药时多喝水，可增加胃的排空速度，使药物更快达到肠部，提高吸收速率（多数药物在小肠被吸收）。多饮水对溶解度低而剂量大的药物也能增加溶出量，使吸收量增加，从而提高血药浓度，加快达峰时间，从而提高药物的生物利用度和疗效。饮水还能使尿量增加，加快药物、毒素的排出，减少药物对肾脏的损伤。

1.42　水的其他功效还有哪些?

除了前面讲到的功效，水还有许多其他功效。例如，在睡前1h饮一杯水，有催眠功效；平时饮足水量，可使皮肤干净健康，使其细胞水量饱满，肌肤细嫩有光泽，减少皱纹，延缓衰老；适量饮水可促进新陈代谢，又起清道夫作用，及时排出体内废物和毒素，使机体组织健康而容光焕发，具有健体美容功效；体内的水不仅起润滑作用，还可使人体的组织、器官、脊椎免受冲击损伤，具有缓冲保护功效等。

1.43　水作为"药物"对人体有哪些功效?

从医学角度讲，水对人体有以下"药效"。

（1）解毒剂。宿醉时，感觉水特别好喝，这是因为水可以稀释酒精分解出来的乙醛。

（2）稀释剂。这和解毒剂相同，水可以稀释毒物，发挥稀释剂的效果。即使误吃了过量安眠药的人，也可以喝水加以稀释；胃酸过多时，喝水比吃含有小苏打的健胃散更有效。

（3）催吐剂。当吃下不好的东西导致不适时，可以喝大量的水来催吐，这是最自然的方法。

（4）镇静剂。当受到极大的打击，导致精神极度激动时，通常会喝1杯水。这是因为喝水可以有平静心情的效果。

（5）兴奋剂。相反，水也可以成为兴奋剂。当睡得昏昏沉沉的时候，只要喝1杯冰水，就会清醒过来。这是因为冰水可以刺激消化器官，使精神产生轻度的兴奋。

（6）利尿剂。喝水后，过一段时间就会产生尿意。排尿时也可以同时排泄代谢废物，因此是促进身体组织健全的最佳利尿剂。

（7）泻药。水分不足是导致便秘的原因之一。喝水可以促进肠胃蠕动，刺激排便。由此看来，水是很理想的泻药。

（8）发汗剂。炎炎夏天，流汗可以调节体温。水作为发汗剂，在调节体温上扮演着重要的角色。

（9）解热剂。水不仅可以通过排汗发挥解热作用，更可以促进物质代谢，缓和体内发烧的情况，发挥解热效果。

（10）催眠剂。当因为空腹而难以入睡时，在睡前喝1杯水，就可以使集中在脑部的血液分散到腹部，缓解紧张，让人安心入睡。

（11）新陈代谢促进剂。就如以上提到的，水在我们身体中发挥着各种重要的功效。喝水可以活化消化器官，促进新陈代谢，有益于全身健康。

1.44　水与哪些机体异常有关？

水是蛋白质、脂肪、碳水化合物、维生素和矿物质五大营养素之外的另一类营养素，其地位的重要性实际上居于六种营养素之首。水在其他五大类营养素的体内代谢中是必不可少的，一旦水代谢失调，机体的其他主要代谢环节都不能正常运行。因此水与肥胖、便秘、体痛等机体异常都有关系。

1.45　水与肥胖有什么关系？

身体肥胖是体内脂肪过度增加引起体重超标的现象。减少体内多余脂肪，降低体重即可减肥。

实践证明，适当多饮水有利于减轻体重。这是因为，水不含能量、脂肪和胆固醇，而且钠含量也低，是一种天然的食欲抑制剂。喝水占据了胃内空间，其饱足感也会减缓饥饿，减少正常食量，有利身体代谢脂肪。日本医学家认为，人体中充足的水分可使代谢功能增强，易于分解多余的脂肪。

有研究者指出，机体摄水多，可使脂肪沉积少，反之则会增加其沉积。肝脏的含水率为70%，其主要功能之一是分解代谢脂肪。若体内水分充足，可使肝功能增强，这样可使脂肪代谢多，贮存少，会导致体重减少。美国医学家经实践指出，每日饮冷开水8～12杯，能使肥胖者每周减肥0.5kg。

1.46　水与便秘有什么关系？

便秘症是排便次数减少，粪便质硬，排便困难，甚至有疼痛感和肛门出血等症状。

医治便秘除了调整饮食结构（多食粗纤维食品）外，多饮水也有利于缓解便秘。这是因为，当身体得不到足够的水分时，代谢将从体内获取必要的水分，而直肠就是一个主要的内部水源。这种情况一旦发生，便秘就随之而来，出现粪便含水量少，质地变硬，加上肠体收缩运动迟缓，使粪便移动速度变慢，导致难解。

有专家认为，便秘的主要原因是水分摄取不足所致。此时增加饮水量，不仅可避免肠道缺水，增加粪便的含水率，软化粪便，易于排出，而且吸足水分的粪便还会刺激大肠，恢复其蠕动功能，增加蠕动次数，利于排泄并减少宿便。

1.47　水与体痛有什么关系？

对于某些疼痛性机体疾病，多饮水可起到缓解和保养作用。

例如，补充体内水分，可减少背部疼痛。因为脊椎组织关节较多，不仅水的润滑作用可减少摩擦疼痛，而且它靠贮存在椎间盘孔中的水分，支撑着占75%的上部躯体重量。

再如，多喝水是治疗痛风病的重要保养方法。因为这种病主要是由于血中的尿酸浓度增高，尿酸结晶（痛风石）增加并堆积在组织中（如手、脚、指的关节等）引起的炎症所致。若每天增加饮水量（2500mL以上），就可促进机体代谢功能，清除肾脏中积存的物质，改善血液及肾脏生物膜渗透性，降低血液中尿酸的含量，恢复肾脏自身排泄尿酸的能力，加快尿酸排除，清除关节中的痛风石沉积，以清除炎症，使关节出现的红肿和热痛得到控制和解除。

1.48　水与怀孕有什么关系？

实践证明，充足饮水对孕妇是十分重要的。

晨吐是怀孕早期的普遍现象，孕妇在发生晨吐时应多喝些水，可避免因剧烈呕吐导致的身体脱水，还可帮助身体代谢，减轻身体不适。

另外，产妇也需要增加饮水量。因为分娩时会大量出汗，产后又要哺乳，多饮水才能维持正常的体液平衡，补充生产时流失的水分和血液，维持新陈代谢的健康进行，并可防止尿道感染，预防便秘的发生。

1.49　水与前列腺有什么关系？

人体脏器和组织细胞如果长时间得不到充足的水分滋润必然要发生皱缩。体液、血液和尿液浓缩，不仅容易发生心脑血管疾病、泌尿系统结石，还容易因尿液浓缩、排尿次数减少，造成排尿沿途脏器的损害，其中最容易伤及前列腺。

前列腺产生的前列腺液，陆续排放到后尿道内，随着每次排尿而被冲洗到体外。一般情况下，前列腺液的排放量很小，对排尿间隔过长的男性，前列腺液长时间积聚浓缩在后尿道，可能对尿道造成刺激，容易诱发感染，甚至可以在未排尿的情况下溢出到尿道外口，造成尿道口发红，个别人有尿道口肿痛等不适症状，出现"滴白"现象。此外，饮水量减少使尿液浓缩、排尿次数减少，尿液内的有害物质对前列腺的健康也很不利。

在没有心脏病和肾脏病的前提下，男性要养成定期补充水分的习惯，每天饮2L左右的白开水或茶水，从而通过尿液来充分冲洗尿道，有利于前列腺分泌物的排出。

1.50　水与心脑血管疾病有什么关系？

水与心脏病、高胆固醇和高血压有着密切的关系。高胆固醇会引起高血压，进一步发展为脑卒中和心脏病。从大部分医学报道中，发现心脑血管疾病死亡率和水的硬度之间存在负相关关系。水中钙镁是人体良好的补充剂，每天饮用适宜硬度的水可以满足人体每日钙和镁的需求，同时降低食物烹饪中其他营养物质的流失。

1.51　为什么说饮水是健康之本？

水对于人体有无比重要性。因为水不但孕育和养育了生命，而且水还影响着人的生老病死。水是人体中含量最多的成分，为人体重量的60%～70%，在某种程度上可以说人体是由水组成的。甚至可以说生命活动是以水为中心进行的，一旦缺水生命就必然结束。所以，水不仅是生命存在的重要条件，也是生命结构的基本构体。同时，由于人体的各种生理功能都要在水的参与下才能得以实现和完成，所以水质决定着体质和健康。例如世界卫生组织的资料表明，80%的疾病和1/3的死亡率都与饮用水有关。因此我们应树立三个意识：水是生命之源，健康之本；水质决定体质，体质影响健康；善待生命，从水开始。

1.52　"人以水为先"可与"民以食为天"相提并论吗？

"民以食为天"是不容置疑的，但"人以水为先"也是千真万确的。

过去谈到饮食，人们往往只想到了"食"，较少想到"饮"。其实饮食是"饮"在"食"前，自然是以饮为先，饮主要指每天必须饮水或补水。这是因为膳食结构再合理，食物营养再好再多，都必须借助水才能被溶解吸收。而且食以水为母，食物中也都含有大量的水，如米饭的含水率为60%，每日人体中有1000mL的水是来自食物的。在餐宴前后都要饮些茶水，餐中也多有汤食，故饮水贯穿着用餐全过程。另外，水本身就是一种不可替代的营养品，质量好的水自然会带来好的生化水合作用。一个人可以几天不吃饭，但却不能几天不喝水。所以在一定意义上讲，往往"饮水"比"进食"更为重要。"药补不如食补，食补不如水补"应成为一种新的健康理念。"人以水为先"可与"民以食为天"相提并论。

1.53 衰老与水有什么关系？

水饱含于人体，但人体在不同的成长发育阶段中，水所占的比例是不同的：胎儿时约占90%；婴儿时约占80%；青壮年时约占70%；老年时占50%～60%。所以人体水分逐渐丧失的过程就是衰老的过程，及时补充人体所必需的好水，则是维持内循环平衡及预防人体过早衰老的根本方法之一。这是因为水可充盈和湿润细胞，使肌肤丰满柔软，具有光泽、弹性与活力。另外，随着年龄增长，有以下变化。

（1）人的肌肉组织萎缩，脂肪组织比例扩大，水无法进入脂肪组织中，体内水分逐渐减少，导致皮下组织萎缩、皱纹产生。

（2）新陈代谢作用逐渐衰退，导致内生水减少。

（3）肾血流量也将随之减少，肾小管重吸收功能降低，导致尿量增加。

（4）老年人口渴反应较迟钝，即使体内有需要也不会即时补充水分，故更加导致体内水分的不足。

1.54 长寿与水有什么关系？

百岁人生不是梦，健康方式每一天。健康是长寿的前提，疾患是健康的大敌。随着医疗卫生保健科学技术的快速发展，以及物质和精神文明建设的不断提高，健康人群的数量和百岁寿星的比率必定会不断扩大。关于影响健康长寿的"秘籍"，专家们一致认为，良好的自然环境、愉悦的心态、良好的生活和饮食习惯是健康长寿的普遍原理。另外，人类寿命的长短，遗传因素也是一个十分重要的方面。应当强调的是，在这些因素中，良好的物质生存环境条件（尤其丰盈优良的水资源环境）是长寿之乡共同的长寿基础。

1.55 如何理解"生命因水而生，也会因水而亡"？

日本医学博士林秀光在其《疾病治愈的7个原则》的论文中指出：

（1）生命是由组织和细胞所组成的；

（2）各个组织的细胞会不断地进行新陈代谢，即衰老细胞不断凋亡，被新的细胞取代；

（3）在细胞增生之时会努力维持着正常的生理功能；

（4）细胞的增生必须依赖脱氧核糖核酸DNA（水的含量达25%～50%，甚至更高）的代谢；

（5）所谓的疾病就是内水的非正常化而导致DNA的代谢异常状态；

（6）治疗疾病的根本在于调整细胞内的水，使其正常化，从而保证细胞和组织的正常代谢和功能。

另外，在他所著的《因水而死》一书中告诫人们："你每天饮用不洁的水是造成所有疾病的原因""不改变水的话，人类会因水而灭亡。"

综上所述，不难得出结论：造成人体老化，过早衰老、产生疾病的根源与饮用水的不正常状态密切相关，生命因水而生，也会因水而亡。

1.56　为什么水质决定体质？

人们追求健康的体魄，追求长生不老，是自古以来就有的思想和行为。当科学证明人不可永生时，人们便追求健康和长寿，其中饮食就是十分重要的环节。食物也都含有水，食物的质量也都取决于它们成长过程中的水环境，因此水的质量对于人体健康的关系就显得至关重要。

由于机体的任何一个部位（包括头发、指甲和骨骼）都含有水，人体大约70%是水，而蛋白质、脂肪、碳水化合物、矿物质加起来的总和才约占30%。因此如果充满身体的水有了问题，那么人体的健康就会受到严重威胁。例如人体某个脏器的功能不好，仅一味地改善食物或大量服用药品和保健品，是不能使其功能得到改善的。想获得健康，就应充分重视饮水的重要性，并不断改善饮水质量。所以说，"药补不如食补，食补不如水补"。

1.57　中医对水的健康意义怎样理解？

中国传统的中医认为，水是维持人体生命的主要物质之一，在五行之中水走肾经，与藏精、繁衍后代有关。

中医对水的理解为：水总体上属阴，性质是平静、滋润、向下、干净、偏凉的，水是万物的起源，可以滋阴、平衡阳、润五脏、滋润全身。水进入人的体内是"清轻"的，经过人体消化吸收后，变成人体有用的液态物质如血液、精液等。最后剩下的就是废物，经人体排泄器官排出体外。

明代李时珍在《本草纲目》中指出："水为万化之源，土为万物之母。饮资于水，食资于土。饮食者，人之命脉也，而营卫赖之。故曰，水去则营竭，谷去则卫亡。"

李时珍在《本草纲目》中关于对水的论述，对现代医学也有着积极的意义。他不但肯定张仲景的机械振扬制造"甘澜水"等功能水方法，而且提出了"小儿惊厥，磁石炼水饮之"，开创了中国特色的磁化水技术。他还特别注意"天水"的"节气"和"时辰"。他认为"天水"中可能储存宇宙间主导万物发生的信息。目前，"食疗"和"药膳"已成为中外普遍接受的预防和治疗"现代富贵病"，诸如糖尿病、冠心病和恶性肿瘤等的"治本"之道，可是却普遍没有重视"水疗""水补"及"水为药"的根本性理念。因此在21世纪，随着现代自然科学和现代医学研究的不断深入，特别是量子医学、基因工程和蛋白质工程的研究，在以《易经》《黄帝内经》为指导的中医理论基础上，随着中医药现代化的继承和发展，尤其是在饮食养生、生态膳养和李时珍的"功能水"养生以及"水疗""水补"及"水为药"的思想基础上，可以开创当代中国以预防为主，调治"亚健康""上医治未病"的新纪元。

1.58　西医对水的健康意义怎样理解？

西方医学方面的专家普遍认为，水分子结构虽然很简单，但是对于人体的作用却至关重要。人体中的水分和分散其中的各种物质总称为体液，体液又分为细胞内液和细胞外液，细胞里面的水称细胞内液，细胞外面的水称细胞外液，如血浆、淋巴液等，细胞外液约占体重的20%，其中血浆约占4%，细胞液也称为人体的一个内环境，内环境的稳定对于人体正常机能的发挥相当重要。人体在新陈代谢过程中，许多物质交换和化学反应都在水中进行，所以水对人体的作用是不可缺少的。

水在人体内有着重要的生理作用，通过排汗可调节体温，另外如泪液、唾液、消化液等体液都有润滑的作用。水还有一个重要的作用，就是在通过肾脏排泄的同时，会排出一些体内代谢的废物、毒物等。

1.59　水的药用价值如何？

古时，水作为药用已有几千年的历史，《本草纲目》水部为其首，共集水43种。分天水、地水两大类，对每一种水，从其形态、性味、功效、毒副作用等方面进行详细阐述，使后人对各种水的益与害有所了解，对生活及临床使用具有指导意义。尤其李时珍对地水类30种的论述，接近现代对水的研究。"观浊水流水之鱼，与清水止水之鱼，性色迥别，淬剑染帛，各色不同；煮粥烹茶，味亦有异。则其入药，岂可无辨乎。"说明流水与池塘不流动之水是有区别的，观察流水中的鱼和不流水之鱼，其性色各不相同，煮粥烹茶味道不一样，若用于入药其效果更有不同。

1.60　水对人体有什么功效？

对人类生存来说，水是仅次于空气的最必需的物质。饮水除了有调节体温、排除废物等功效外，还有以下诸多特殊疗效。

（1）镇静作用。心情烦躁，情绪不稳时，慢慢饮少量水，有一定安神镇静的作用。

（2）强壮效果。水的溶解力较大，在较弱的电解质作用下，可使体内水溶解性物质以溶解态及电解质离子态存在，有助于活跃人体内的化学反应，增加元气。

（3）降脂减肥。有关医学专家经过大量的实验发现，每日饮冷开水8～12杯，能使肥胖者每周减肥0.5kg。因为冷水易为组织吸收，可消耗热量，还能使血管收缩，减慢脂肪的吸收。

（4）润滑关节。水是关节、肌肉的润滑剂，对人体组织和器官起一定缓冲作用。特别是可减轻关节摩擦，有利于活动。

（5）美容效果。平时饮用足量水，能使肌体组织细胞水量充足、皮肤细嫩滑润而富有光泽，可减少褐脂或皱纹、延缓衰老。

（6）助眠作用。睡前1h喝杯水对睡眠有较好帮助作用。

（7）缓解便秘。每天早上起床后畅饮淡盐水1大杯，由于早上空腹以及身体活动较少，淡盐水不易被胃及小肠吸收，很快便会进入大肠，既刺激胃肠的蠕动，又可将粪便稀释，有利大便排出，起到缓解便秘的作用。

（8）排热功能。当外界温度较高时，体内水分经皮肤蒸发，从而带走体内的热量，维持体内温度的平衡。

（9）运送营养。在人体内的消化、吸收、循环、排泄等过程中都是靠水的流动性来运送营养物的，因此多饮水既有利于营养物质的输送，又有利于废物的排出。

（10）稀释有毒物质。水可以减少肠道对毒素的吸收，有效稀释有毒物质，降低有害物质的慢性积累。

（11）促进新陈代谢。水可以促进新陈代谢，降低血黏度，防止胆固醇等附在血管壁上而引发动脉粥样硬化等症状。

水分子（H_2O）由一个氧原子和两个氢原子组成。这些原子间的关系赋予水独特的电子极性。水具有排列和转换、创造和再创造、渗透和溶解它接触到的任何物质，以及流到哪儿都会搜集和储存物质的独特能力，通过这些能力把它的生命力给予所有的生物。

1.61　为什么水的分子团结构可以影响人体的健康？

最益于健康的水分子团，有漂亮水晶般的六角结构，特别是水在结冰前后是最明显的。而不利于健康的水分子团，是大的或者不规则的多边形分子团。

水分子团与人体细胞内或者周围的水分子团相配。小的水分子团可以完全与其他分子作用，利用能量振动交流，还能容易地穿过细胞膜带入营养，并把有毒废物带出细胞，保持年轻和活力。大的水分子团是无序的、不光滑的，对身体没有用。

有益于健康的水能形成六角形，像雪花一样的晶体。雪水、深井的冷水以及纯净的山泉小溪水，所有这些水都有完美的六角形结构。但是当自来水结冰时，它就不能形成水晶六角形结构。

现代，美国巴特曼医学博士毕生致力于研究水的治疗作用，他根据自己多年的临床经验，发现了一个震惊世界的医学界秘密——许多慢性疾病的病因仅仅是身体缺水。巴特曼博士引证大量的临床验证病例，理论分析了各脏器的生理功能和缺水的机理及因缺水造成的病理变化。对临床常见的风湿性关节痛、消化不良引起的疼痛、高血压病、高胆固醇、超重、糖尿病、哮喘和过敏症等，分析了其发病机理及致病原因，认为缺水是其主要发病原因，只要补足水分，以上病症会迎刃而解。因此他最后提出最简单的医疗办法是充分摄入水分。水是最好的药，水是无所不在的天然药物。

1.62　水是如何清除体内自由基的？

人体患病与血液中的活性氧（自由基）增多有关，而水尤其是弱碱性水的还原电位低，具有很强的还原作用，从而可以清除体内过剩的自由基，使身体恢复正常。

由于细胞里的废物和营养素一样都可以溶于水，因此，细胞会借助需要替换水的协助，将废物、毒素送入血液中，再经由肾脏、肠道、肺脏和皮肤排出体外。倘若废物不能顺利排出，细胞内外的垃圾就会越来越多，越来越难接收维持运作的补给品，等到有一天细胞撑不下去了，就会正式宣告"寿终正寝"。而且，在"脏乱的环境"下，即使未死亡的细胞只能勉强维持，身体功能也会越来越差。

1.63　水是如何为生命提供活力的？

（1）水可填充空隙。水作为一种流质，很柔软，可以填充人的身体空隙，让人看上去圆润饱满。

（2）水可作为溶剂。水造就了血细胞，是血液运送红细胞（红细胞事实上是个"水袋"，内含有颜色的血红蛋白）的交通工具。水作为溶剂，可溶解进入身体的大部分物质，在养分运输和废物排泄中扮演重要角色。

（3）水有黏附功效。水能形成一层细胞保护膜，降低人体在碰撞、压力下细胞的折损量。

（4）水能转化能源。水在人体的每个细胞内产生电能和磁能，供应人们生存的能源。人体内的热能只有转化为ATP（三磷酸腺苷）才能被身体吸收利用，食物中的糖类作为ATP（三磷酸腺苷）的主要来源必须在水的作用下才能转化成大脑所需的热能。

（5）水可调节体温。水可以通过排汗和产生电能的方式来调节身体的冷热程度，使人体时刻保持体温的正常状态。

1.64　为什么水是必不可少的营养物？

水是含有溶解性矿物质的血液系统的一部分，它如同溶解态的钙镁一样，为人体组织维持健康所需。

当水充足时，血液的黏度、关节的软骨组织、血液毛细管、消化系统、三磷酸腺苷（ATP）能量系统和脊椎都正常、有效地工作。但是，当水的消耗受到限制时，身体就会侵害一些部位以保护不同组织和器官，这样会导致疼痛、组织损伤和各种各样的健康问题。

当摄入充足水分后，一些健康问题可得到缓解和改善，如眼睛干涩、咽喉咽痛、泌尿系统发炎、便秘、高血压、情绪烦躁等。

1.65 为什么说水是人体的清道夫和守护神？

水分在人体内有许多功能，它是全身体液的媒介物，在营养上扮演非常重要的角色。

从唾液使食物顺利吞下，消化液消化，然后携带着这些分解过的营养素穿过肠壁，吸收进入血液中，并且经过血液的循环，运送至全身细胞。所有的生化反应都是发生在体液所调节的环境中，最后代谢产生的废物，也必须经水分稀释后才能够由肺部、肾脏、肠道及皮肤排泄出体外，以免细胞受到毒害。

当然，水分还有许多重要功能，包括：水分是全部细胞的构造成分，且类似细胞的保护垫；水分亦能经由肺部及皮肤的排汗来调节体温；另外，水分也是体内润滑物——肠胃道、呼吸道、泌尿道的黏液分泌以及关节液所必需的。

1.66 为什么喝水能减少眼睛受伤害？

饮水可以使眼睛泪液充足，当灼热物体接近眼睛时或人在阳光下劳作时，泪水即在高温作用下形成一层薄薄的水蒸气，这种水蒸气起到了阻止高温传导的作用，从而减少眼睛受伤害的程度。

1.67 为什么喝水可缓解兴奋与紧张？

我们的身体是由自律神经适时的转换来维持平衡的，而自律神经则由交感神经和副交感神经组成。我们每天在清醒状态下活动，因此白天时交感神经处于兴奋状态，以负责调节身体的各部器官，而此时副交感神经却处于镇静状态。可是到了夜里，一直位于主角的交感神经便慢慢弛缓下来，而由已呈兴奋状态的副交感神经取代。如此相互更换，我们的身体才能进入睡眠状态而获得休息。因此，可将交感神经定义为使情绪高亢激昂的因素，而副交感神经则为稳定情绪的因子。

我们饮水时，水流进入咽喉，位于咽喉部位的迷走神经末端就会受到刺激，而迷走神经是属于副交感神经的，因此副交感神经就会兴奋，而使交感神经稳定。所以，在紧张和兴奋时会喉咙干痒，此时要是轻啜一口凉开水，很快就可镇定下来。

1.68　饮水对大脑健康有什么影响？

大脑组织的含水为85%，占体内总质量的1/50，是身体血液的1/20。水的数量与质量对大脑的功能和智能表达也起着很重要的作用。智力检测表明，脱水使大脑产生的能量减少。身体仅损失体重2%的水分，就能降低20%的算术短期记忆和视觉跟踪物体的能力。

当身体开始脱水时，首先表现为大脑细胞脱水，从而使脑细胞活力降低，进而引起头晕、疲劳。

1.69　饮水对皮肤有什么影响？

皮肤对营养失调最为敏感，几乎所有营养素的缺乏都可以在皮肤上留下痕迹。体内缺乏蛋白质与必需脂肪酸时，皮肤会变得粗糙、灰暗无光；体内缺乏维生素时，皮肤会发干、起鳞屑、长痤疮。

保持皮肤美，除了良好的心态、快乐的情绪、合理的营养搭配外，更应注意科学饮水和给皮肤补水。

1.70　饮水对人的免疫力有什么影响？

免疫力是人体自身的防御机制，具有识别和消灭外来入侵的异物（如病毒、细菌等）和处理衰老、损伤、死亡的自身细胞，以及识别和处理体内突变细胞核病毒感染细胞的能力。不同人免疫力不同，影响免疫力的因素有很多，有先天的，有后天的，有精神因素，有物质因素。其中包括水在内的营养素是机体中许多免疫物质产生的重要基础。

每天多喝水、喝好水可以增强人体免疫力。英国科学家已经证实，每天喝2L左右水的人免疫系统比一般人强60%。水可使骨髓中免疫系统的工作能力增强。多喝水、喝好水的人血液中明显有更多的免疫细胞，因此患癌症的概率就小。

1.71　水与人体营养障碍有什么关系？

80%的慢性病是由营养代谢发生障碍引起。无论在国内还是在国外，慢性病发病率呈现上升和年轻化的趋势。营养障碍不仅是吃出来的，而且也是喝出来的，我们每天吃的固体食物在体内消化必须在水存在的情况下才能发生。正常消化代谢过程中水是各种营养物质代谢的溶剂，调节体内的所有生理功能，包括溶解和循环功能。

营养物质的消化和吸收均是在酶的参与下完成的，水发生异常后就会影响各种酶的活力，一旦酶的活力降低或异常，各种营养代谢就会发生异常，营养代谢发生异常或障碍，就会出现不同症状的营养代谢障碍。

1.72　身体需要水的40个理由是什么?

美国著名医学家F.巴特曼博士毕生致力于研究水的治疗作用，并把人体需要水的理由总结为以下一些方面。

（1）没有水，任何生命都不可能存在；

（2）身体出现局部缺水，会抑制身体的某些功能；

（3）水是身体能量的来源；

（4）水是细胞结构的"建筑黏合剂"；

（5）水可以防止基因遭到破坏，并使基因修复机制更加有效；

（6）水可以提高骨髓免疫系统的效率；

（7）水是所有食物、维生素和矿物质的主要溶剂；

（8）水有助于食物分解成细小的颗粒，促进它们消化、吸收和新陈代谢；

（9）水可以提高身体吸收食物核心物质的效率；

（10）水可以帮助运输身体内所有物质；

（11）在血液、红细胞和肺部收集氧气的过程中，水有利于提高效率；

（12）水可参与细胞内氧气的输送；

（13）水可以清除身体各部分产生的有毒废物；

（14）水是关节空隙的主要润滑剂；

（15）水可以帮助椎间盘成为"减震气垫"；

（16）水可以减少便秘的产生；

（17）水有助于减少心脏病和中风发生的概率；

（18）水可以预防心脏和大脑的血管阻塞；

（19）水对身体的冷却（排汗）系统和加热（产生电能）系统至关重要；

（20）水为大脑行使正常功能提供活力和电量；

（21）水是提高所有神经传递素生产效率的关键物质；

（22）水是大脑产生所有荷尔蒙的必需物质；

（23）水是最好的饮料；

（24）水有助于预防注意力缺乏症；

（25）水有助于减少疲劳；

（26）水可以延缓衰老；

（27）水可以使眼睛更加有神采；

（28）水有助于防止青光眼；

（29）水可以帮助骨髓的造血机能恢复正常；

（30）水可以提高身体的免疫功能；

（31）水可以稀释血液，防止血液黏稠；

（32）水可以减少经期前疼痛以及潮热；

（33）水是减肥比较好的手段之一；

（34）水可以减少怀孕期间的晨吐现象；

（35）水可以帮助大脑和身体的功能协调一致，提高识别和实现目标能力；

（36）水有助于减少老年痴呆症、多发性硬化症和帕金森综合征；

（37）水可以改善并恢复正常的睡眠习惯；

（38）水有助于减少压力、焦虑和抑郁；

（39）饮水可以区分干渴感和饥饿感；

（40）水可以缓解对咖啡因、酒精等的上瘾。

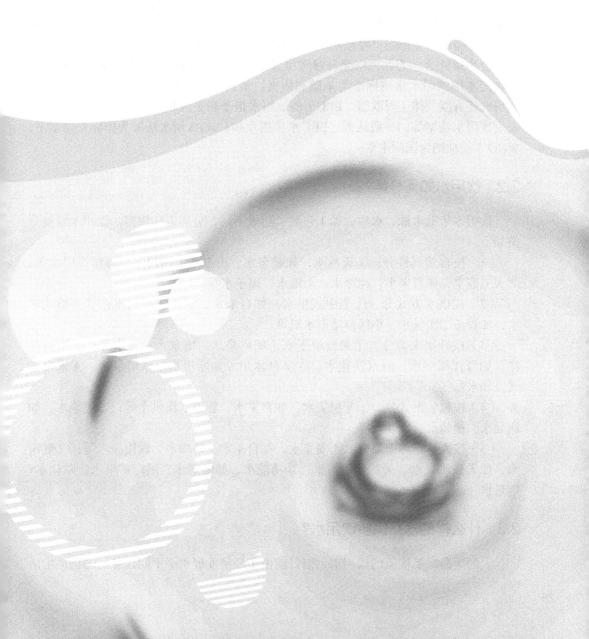

第2章
应饮什么样水质的水

2.1 饮用水水质标准的制定原则是什么？

科学合理的饮用水水质标准应根据以下原则制定。

（1）应基于终生用水安全来确定对人群的健康防护。生活饮用水是供人日常饮用和生活使用的水，因此在确定有害物的限值时，必须从饮用者的终生用水安全来考虑相应的健康防护要求，即饮用者终生使用饮用水，不会带来明显的健康危害。

（2）必须确保生活饮用水的卫生和安全，因此饮用水水质必须满足三方面的要求：第一，水质感官性状良好；第二，防止介水传染病的发生，确保水微生物质量的安全性；第三，预防化学物质的急性、慢性中毒以及其他健康危害。

（3）必须充分依据本国的地理、经济、社会状况以及人们生活习惯等因素确定标准的限值，使之能符合国情，并具有可行性和可操作性。

（4）应适当考虑与世界接轨。因为我国是一个改革开放中的大国，而且正在全面建设小康社会。为此，应充分参考世界卫生组织（WHO）的水质准则，它是各国制定本国饮用水水质标准的基础和依据，最具代表性和权威性。另外，比较有影响的还有欧共体（现欧盟，EEC）的饮用水指令和美国联邦环保局（USEPA）的安全饮用水法案等。一般认为，EEC水质指令和USEPA用水法案为国际先进水平，WHO水质准则为国际水平。

2.2 饮用水如何分类？

饮用水依据水源、水质、加工包装、功效不同，分类方法很多。饮用水常规分类如下。

（1）按自然属性分。①天然水，如矿泉水、山泉水、冰川水、海洋深层水等；②人工造水，如自来水、纯净水、蒸馏水、离子水等。

（2）按供水方式分。①集中式供水，如自来水、城镇农村供水；②分散式供水，如管道二次供水、小区自动售水机等。

（3）按补水来源分。①来自地下水，如矿泉水、山泉水、井水等；②来自海洋，如海洋深层水、海水淡化水；③来自冰川，如冰川水、冰川泉水；④来自空气，如水蒸气。

（4）按包装形式分。①非包装水，如自来水、管道二次供水等；②包装水，如瓶装水、桶装水、袋装水等。

（5）按人体营养需要分。①安全水，如自来水、纯净、饮用净水等；②健康水，如天然矿泉水、天然冰川雪水；③功能水，如电解水、医疗矿泉水、磁化水、能量水。

2.3 什么样的水是优质饮用水？

人的生命需要优质的饮用水，但目前由于经济发展水平不同，各国的物质生活差别很大，所制定的饮用水水质标准也不尽相同。优质饮用水的感官指标是清澈透明、无异味、喝起来爽口解渴，其他的化学、物理学、细菌学等的指标必须达到国家的卫生标准。

研究证明，水是以分子团的结构存在的，水分子间依靠氢键形成的分子团稳定存在时间很短，是一种动态结合，即不断有水分子加入某个水分子团，又不断有水分子离开水分子团。因此水中水分子团大小随时发生变化。科学研究发现，水的分子团越小，活性越高，这种水也越好喝；而分子团越大，活性越低，这种水也越不好喝。

2.4　什么是安全水？

安全水是安全饮用水的简称，是指可供人类长期生活饮用而终生不会对人体健康产生风险的饮用水。

此处所述的安全水包括供居民用的饮用水和生活用水，后者例如淘米、洗菜、做饭及个人洗漱卫生等用水。这里强调的应是终生饮用安全，而不强调其是否具有保健除疾作用。

2.5　哪些水属于安全水？

从安全水的含义及水质特征就不难看出，合格的自来水就应当是正宗的安全水。因此，也有将安全水定义为：符合WHO《饮用水水质准则》要求的水。所以自来水与安全水应是同义语，尤其对于集中统一供应生活饮用水的城镇来说，自来水的安全性就更具重要性。

另外，从水质上看，直饮水以及纯净水也应属于安全水。中国的直饮水与发达国家的直饮水有所不同，我国的直饮水一般只供饮用，不包括生活使用，其水质要比自来水更纯些。

从水质特性上划分，可将灌装饮用水归纳为矿泉水质、纯净水质、功能水质和其他水质四大类别。其中除天然矿泉水和纯净水外，其他多为用纯净水添加或勾兑而成，或者用自来水进行特殊加工处理而成。饮用水的类别，也可按照对人体健康的贡献分成安全饮用水、健康饮用水和功能饮用水三类。或按照水质品位的高低，分成普通饮用水（自来水等）、直接饮用水（饮用净水等）和优质饮用水（矿泉水等）三类。

2.6　安全水的水质特征有哪些？

安全饮用水的水质重在长期饮用终生安全可靠。为达到这种目的，其水质特征应符合三个方面的基本要求。

（1）为防止介水传染病的发生和传播，要求安全水不得含有病原微生物。这是因为它能在同一时间内造成大片人群发病或死亡。故对水的消毒处理不能有丝毫松懈，以消除发生急性传染病的条件。

（2）水中所含化学物质及放射性物质不得对人体健康产生危害，包括不引起急性或慢性中毒及造成潜在的远期危害（致畸、致突变、致癌）。既要考虑直接饮用部分，也要考虑洗浴时皮肤接触或挥发性物质通过呼吸道摄入部分。

（3）水的感官性状良好，因为它是人们对饮用水的直观感觉，是判断水质好坏的直接凭据。只有感官性状良好的饮水，饮用者才会有安全感，才乐于饮用。

2.7　安全水一定是健康水吗？

从人体生理的角度来看，我们可以把生命体的生理需要分为三个不同的层次：生命维持、生命质量和生命异常。安全水仅实现了生命维持的作用，而健康水不仅满足生命维持，还有提高生命质量的作用。医疗水（属功能水范畴）则是在生命异常时起作用。

应当强调一点，干净水、安全水、健康水是三种不同的科学概念，而现在有不少消费者把三种水混为一谈。水的干净与安全主要针对水污染而言，健康水主要针对水对人体的健康来讲。健康水是大众都可以饮用的，不限人群，不限量，强调的是增强人的生理功效，而不是治疗作用。水的干净、安全是健康水的前提之一，但干净、安全的水不等于是健康水。饮水应做到干净、安全与健康的统一。

人和自然是和谐统一的，人类饮用的好水与自然界存在的好水也应当是统一的。因此，饮水要建立在顺其自然、改造自然的基础上，更应该尊重自然。而纯净水是改造自然的产物，一般天然矿泉水是顺其自然的产物，健康水则是尊重自然的产物。

2.8　什么是健康水？

健康水是能促使人体健康的优质饮用水的简称。

从水的生理功能和生命科学角度考虑，健康水的基本条件应是：洁净卫生，康体益寿，可以生饮。亦即感官好、味纯美、无毒害、促健康、益寿命、可生饮。这样的水，对人体不仅具有正常可靠的生理功效，而且还有强体保健作用。健康水是在生命安全的基础上，更注重生命质量的提高。所以，有学者把它定义为："健康水是在满足人体基本生理功能和生命维持基础上，长期饮用可以改善、增进人体生理功效和增强人体健康，提高生命质量需要的水产品。"

2.9　健康水的水质标准有哪些？

健康饮水水质标准是建立在安全的基础上，同时强调其对人体有益的物质及含量，并主要针对管道分质供水、净水器及灌装水这三大行业的供饮用的水（指饮水、煮饭、煲汤等）。

目前健康水尚无法定标准，但国内外已有不少专家学者，都在进行着潜心研究。我国水营养学家李复兴教授在2005年提出了《健康饮用水水质标准》草案（共70项限定值），并归纳提出了健康水的7条标准。

（1）不含对人体有毒、有害及异味的物质。

（2）水硬度（以碳酸钙计）适中（30～200mg/L）。

（3）人体所需矿物质含量适中（其中钙含量≥8mg/L）。

（4）pH呈中性及微碱性。

（5）水中溶解氧及二氧化碳含量适中（水中溶解氧≥6mg/L，二氧化碳在10～30mg/L）。

（6）水分子团小（半幅宽≤100Hz）。

（7）水的营养生理功能（如渗透力、溶解力、代谢力、氧化还原性等）强。

对于健康水的这7条标准，国内有研究者认为，对于健康饮用水来说，其中矿物质含量适中的水源是其基础；小分子团水是其核心，因为生物细胞只有2nm的离子通道，单个水分子的最大直径为0.2nm，而水在自然界里以数个或数十个水分子组成的水分子团存在，其溶解力和渗透力都很低，不易被吸收，即人喝了水不等于细胞可以吸收；弱碱性是其关键（可帮助血液和体液降低偏高的酸性，维持酸碱平衡，使身体更有效地对抗细菌、病菌、炎症和疾病）。

另外，据文献介绍，美国的马丁·福斯特博士，在其所著的《长寿需要健康的水》一书中，指出健康水的标准是：含有一定量的硬度（以$CaCO_3$计，理想的是170mg/L左右），需要一定量的溶解性总固体（理想的是300mg/L）和偏碱性（pH值在7.0以上）。并用大量翔实的资料进行了论证。

还有一些国内外的学者，通过调研和试验研究，从人体氧化还原平衡的角度，提出可将水的氧化还原电位（ORP）作为健康饮用水的标准之一，其数值可在200mV以下。认为饮用ORP低的水，能消除体内多余自由基，可降低活性氧等氧化物质含量及其活性，提高人体的免疫能力和自然治愈能力。

2.10 健康饮用水与矿物质有什么关系？

矿物质平衡应为健康饮用水的核心要求。

（1）矿物质来源天然。多项研究显示，相比人工添加到水中的矿物质（用于改善口感或预防疾病），水中天然来源的矿物质对人体更友好更健康，健康饮水应尽量保持水质的天然属性。当安全的水资源不足，必须对水进行纯净化处理时，建议补充适当比例的天然水（如洁净的自来水、天然山泉水、天然矿泉水等），或用天然无毒矿石进行过滤，以获得天然矿物质的补充。尽量不采取人工添加化学盐类的方式来改善水质。

（2）矿物质种类多样。水中天然矿物质种类丰富时，不仅对人体的营养效应更为全面，还可使某些元素的潜在危害得以遏制。比如钙镁可以抑制铁的过量吸收，锡可以减轻锌、锰、铜的毒性。这些平衡效应可能是通过共享转运体、竞争代谢酶等机制而产生的。由于水中离子种类多种多样，它们的最佳平衡模式还有待深入研究。

（3）矿物质浓度适宜。水中矿物质浓度不宜过低，也不宜过高。无矿物质的饮用水不仅阻断了饮水中营养元素的补充，还会增加有害元素暴露风险（软水可增加铅、镉等有害元素自管材的析出），因此从营养和安全的双重角度看，矿物质浓度过低、过高都是应该避免的。在我国的相关水质指标中逐步新增碳酸氢盐、钙、镁、总硬度、溶解性总固体这五项指标的最低保留水平，初步建议值可分别在30mg/L、25mg/L、10mg/L、100mg/L、100mg/L，以防范中国人群膳食矿物质不平衡导致的人群健康风险。

（4）矿物质比例平衡。钙离子、镁离子是水中最为丰富和对人体健康影响最大的两种离子，现有资料显示水中钙、镁比例如果过高（钙过高或镁过低），钙、镁的营养价值都会受到影响，两者在2∶1～3∶1浓度范围较好。但对于水中复杂的多种元素，怎样才是最佳搭配比例和分布丰度，目前的了解还十分有限，有待开展深入研究。

2.11　健康水的种类有哪些？

健康饮用水是常见的灌装（桶或瓶）的饮用水，其水质具有科学而严格的限定。由于目前尚无法定的水质标准，厂商推出的各种品牌的健康水又多属初期开发的试生产性产品，所以消费者应审慎识别，科学选用。健康水从来源上可分为三大类，即矿泉水类、深海水类和冰泉水类。

2.12　矿泉水有什么保健作用？

矿泉水的保健功能与其所含物质有关。

（1）健胃消食。含有二氧化碳的碳酸氢钠矿泉水，饮用后可在人体释放出二氧化碳，能刺激消化液的分泌和加强胃肠蠕动，具有健胃消食作用。

（2）补充人体内的微量元素。有的矿泉水含有维持人体正常生理功能的多种元素，如铁、钙、镁、铜、锌、铬、碘等，常常饮用这类矿泉水，是补充体内微量元素的一个重要来源。

（3）平衡体内体液的酸碱度。人所共知，在体内保持碱性环境有利于人体健康。但是，我们所吃食物有碱性和酸性之分。动物性食品为酸性食品，随着人们生活水平的提高，食用的动物性食品越来越多，就会导致体液变成酸性而诱发疾病。所以常常进食肉品者应常喝一些碱性矿泉水来调节体液的酸碱度，以便保持机体的酸碱平衡，减少疾病的发生。

2.13 什么是矿物质饮用水？

矿物质饮用水是矿泉健康水中的一种，是用矿物质浓缩液与纯净水按1：2000～1：3000的比例配制而成的优质直饮水。

显然，其核心原料是矿物质浓缩液。矿物质浓缩液是一种淡黄色清澈透明液体，含有多种矿物质和微量元素，这些物质在溶液中呈离子状态，含量高，含钙量为70000～80000mg/L，其他元素为10000mg/L左右。即每1L浓缩液中约会有90000mg矿物质（9%左右），矿物质浓缩液的相对密度为1.17，比水重17%。密度虽大，但能与水完全混溶，不产生沉淀。可与水按不同比例兑制成矿物质饮用水。矿物质浓缩液还可按不同需要生产提取各种不同的单离子、双离子和多离子的浓缩液，以及不同含量的浓缩液。

2.14 什么是矿泉水的矿化度？

矿化度是指矿泉水所含矿物质的多少，一般指矿泉水中各种可溶性固体化学物质的总含量。其确切含义是单位体积水中所含离子、分子及化合物的总量。矿化度是衡量矿泉水理化性质的一个重要指标，也是矿泉水分类的一项依据。通常矿化度小于500mg/L为低矿化度；500～1500mg/L为中矿化度；大于1500mg/L为高矿化度。矿化度小于1000mg/L为淡矿泉水，大于1000mg/L为盐类矿泉水。

根据矿泉水矿化度的高低，可测知矿泉水渗透压的高低，而血浆渗透压的高低与人的健康和疾病以及水代谢的关系极为密切。

2.15 什么是人工矿化水？

人工矿化水是指以自来水或纯净水作为基水，其中添加了多种矿物质和微量元素或者某种气体成分，使其类似或者仿效某种成分的天然矿泉水。某些基水经矿化器过滤，自动溶入多种矿物质和微量元素，所获得的是富含人体必需的常量元素及微量元素的饮用水。有人也把此类水叫做人工矿泉水。

2.16 人工矿化水和天然矿泉水的区别是什么？

人工矿化水和天然矿泉水相比，其成分和性质差别很大。人工矿化水成分少，性质作用较为单纯；天然矿泉水成分较为繁多，性质多为复合作用。所以，人工矿化水只能作为天然矿泉水的补充辅助，不能完全代替后者。有些特制的人工矿化水中含有锌、锶、锂、碘、钙、镁、偏硅酸等多种微量元素和矿物质，完全离子化，又含有丰富的溶解氧，饮用后可被迅速吸收利用。

2.17 什么是深海健康水?

深海健康水是在纯净水中添加一定比例的深海矿物质浓缩液而成的一种天然活性直饮水。其功效主要在于海水中的矿物元素,而且水的分子团小,易被细胞吸收,生物利用率高。因此,其水源水质要求十分严格。一要干净无污染,二要水质稳定。水源地点要远离城市、港口和工厂,周围海域常年无污染。

国际上深海健康水取水点有两种:第一种是直接取自200m以下海水。国际标准规定,在200m以下的海水为深海水,其水质干净污染程度小,甚至不生长病原微生物,水温低、水质稳定;第二种是沿海岸打深井取海水。

2.18 什么是冰泉健康水?

冰泉健康水是冰川融水所形成的地下泉水。它是健康水中的一个新型品种。我国的冰泉水取自新疆南部帕米尔高原形成的古冰川融水。那里自然环境独特,被称为"冰川之父"。洁净的冰川、空气和大地的自然环境,形成了无污染的原始天然冰泉水。它是在特有的自然循环过程中成型的,即在晶体挤压、消融和重力作用下,处于特殊地层结构、自然磁场作用以及良好的地理、地貌和自然环境保护下,使水具有天然洁净和很高的生物活性。

2.19 什么是功能水?

功能水泛指具有确定效用的特质水,它分使用型和饮用型两大类,其中饮用功能水一般都具有一定的祛疾疗效。一般认为:通过一定的技术处理,改变水的物理和化学性质,提升水体有益保健功能的新水种被称为功能水。

有专家认为,饮用功能水对一些特殊人群有效,要在医生指导下限量饮用,例如含氢功能水对某些皮肤和风湿性的疾病有缓解作用,但作为饮用水则有所限制;而健康水则适用于各种人群,不用医生指导,饮用量也无需限制,故二者的水质标准不能等同。但是,不论是功能水或者健康水,它们都是以活性水为基础的不同性质和功用的水产品。因此,有学者把功能水定义为具有某种特定功能的活性水。

2.20 功能水有什么特征?

其功能特征有:清洗、去垢、净化、杀菌、消毒;金属除锈、防锈;促进动、植物生长和品质提高;提高农作物保鲜度;提高人体的免疫力与增强体质,具有一定的医疗保健作用。这些功能特征并非全都同时表现,而是随功能水的制备方法与制备条件的不同而异。

2.21　功能水的局限性有哪些?

目前，国内外的功能水主要用于人的饮用，功能水与普通水最大的区别在于生理功效的不同。功能性饮水由于强化了普通饮水所不具有的某些调节人体生理功能的作用，使得人们在日常生活中有可能通过饮水在不知不觉中调节消化、排泄，以及代谢等生理功能，起到一定的促进健康和对某些疾病有辅助疗效的作用。

然而，必须认识到，功能水都是人工仿生产品，采用仿生学的原理以及高科技手段对水进行处理而成，由于采用的技术不同，水的功能也有所差异。纯天然的、具有生理功能的水不包括在功能水内。我们在鼓励发展功能性饮用水的同时，也必须充分认识到功能性饮用水的局限性。

功能性饮用水的局限性，主要表现在两个方面：一是适用人群的局限性，由于地域、生活习惯以及种族等方面的差异，对某一特定人群适用的功能性饮用水，可能对另一些人群并不适用；二是功能的局限性，即功能性饮用水不能代替药物治疗。功能性饮用水的功能仅体现在对人体消化、排泄、血液循环以及新陈代谢等部分生理功能的有限强化上，因此，若生理功能出现较大问题时，或其他生理功能出现问题时，功能性饮用水就只能作为药物治疗的一种辅助手段了。

虽然功能水可以满足现代人对健康的需求，并具有保健和辅助医疗作用，但并非是"无所不能"。

2.22　饮用功能水应注意什么?

下面是对饮用功能水的一些合理性建议。

（1）功能水不宜加热，建议生饮。因为功能水经过煮沸后，水的电位和分子团会发生变化，变成普通的净化水，所以生水饮用最佳，冬天可以适当加温，加温时最好不超过80℃。

（2）多数功能水的活性会随保存期的增加而降低，所以功能水是越新鲜效果越好。如若需要保存，保存的容器最好选以下材料的容器，依次为：陶瓷、玻璃、无毒塑料。

（3）初次饮用功能水时，先少饮，开始每天饮用500～1000mL，习惯后可视身体状况按要求饮用。

（4）虽然功能水对某些疾病有辅助治疗作用，但它的本质是水，不是药，所以饮用功能水时不要急于求成，要循序渐进。饮用pH＞9.5的电解水要慎重，尤其是心脏病患者不宜饮用碱性水，须在医生的指导下进行。

（5）高血压、心脏病、肾脏病患者在服药前后1h内停饮碱性功能水；使用洋地黄类药物者慎用，因碱性功能水会增强药物的毒性。

（6）选购功能水时，最好是购买一些知名品牌的瓶装功能水来饮用。如果要自制功能水，在选择制水机时要对水机的检测单位和审批单位加以考察，对制备水的参数也应有所了解，不要被夸大的宣传所迷惑。

（7）在购买功能水机时，还要特别慎重。虽然市场上的功能水机多种多样，但是这些功能水机能否制备出合格的有益健康的功能水还有待监督。

（8）尽管功能水有一定的增强体质、辅助疾病康复的作用，但是，功能水并非是无所不能的，有病必须上医院去救治。如果把治疗疾病的希望寄托在饮用功能水上，必然会延误病情，后果不堪设想。

（9）功能水机必须经过国家相关机构审批作为保健医疗器材才能正式上市。

2.23　什么是电解水？

电解水也叫酸碱离子水，指将一般自来水通过电化学方法电解为酸性和碱性两种离子水，属于功能水系列的重要产品。

我国的功能水产品进入市场，始于20世纪90年代，制取功能水的技术有十余种。其中市场贡献率较大的产品是：整水器（电解水）、频谱仪（频谱水）和纳米杯（纳米水）。电解水、频谱水和纳米水的市场所占比例分别为82%、7%和5%。很明显，电解水占据了绝对的主导地位，是目前我国最大的功能水品牌。离子水是电解水的商业功能水的一种别称。

2.24　电解水有什么保健功能？

电解水有如下性质与保健功能。

（1）呈弱碱性。可调节体液酸碱平衡。碱性体质的人，代谢活跃，内脏负担轻，不易生病和衰老。碱性离子水能中和体内各种酸性代谢物，使机体疲劳尽快消除，防止体质酸化，对因体质酸性代谢物过高所导致的胃溃疡、痛风、肌肉酸痛等有一定的预防和改善作用。

（2）水分子团小。可促进人体的新陈代谢。碱性离子水的水分子团由6个水分子组成，呈六角形，与人体细胞内的水结构相似。这种水有较强的活性，渗透力与溶解力强，能迅速进入细胞，为细胞带入营养和补充水分，同时将代谢废物和毒素带出体外，对体内起到彻底清洗的作用，有效促进新陈代谢，对便秘、消化不良、糖尿病、高血压、高血脂等有一定的改善作用。

（3）呈负电位。可消除过多自由基，具有防病抗衰老的作用。碱性离子水带有 $-150 \sim -500\text{mV}$ 的负电位，具有还原性，可迅速消除全身血液中70%的自由基，具有一定的防病抗衰老作用。

（4）水中含氧量增加。部分水被电解为氢气和氧气，使氧气的浓度增加，又由于水分子团变小后使同体积水的表面积增加，因此携带氧的能力也相应增加。

（5）电解氧化酸性离子水，可以保护皮肤，帮助养颜美容及消毒杀菌。

2.25　碱性离子水有什么作用？

碱性离子水有如下4方面的作用。

（1）水化作用。物质与水发生结合叫"水化作用"，又称水合作用。水化作用包含复杂的细胞周围的液体和电解质（矿物质）交换、细胞内的水化作用、保持体液pH值及电解质平衡。超强的水化作用，就会更好地把营养物质输送至机体的细胞、组织及器官，并把体内废物排出体外。没有水化作用，水就无法完成其在人体内的各种正常功能，无法进行人体渗透、溶解、乳化等重要生理功能，也无法把营养物质输送至机体的细胞、组织及器官，并把体内废物排出体外。

（2）矿化作用。只有离子状态的钙、镁、钾、钠等矿物质才能发挥良好的生理、生化功能，如维持心脏正常跳动、细胞内外的渗透平衡，以及维持人体内环境的动态平衡。

（3）碱化作用。维持机体呈弱碱性，使身体处于最佳的生化环境，酶促反应较佳，免疫功能增强，提高抗病能力和自愈力。

（4）解毒作用。中和体内酸性代谢废物（酸毒），消除体内多余的自由基，维持身体健康。

2.26　碱性离子水对人体健康有什么益处？

碱性体质者血液pH值为7.35～7.45，只占人群的10%左右。而人的血液pH值在7.35以下，身体处于健康和疾病之间的亚健康状态，称为酸性体质者。与碱性体质者相比，酸性体质者常会感到身体疲乏、记忆力衰退、注意力不集中、腰酸腿疼。如不注意改善，继续发展就会引发疾病。

碱性离子水有以下益处。

（1）渗透力强，可以改善人体微循环，促进新陈代谢。

（2）高含氧量，可活化细胞，增强免疫力。

（3）溶解力强，易于吸收，可加速体内毒素排泄。

（4）最接近人体细胞水，具有保健功能。

2.27　碱性离子水的饮用方法是什么？

首先将碱性离子水的pH值设定为8～9的数值，从每天1杯开始逐渐适当增加。等身体逐渐适应后，就可以根据体质和身体状况，pH值增加到9～9.5。

至于饮用量的问题，必须视每个人的年龄和体质而定。专家认为，饮用量不能超过体重的5%。也就是说，体重50kg的人，饮用的碱性离子水不能超过2.5L。可以根据身体状况，一天喝碱性离子水的量不超过10杯。

如果一开始就喝强碱性的水，身体会感觉不适，甚至会出现呕吐现象。不能认为碱性越强，效果就越显著。

饮用方法必须视年龄、体质和需要改善的症状，进行适当的调整。例如，年轻人为了维持健康而饮用时，饮用量不能超过体重的2%。也就是说，体重50kg的人的饮用量不能超过1L，而且要在一天内分数次饮用。

如果是为了美容瘦身，可以在饭前和入浴前后，分别喝2杯水，再将水代替化妆水喷在脸上。不能一下子喝太多水，而必须增加饮用的次数。

中老年人胃酸过多和患有溃疡病的人，以及罹患高血压、高胆固醇血症、糖尿病等的人，最好坚持长期饮用，并养成每天饮用的习惯，可以预防这些病的恶化。

另外，有便秘症的人可以在早晨饮用。相反，有腹泻症的人可以在排便后慢慢地饮用。因压力而感到急躁的人可以增加饮用量，慢慢地饮用；想要改善体质的人可以每天多次饮用，每次少量。

胃酸量较少的人，最好不要饮用碱性离子水，因为这样会导致胃酸下降，无法发挥杀菌效果，容易发生食物中毒。

2.28　使用离子水应注意什么？

使用离子水前要注意了解离子水的特性，合理使用离子水。

碱性离子水可以加热饮用，只是加热后其溶解氧容易丧失，活性也略有下降，因此饮用冷离子水也没影响。

饮用离子水需要离子水饮水机，家用饮水机只能对水源进行简单的处理，所以必须使用合格的自来水。当自来水硬度高时，碱性离子水静置后容易出现白色沉淀物，这时应当降低活性强度。离子水饮水机使用一定时间后要注意清洗或更换过滤装置，对原水硬度过高的地区，还应当及时清理电解槽。离子水应当在短时间内饮用完，饮用不完时应当密封、遮光存放，以防效果降低。当家用饮水机和离子水配套使用时，饮水桶中的水不宜放置时间过长。

2.29　什么是饮用天然矿泉水？其可饮用性如何？

饮用天然矿泉水（简称饮用矿泉水，有别于人工配制饮用矿泉水），是指不以医疗为目的，含有一定量的矿物质和某些对人体健康有益的微量元素或二氧化碳等气体成分，符合饮用标准，其化学成分、流量、水温等动态参数在天然波动范围内相对稳定，从地下深处自然涌出的或经人工发现的，未受污染的地下矿水。由于地下的地质情况千差万别，故对其品质优劣有严格的标准要求，一般是钙高钠低为优，符合人体需要的矿物质和微量元素种类多、含量适中为最佳。

目前，在灌装饮用水市场上，饮用天然矿泉水既有国家标准，又有成熟的生产工艺，是饮用历史长、成功经验多的一种优质饮用水，其品牌甚多，功能各异，受到专家的认可，得到消费者的好评。但应指出的是在其水质标准中，无pH值指标，溶解性总固体界限指标定为≥1000mg/L。这些都是与健康水水质条件不相吻合的。因此，只需再对饮用天然矿泉水进行适当的调质处理，即可全面达到健康饮用水的水质要求。优质矿泉水对人体健康最有益，但具有综合保健功能的矿泉水并不多见。

2.30 选用矿泉水应注意哪些特征项目？

中国《食品安全国家标准 饮用天然矿泉水》标准中规定的七项界限指标包括锂、锶、锌、硒、偏硅酸、游离二氧化碳和溶解性总固体，矿泉水中必须有一项或一项以上达到界限指标的要求。市场上大部分矿泉水属于锶（Sr）型和偏硅酸型。

选择矿泉水要注意看标签。标签上都有水的特征介绍，其中我们需要看的是硬度、pH值和营养成分。

硬度可以判断水是否可口。硬度约为5度（50mg/L）的软水适宜饮用，而一旦超过15度，就会出现涩味。

pH值是显示水的酸碱度的数值。以7.0（中性）为基准，7.0以上为碱性，7.0以下为酸性。

营养成分显示水中含有哪些成分。这些都是直接摄入体内的成分，所以要根据自己的需求和用途来选择。

2.31 如何识别矿泉水的真假？

矿泉水中的微量元素能参与人体的许多代谢活动，是人体所需要的营养成分，且由于瓶装矿泉水携带方便，饮用卫生，有益于健康，因此很受消费者喜欢。从外观上看，矿泉水和自来水几乎没有什么区别，很难判断其真伪。以下的方法有助于鉴别真假瓶装矿泉水。

（1）折射率。将矿泉水注入清洁的玻璃杯中，放进一根筷子观察其折射的程度。矿泉水含有丰富的矿物质，光的折射率比自来水大，也就是说筷子在矿泉水中呈现的弯曲比在自来水中要大。

（2）相对密度和口感。天然矿泉水因矿化度高，表面张力大，因此在玻璃杯中可注至杯口水面隆起而不外溢，否则便不是矿泉水。在口感方面，真正的矿泉水无异味，碳酸型矿泉水则稍带一些苦涩。

（3）热容量。天然矿泉水的吸热和散热速度比较慢，因此在夏季高温天时，其瓶内表面一般有冷凝小水滴出现，反之则难以见到。

（4）标识。在标识上真矿泉水必须标明品名、产地、厂名、注册商标、生产日期、保质期、批号、容量、主要成分和含量、批准文号、监制单位等。假劣矿泉水商标标识比较简单，措辞含糊，甚至有不规范的字和用语。

2.32　山泉水都干净吗？

由于矿泉水中的微量元素对人体的健康有益，加上有些地方的矿泉水对皮肤病、风湿等有很好的疗效，使得部分人对它的功效加以夸大，甚至神话成救命的"圣水"。于是，有人一见泉水，就欣然大口大口饮用，还有些地方的人自取地下水或山泉水作为饮用水。然而这些水真如想象的那么干净、富含营养吗？

随着科技和工业的发展，人类生存的环境受污染的程度也越来越严重，能够直接饮用的地下水已经较少。

另外，即使山泉地处边远，远离污染，但由于山泉水和地下水的品质不稳定，没有品质的保障，不建议直接饮用。

2.33　什么是饮用纯净水？

纯净水最早在美国是为了研制超纯材料，应用反渗透等现代水处理技术所制造的一种纯水。这种水几乎没有什么杂质，更没有细菌和病毒，由于纯净水中盐类物质和其他杂质的含量均很低，故饮用水口感很好，符合卫生标准的纯净水应无色、无异臭、异味，电导率小于10μS/cm。

2.34　纯净水对人体健康有什么不利影响？

纯净水主要是用反渗透法处理制成，它主要以自来水为水源，在生产过程中去除水中杂质的同时，也过滤掉了水中人体必需的矿物质。纯净水不含任何矿物质和微量元素，短时间饮用不会造成大的影响，但如果长期饮用，就会减少矿物质和微量元素的摄入。因此，不宜将纯净水作为通常饮用水大量、长期地饮用，婴幼儿、少年儿童还有老人尤其要慎重。

此外，纯净水不但不含任何矿物质，而且pH偏酸性。按照我国相关标准，生活饮用水卫生标准中水的pH值定为6.5～8.5，如果低于或高于这个范围，均认定为pH值超标。人的体液是微碱性，在生命演进过程中，人的体内环境水适应了微碱性。而目前市场上出售的纯净水均为酸性水，如常饮微酸性的纯净水，便会造成人体内环境的不适应，影响对各种养分和矿物质的正常吸收。

就我国目前的膳食结构而言，许多微量元素很难从食物中获取，而主要是从水中得到。儿童和青少年钙的需要量30%来自水，喝纯净水30%的来源就没有了，这是第一点影响；第二点，食物中的钙比水中的钙吸收要来的慢，吸收率要低很多，水中钙的吸收率90%以上，而食物中的钙受其他营养元素的影响，钙的吸收率很低，只有30%。纯净水在失去矿物质以后，它的水结构和功能也发生了相应的变化。儿童和青少年长期喝这样的水，不仅不能补充钙、锌等元素，反而影响矿物质的吸收。

2.35　什么是蒸馏水?

蒸馏水是用蒸馏法除去水中溶解状或悬浮状的固体和生物后的水,也就是将原水煮沸后所获得的蒸汽冷凝水,属于纯水系列的脱盐水,原来主要用于工业生产、医疗和科学实验。水煮沸温度达100℃左右时可杀灭一般的细菌和病毒,同时水中的强电解质和重金属大部分可被去除。但不能去除荧光物,也不能完全去除氯、三氯甲烷、有机物和放射物。

2.36　为什么蒸馏水是不健康的?

蒸馏水中含很少矿物质或不含矿物质,健康的水是有一定硬度、含适量溶解性总固体(TDS)的水,因此蒸馏水作为一种软化的水,不含钙镁,溶解性总固体也很低,就不利于健康。

许多人认为,水被化学物质和有毒金属污染,一点都不安全,买了蒸馏器或反渗透装置,可以将水中所有物质去除,这样水就适合饮用了,这个观念是错误的。我们只看到了事物的一面,而不是整体。

为了喝到健康的水,我们必须从两方面看问题:我们要大幅度减少或消除有害物质,但仍需保留水中的有益矿物质。大多数情况下,适当的过滤系统或合适的矿泉水能达到要求,但蒸馏水却不能。饮用水中的矿物质要比食物中的矿物质更容易、更好地被人体吸收。

2.37　什么是富氧水?

富氧水是一种含氧量较高的饮用水,是以原料水(矿泉水、纯净水等饮用水)为基质,用人工方法在其中充入氧而制得。水对氧的溶解有一定的限度,并非越多越好。其氧饱和度量为8% ~ 25%,以12% ~ 15%为最好。

有资料说,富氧水密度大,活性较强,口感清纯甘爽,易被人体吸收。饮用富氧水可有助消除疲劳,恢复体力较快,促进消化,增强新陈代谢,保持精力充沛。

另有研究者说,富氧水本意想让所含充足的氧分子像血液中的生态氧一样,进入细胞,用以分解各种营养物,产生物质能量。但事实上,部分的生态氧将转化为对人体生命最可怕的超氧自由基,破坏细胞及其正常分裂,成为人衰老的重要因素之一。因此,人为饮用过量氧分子,将会引起什么样的效果,值得进一步研究和深思。

2.38　什么是磁化水?

磁化水是经磁场处理后被磁化了的功能水,即将干净的水以一定流速,通过一定磁场强度的磁场，使之反复切割磁感线，从而使水产生磁化作用。由于水是极性分子，改变了水分子的极性排列，从而也就改变了水的若干理化性质，如表面张力增大；密度、电导率、含氧量增加；溶于水的无机盐的电离度增大；产生较高的渗透压；促进水的电离，提高光化作用，加速新陈代谢。

2.39　磁化水对人体健康有什么好处？

长期饮用磁化水可以帮助预防胆结石、尿道结石等结石症，溶解体内结石；可改善高血压、动脉硬化、血栓症、肥胖、尿道炎及便秘等症状；对胃病、糖尿病及感冒等均有一定疗效。用磁化水漱口，能有效去除牙结石，防止牙龈炎，使牙齿洁白保健。对于健康的人来说，常饮磁化水还能起到防病健身的作用，因为磁化水可帮助营养吸收、改善肠胃功能、促进体内新陈代谢、提高免疫力。

2.40　什么是液晶水？

人体内的水分分布在各个器官及部位。随着所在位置的不同，其内在结构也不相同。其中聚集在细胞膜内侧及细胞质内的水被称为"液晶水"。它不断地被输送到细胞核，促进和发动了新陈代谢，因此又被称之为"生命的动力水"。

能否人工制造"液晶水"呢？目前认为，矿泉水（生态水）即可达到这种要求，因为它具有最佳的内在结构，很容易被人体的细胞核吸收，并形成有金属离子的水化液晶层，在各种酶的作用下，构成人体内合成蛋白质、脂肪的催化激活中心和生物增长动力中心，所以如果有条件的话，应该多喝矿泉水。

2.41　什么是苏打水？

苏打水是碳酸氢钠（$NaHCO_3$，俗称小苏打）的水溶液，其基本特点如下。

（1）苏打水属于弱碱性水，可以天然形成，也可以通过机器或者用弱碱泡腾片、苏打泡腾片快速溶解而成。

（2）苏打水有利于养胃，因为苏打弱碱水能中和胃酸。但如果胃酸分泌较少的话，长期饮用苏打水也会造成伤害。

（3）苏打水有助于缓解消化不良和便秘症状。

（4）苏打水有抗氧化作用，能预防皮肤老化。柠檬+苏打水有助于增进食欲、预防皮肤老化、美容养颜。

2.42　天然苏打水好还是人工苏打水好？

市场上常见的苏打水有天然和人工之分。我国市场上所见的天然苏打水中含有较高的钠和碳酸氢根离子。人工苏打水是在纯净水中添加了一些小苏打或者甜味剂、防腐剂等成分、这类水实际上属于饮料的范畴。

目前，国内市场上的天然苏打水主要是从法国等国家进口以及我国黑龙江省出产的。天然苏打水价格比较贵，另外，市面上出售的一些苏打水大部分是在经过纯化的纯净水中加入人工碳酸氢钠（即小苏打）化学添加剂，并添加甜味剂和香料的人工合成碳酸饮料，俗称"汽水"。其实这类人工苏打水叫碳酸水更合适。需要注意的是，这类人工苏打水不宜过多饮用，以免甜味剂和香料摄入过多而影响身体健康。

天然苏打水要优于人工苏打水，它富含的微量元素呈水合离子状态，更易被人体吸收。我们日常摄入的很多肉类、鱼类都是酸性食物，长期食用容易造成人体内环境弱酸性，需要进行酸碱平衡，适当喝些苏打水，可有利于身体健康。

2.43　苏打水适合所有人喝吗？

苏打水不适合所有人喝。有些人胃酸分泌过多，还有些人患有高尿酸血症，应根据自己身体状况适当饮用。老年人或一些患有肾病的人饮用时要加以注意，长期过量服用易发生碱中毒。

2.44　什么是软化水？

软化水是指将水中硬度（主要指水中钙、镁离子）去除或者降低一定程度的水。水在软化过程中仅硬度降低，而其他离子含量不变。

2.45　什么是脱盐水？

脱盐水是指将所含易于除去的强电解质除去或减少，又将水中难以去除的硅酸及二氧化碳等弱电解质去除到一定程度的水。脱盐水中的剩余含盐量应为 $1 \sim 5mg/L$。

2.46　什么是富锶水？有什么健康意义？

富锶水就是锶元素含量比普通水较多的水。常喝富锶水具有保健强身的功能。随着人们保健意识的增强，富锶水受到许多人的喜爱和青睐。

锶元素在人体内含量甚微，正常人体中锶的含量为4~5mg/kg，但却具有重要的生理作用。锶能强壮骨骼，主要积聚在骨骼生长旺盛的组织，是人体骨骼和牙齿重要的组成成分。锶可促进青少年身体的生长发育，有利于提高智商。锶可以降低胆固醇、软化血管、防治动脉硬化、改善心血管功能。此外，锶还可以增强神经和肌肉的兴奋性，缓解疲劳，增加体力，使人更富有生命活力。成人每天约需1.9mg锶。饮用矿泉水含锶标准为大于等于0.2mg/L。

2.47 麦饭石水对人有益吗?

麦饭石属于硅酸盐矿石，含有近20种矿物质，以硅为主。那么麦饭石泡水到底对人体有什么好处呢？

麦饭石水是将麦饭石投入水中数小时所得的水。麦饭石水具有口感清爽，能补充人体矿物质等特点。营养学家指出，麦饭石含有对人体有益的微量元素，主要通过水的作用进入人体组织，对人体健康具有促进作用。事实上，麦饭石在我国已有一千多年的应用历史。李时珍在《本草纲目》中记述："麦饭石气味甘温、无毒，主治一切痈疽发背""治发背疮甚效"。

现代医学研究发现，麦饭石中的矿物质成分遇到水，就变成非常容易离子化的状态，溶于水中，这种水含有适量的矿物质和丰富的氧，是"活化水"，对身体起到有效的保健作用。麦饭石能利尿、健胃、保肝，调节神经功能，改善血液循环，具有降血压、降血脂、美容、延缓衰老等功效。

2.48 水的硬度与人体健康有什么关系?

水的硬度的高低，与人体健康的关系很大。太硬或者太软的水都不利于人体的健康，硬度介于170～360 CaCO₃ mg/L的水是健康的水。若水的硬度太低，会使心脏病、糖尿病的患病率上升。美、英等国家的一些科学家调查发现，人类的某些血管病，像高血压和动脉硬化心脏病的死亡率，与饮水的硬度呈反比关系，水的硬度低，死亡率反而高。缺镁可引起心肌坏死和心血管内膜的钙盐沉积，摄入较多量的镁可预防胆固醇所引起的动脉粥样硬化。生活在山区的人通常比较健康长寿，除其他各种因素外，和他们长期饮用矿物质含量较高的山泉水有重要关系。但如果水的硬度过高，不仅会使水产生苦涩味，影响口感，还会使人的胃肠功能紊乱，出现腹胀、排气多、腹泻等现象，甚至引起肾结石等疾病。

在生活上，若水的硬度过高，洗涤衣物时肥皂不易起泡沫而造成浪费，还易使衣物纤维变硬发脆而损坏；用硬水洗澡、洗头发时有发涩发黏的感觉；用硬水烹调鱼、肉、蔬菜，会因不易煮熟而破坏或降低其营养价值；用硬水沏茶，会改变茶的色、味而降低其饮用乐趣；用硬水做豆腐，不仅会使产量降低，而且会影响豆腐的营养成分；酿酒的水其硬度不得超过70CaCO₃ mg/L，否则酒质浑浊不清，酒味也会受到影响。如果将硬水用作锅炉水，会有较多的水垢产生而附着在锅炉壁上，妨碍传热而多烧燃料，甚至会使锅炉产生裂缝甚至引起爆炸。

我国地域辽阔，各地水质软硬度也程度不一，但总的来说，高远地区水质一般硬度偏高，平原与沿海地区的水质硬度偏低，地下水的硬度一般高于地面水。我国北方不少地方饮用硬度较高的地下水，所以久居南方的人初到北方，开始一段时间会出现"水土不服"的现象，时间长了，胃肠渐渐适应后，这种现象才会消失。

2.49 为什么人可以适度饮用硬水?

测定饮水硬度是以每公升水中碳酸钙含量为计量单位。一般认为，水中含碳酸钙低于400mg/L的水，可称为适度硬水。

早在20世纪60年代，美国学者施罗德等人对美国163个城市进行的一项研究发现，美国心脏病的死亡率与饮水硬度呈显著的负相关，即饮水硬度高的死亡率低，饮水硬度低的死亡率高。此后英国、瑞典、荷兰、爱尔兰、意大利、芬兰、加拿大等国相继开展了此项研究，多数获得了一致的结果。1975年世界卫生组织（WHO）国际专家组织，对欧洲的15个城镇进行了调查，亦获得了相同的结果。

为什么饮用钙含量高的水，能降低心血管疾病的患病率和死亡率呢?

第一，有人将硬水中的钙称为保护性元素，它可阻止有害元素的吸收。科学家通过动物实验证明，钙含量高的水能减少铅在肠道的吸收，并可增加尿铅排出量，而减少体内铅的蓄积。铅离子在人体内和胆固醇结合，容易引起血压增高，并增加心脑病和中风的发作机会。

第二，硬水中的钙离子和镁离子，在肠道中可将食物中的脂肪分解，形成无害的化合物并迅速排出体外，从而减少脂肪的吸收，达到保护心血管的作用。

美国得克萨斯州立大学道森博士提出，饮用硬水可以预防冠心病，这个结论是根据该州22个地区调查结果获得的。他们发现，生活在水质较硬地区的居民血压和血清胆固醇较低，因心脏病死亡的人数较该州平均数低25%，而硬水地区的人摄入的脂类物质却比软水地区的人要多。

第三，从营养学的观点看，硬水中的钙也是人体对钙营养需求的来源。有研究表明，饮用水中的钙呈离子状态，更易被人体吸收利用，吸收率约为60%，而食物中的钙吸收率仅为30%。西方人每日钙供给量为800mg以上，由饮水供给的比例在10%左右。东方部分国家每日钙供给量为400～500mg，由饮水供给的比例可能更大。

2.50 喝什么样的水最好?

按理说，喝自然界中无污染的自然水是最好的，它的营养成分完全没有损失，可以充分满足人对水的各种生理需求。但是，由于社会工业化的发展，自然环境不断恶化，地球水源都受到了不同程度的污染，许多河流及小溪的水都不能直接饮用了，所以出于对健康的需求，社会上出现了名目繁多的各类饮用水，如纯净水、矿泉水、离子水、磁化水、矿物质水（矿溶水、生态水）等。那么，究竟哪种水最有益于身体健康呢? 一些科学研究表明，矿泉水、磁化水、矿物质水、离子水都是有益于身体健康的。

2.51 白开水是健康饮用水吗?

经过消毒的自来水，再经过煮沸后就是白开水，是最常见也是最常喝的水。白开水放凉到25℃左右，具有特异的生物活性。习惯喝这种温度白开水的人，体内脱氢酶的活性较高，肌肉中的乳酸积累减少，不容易感到疲劳，是营养学家和医生都提倡的健康饮用水。

2.52 水的pH值与人体健康有什么关系？

水的酸碱度均用pH值表达。水由 H_2O 分子组成，一般情况下，水可以发生微弱电离，即产生一个氢离子（ H^+ ）和一个氢氧根离子（ OH^- ）。每升水中含有氢离子可高达 6×10^{16} 个。在习惯上，我们把氢离子浓度的负对数值作为溶液酸碱性指标，简写为pH，因此中性溶液pH值等于7。pH值大于7越多，则碱性越强；而pH值小于7越多，则酸性越强。在纯水中由于氢离子过剩，则溶液呈现酸性。

纯净水加工的特点是使用反渗透膜将水中99%以上的盐除去，因此，纯净水的pH值一般都在 $5.5 \sim 6.5$ 。由于pH值低，对金属管道有一定的腐蚀性，容易使一些金属溶解到水中而超过饮水水质标准，因此对人的健康有一定的危害。

2.53 如何理解"好水是百药之王"？

民谚有"药补不如食补，食补不如水补"的说法，坏水是百病之源，好水是百药之王。

科学地讲，水应"似药"，而不能称水为"药"。水就是水，它不能完全代替药的作用，但水能更好地发挥药效。药与水的不同作用不胜枚举：很多药是局部效应，水是整体效应；药是短期效应，水是长期效应；药往往有副作用，"是药三分毒"，而健康的水没有副作用；药量有限制，而正常情况下饮水量没有限制；药必须在医生指导下服用，而饮水可以不用医生指导。

不是所有的水都有辅助药效，随着污染的加重，自然界中的很多水都是退化了的水，是病态的、丧失了功能的水，因此，很多地方的水已经不能充分地发挥药效了。

2.54 从水质特征上划分灌装饮用水分哪几类？

从水质特征上划分，可将灌装饮用水归纳为矿泉水质、纯净水质、功能水质和其他水质四大类别。其中除了天然矿泉水和纯净水之外，其他多为以纯净水为母液添加或勾兑而成，或者以自来水为原水进行特殊加工处理而成。

2.55 如何用自来水烧开水饮用？

用城镇自来水烧开水时，第一，最好不用铝壶而用不锈钢壶，以避免受到铝离子的危害；第二，水开后不要立即倒入暖水瓶中，而要打开壶盖适当多烧一会，这样既有利于水中的余氯和氯的消毒副产物三卤甲烷蒸发，也有利于将更高的大水分子团"破簇"，变成便于人体吸收的小分子团。

2.56 如何正确选用商品灌（桶）装水？

选用桶装饮用水时，不仅要看企业的规模还要看企业的信誉度，挑选知名品牌，看QS标志，查看厂家对产品的检验报告、售水点的独立卫生许可证和工商营业执照等。还可以通过眼睛判断水质的好坏。质量好的桶装水外观、封口、合格贴等都比较干净、整洁，水体也清澈、透明。而质量不过关的桶装水，其清澈度和透明度都不好。收水时将水桶倒置1min以上，如果漏水意味着漏气，则微生物指标可能不合格。

同时要查看水桶上的标签是否完好，厂名、厂址、执行标准、生产日期（生产批号）及保质期是否齐备，标签制作是否清楚规范。正规水桶必须用食品级PC材料制成，对人体无毒。通常，好桶外观透明光滑，呈均匀、纯正的淡蓝色或天蓝色，无杂质、无斑点、无气泡，手指轻拍桶壁声音清脆且有韧性。坏桶外观暗蓝色或乳白色，色彩暗淡不均匀，透明度较差，桶壁有杂质多斑点，手指轻拍桶壁声音沉闷，且韧性较差，易开裂变形，这样的水桶其有害物质会释放到水中对人体健康危害较大。

2.57 什么是直饮水？

直饮水顾名思义就是可以直接饮用的水。自来水理论上讲也可以直接饮用，但由于各种原因，建议还是煮沸后饮用为佳。若要像国外发达国家厨房内的水可以直饮，必须改造原有的供水管道，实施管道直饮分质供水系统。

管道直饮水系统一般是在居住小区内建净水站，对自来水进行深度净化处理，同时采用优质管材设立独立循环管网，将净化后的优质水送给用户，供人们直接饮用。管道直饮分质供水是众多分质供水中最有发展前途的健康饮水工程，也是改善居民饮水质量的重要途径。这里需要注意的是纯净水不能作为直饮水。现在许多分质供水工程均采用纯净水生产工艺，把纯净水送到各家各户是不可取的。尤其是老人、小孩、孕妇长期饮用纯净水对健康有一定的害处。

此外，从广义上来讲直饮机也是分质供水的一种类型。直饮机是大型直饮水的小型一体化集成系统，又称小型直饮水系统，能将自来水进行深度净化，达到直接饮用的标准。直饮机同时具备健康、经济、方便的优点，而且外观新颖、美观，家家户户都能使用，是居家生活的选择。

2.58 什么是中水？

中水是指污（废）水经过处理以后，达到规定的水质标准，可以在一定范围内重复使用的水。中水更科学的名字是"再生水"。中水水质是介于上水（饮用水）和下水（生活污水）之间的水。

中水是不能饮用的，因为中水的水质标准没有达到饮用水的要求，中水即便进行蒸馏也不能达到饮用水的标准。在洗菜、做饭、洗鱼时，也不能使用中水。但中水是一种有用的水，可以用来冲洗厕所、园林浇灌、道路保洁、洗车、河湖景观、城市喷泉、冷却设备、补充地下水等，是国际上公认的"城市第一水源"。

2.59　选择瓶装水应注意些什么？

合格的瓶装水洁净，无色透明，无悬浮物和沉淀物，水体清爽而不黏稠；有相当大的张力，注入杯中即使满杯口也不易外溢。

瓶装水瓶子的透明度最好是自然的，有些太过透明的塑料瓶，可能是加入了透明剂。另外尽量不要购买带有颜色的瓶子，里面可能会含有一些重金属原料，这些物质溶于水中后也会影响饮用者的身体健康。所有合格的瓶装水外包装上都会有一个市场准入 QS 标志以及合格产品编号。

一般优质天然水瓶上有 pH 值说明，弱酸性水的 pH 值一般为 5.5 ～ 7.0 之间，弱碱性水的 pH 值一般在 7.0 ～ 8.0 之间。一般天然水源的瓶装水都会明确标出 pH 属性。

2.60　瓶装水开盖后放置一段时间还能喝吗？

瓶装水是否会对人体产生有害影响，关键在于它的密封性。如果密封性不好，外界的空气和微生物就会进入容器内部，进而影响水质。

瓶装水开盖后，虽然多长时间会变质没有固定的说法，但也应尽快喝完，因为饮用后，唾液会留在塑料瓶口，时间长了会滋生细菌，进而让水质变坏。

2.61　蒸锅水能喝吗？

蒸锅水就是蒸馒头等剩下的锅水，特别是经过反复使用的蒸锅水，亚硝酸盐浓度会增高。常喝这种水，或用这种水熬稀饭，可能会引起亚硝酸盐中毒，水垢经常随水进入人体，还会引起消化、神经等病变。

2.62　什么是生水？

生水是指未经消毒过滤处理和煮沸处理的水，如河水、溪水、井水、水库水等。

生水中含有对人体有害的细菌、病毒和寄生虫。喝了生水，很容易引起急性胃肠炎、病毒性肝炎、伤寒、痢疾及寄生虫感染。特别是现今大小河道、水库、井水都不同程度地遭受工厂废液、生活废水和农药的污染，喝生水更易引起疾病。

2.63 饮用未煮开的水有什么危害？

人们饮用的自来水，大部分是经氯化消毒灭菌处理过的。氯处理过的水中可能含有13种有害物质，其中卤代烃、氯仿具有致癌、致畸作用。当水温达到90℃时，卤代烃含量由原来的53μg/kg上升到177μg/kg，超过国家饮用水卫生标准的2倍。

饮用未煮沸的水，患膀胱癌、直肠癌的可能性增加21%～38%。当水温达到100℃时，这两种有害物质会随水的蒸发而大大减少，如继续沸腾30s，饮用会更安全。

2.64 饮用受污染的水对人类危害性如何？

众所周知，水在人体中的作用主要有：分解养分、输送养分、新陈代谢、平衡体温等几个方面。但是，如果饮用水受到污染时对人身体的危害是致命的。

根据世界卫生组织（WHO）调查显示：

（1）全球12亿人因饮用被污染的水而患上各种疾病，患病率高达20%；

（2）全世界80%的疾病与饮用水被污染有关；

（3）全球50%的癌症与饮用水不洁有关；

（4）全世界50%儿童的死亡是由于饮用水被污染造成的；

（5）全世界每年有2500万儿童死于饮用被污染水引发的疾病；

（6）全世界因水污染引发的霍乱、痢疾和疟疾等传染病的人数超过500万。

我国水污染也在持续恶化，七大水系、主要湖泊、近海岸海域及部分地区地下水污染严重，流经城市的河流水质90%不符合饮用水源标准。从目前全国水环境状况看，水污染尚未得到有效控制，城市地下水50%受到严重污染。

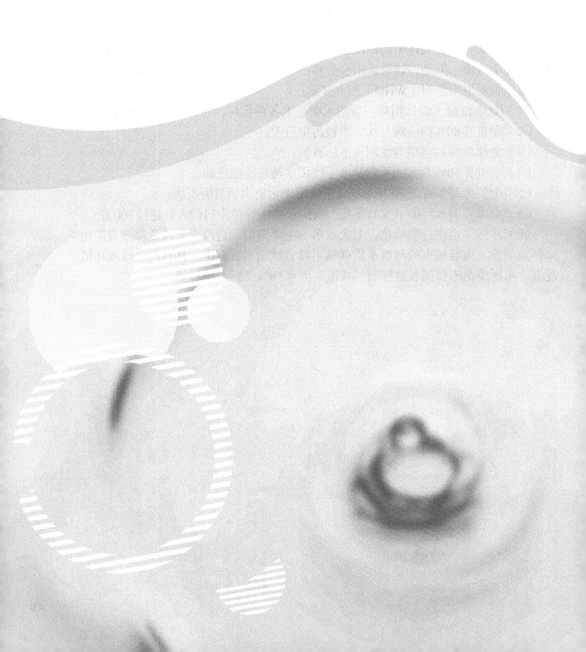

第3章
如何科学饮水

3.1 科学饮水主要包括哪些方面?

饮水不足不能满足人体需要,人就会生病,饮水不当同样会影响机体代谢和健康。所以,在水质、水量和方法上一定要注意科学饮水才会收到有益的效果。

(1)饮水的品质和温度。从生命科学及健康角度考虑,理想优质饮用水水质的定性要求应当是:洁净卫生、康体益寿、可以生饮。亦即感观好、味纯美、无毒害、益健康、延寿命、可生饮。这样的水,对人体不仅具有正常可靠的生理功能,而且还有广泛的强体保健功能,如增强机体新陈代谢的效率和能力,提高全身氧的运输能力,促进体内废物和毒素的排泄,改善全身营养的传递供应等。

白开水是最好的饮品,应喝新鲜开水,但温度不宜过高或过低,水温以25 ~ 30℃为宜(即凉开水)。这种温度的开水,特别有利于身体的吸收和利用,也有助肠胃消化作用。水温太低会引起肠胃不适;过高则口腔、咽部、食管及胃的黏膜会被烫伤而导致充血,时间久后可导致炎症,炎症往往又是癌变的先因。

(2)饮水的数量和疾患。一般成年人每天总需水量为2500mL左右,其中1300mL是通过饮水获得的。按1杯200mL计算,成年人一天应喝8杯水较为适合,营养学家认为这是下限,即最低的推荐饮水量。适当多饮水,会有利于一些疾患,比如胆结石、冠心病和高血压、便秘、痛风、糖尿病、感冒发烧、腹泻、尿路结石、泌尿系统感染、心脑血管疾病、白内障等的减轻、康复和预防。

(3)饮水的时间和方式。饮水不仅是一种生理需要,还是一种理想的保健手段,尤其是一天内早晨和晚上的饮水,更显重要。每天的早、中、晚三餐之前约1h,喝一定量的水(250mL左右),对增加口腔唾液的分泌,增进食欲,帮助消化和促进吸收都有积极作用。另外,吃饭时喝水不利健康。这是因为,水的参与将使唾液、胃液、胆汁等消化液的正常浓度冲淡,降低其消化功能,从而将直接影响小肠绒毛对营养物质的吸收。同时,吃饭后也不宜马上大量饮水,至少在0.5h后才宜饮水。

3.2 饮水应注意些什么?

为保持体内有充足的水分,应养成主动饮水的习惯,即未感到口渴时即饮水。正确的饮水方法,是把一天所需补充的水量,科学而有计划的分批饮服下去。先用水漱漱口,使口腔和咽喉得到湿润,然后再一口一口慢慢地喝,或间断一会儿再喝一些,这样分几次悠闲地喝,可避免"水中毒"而损害健康。

另外,大渴不应急饮。否则将会增加心脏的负担,使血液浓度迅速降低,导致心慌、气短、出虚汗现象发生,也会加重胃和肾脏的负担,不利水分吸收,有损身体健康。

3.3 饮水方式"三字经"是什么？

所谓饮水方式三字经，有资料给了如下表述：

人饮水，为解渴，体平衡，身体健；

口渴喝，是表渴，少量水，迅速消；

体渴喝，水透支，充足水，缓解慢；

正确喝，应分散，白和昼，睡觉前；

经常饮，次数多，量少些，慢慢喝；

饮水观，要增强，自觉性，要提高。

3.4 为什么说饮水不仅是为了解渴？

饮水不仅是为了解渴，更是机体水平衡的需要。口渴是人体水分失衡后细胞脱水已经到了一定程度时，中枢神经发出的要求补水信号。口渴才喝水，等于泥土龟裂再灌溉，不利身体健康。

医学家研究认为，人体在摄水量不足的情况下，机体会本能地先通过自身调节，保持体内的水分，即在一定时间范围内不会感到口渴。这属于体内缺水的初期，一般无口渴的反应。当人体感到干渴时，体内已出现"水荒"告急，缺水已使体内代谢和补偿功能失去平衡，体内甚至已经出现水"透支"的体渴状况。以后即使补充了水，也难以弥补先前缺水对机体已经造成的损害。

口渴与体渴含义不同，应对症饮水解决才行。口渴是外在的表渴，体渴是内在的里渴。口渴只需饮少量水即可迅速消退口渴感；体渴必须补充充足的水量才能慢慢缓解。因此身体是否缺水不能以口渴为衡量标准。

3.5 为什么口渴时才喝水的观念是错误的？

现在很多人只知道渴了就喝水，喝水只是为了解渴。其实，喝水不但能解渴，维持生命需要，更能维护健康的需要。口渴是人体缺水的一种信号，一种病症信号。当感到口渴时再补水已经晚了。因为人感到口渴时体内的水分已散失2%～5%，此时可能出现心烦和少尿等身体不适。当体内水分散失5%～7%，会出现皮肤起皱、幻觉、狂躁，甚至发生轻度昏迷。当体内水分散失超过20%就有生命危险。

口渴才饮水容易导致脱水，影响人体健康，这是一种被动的饮水习惯，可以说是一种不良习惯。还有一些人渴了也不喝水，这样会造成人体长期处于脱水状态。应该养成良好的饮水习惯，经常饮水，少量多次，让人体水分经常处在良性状态。

3.6 为什么饭后不宜大量饮水？

吃饭时，牙齿把食物嚼碎，掺入唾液，唾液中含有能消化碳水化合物的淀粉酶，食物在口腔内反复咀嚼时，其中淀粉成分就开始消化，使食物变成食糜。食糜经消化道进入胃部后，胃液的胃蛋白酶原在胃酸激发下变成胃蛋白酶，对食糜中的蛋白质进行消化。此外，胃酸还可以对食糜中的其他成分进行"腐煮"，使其变成蓬松状态，便于消化吸收。若饭后马上大量饮水，就会把胃酸浓度冲淡，降低消化能力。若形成习惯，就可能引起消化不良，影响健康。

3.7 为什么饮水也要"细品慢咽"？

饮水和吃饭一样，要细品慢咽，不能暴饮。尤其在夏天或运动之后大量出汗时，不能求一时痛快而暴饮。暴饮起不到补水作用，反而会造成脱水。在短时间内过量饮水，会增加心、肾等脏器的负担，打乱人体正常的生理调节能力。尤其是在严重口渴脱水情况下，饮用低矿化度水或纯净水，易造成体内电解质平衡失调，出现低渗脱水，从而发生水中毒。一般来讲，在大量出汗运动中，每隔30min补水150～250mL最好，在运动前15min补水300～500mL，大运动量后应补充一些电解质饮料，水中要含有一定的糖、钠、钾、铁和一些氨基酸类物质。

3.8 为什么应根据膳食的营养素适当饮水？

膳食的营养素不同，饮水量也应不同。例如，食盐摄入多时应多饮些水，以利于排泄多余的盐分；高蛋白膳食时也应适量多饮水，以将蛋白质代谢中形成的尿素和硫酸盐化合物及时排出体外。每克蛋白质的代谢产物约需60～80mL的水才能排出体外。

3.9 不健康的饮水习惯有哪些？

饮水是每个人每天都必须做的，但饮水习惯不健康的"水盲"却占了很大比例。

（1）不渴不喝。人感到口渴，实际上是细胞已经缺水的现象。等到口渴时再喝水，表明体内失水已经很严重。尿液颜色对判断一个人是否缺水十分重要，体内水代谢正常的人，尿液应为淡黄色，一旦颜色变深，成为深黄或褐色，同时伴有晨起疲倦、头晕、头痛、食欲减退、皮肤发热、胃部有灼热感，说明体内缺水已多时了。体内缺水，大部分的细胞间液能迅速和血管内液或细胞内液进行交换，达到体内水的新平衡，这种平衡会影响细胞代谢正常进行；严重缺水时，血液的黏稠度会急剧升高，这也是心脑血管病发作的诱因，因此绝不能等到口渴了再喝水。

（2）边吃饭边喝水。当食物在口腔中咀嚼时，唾液酶即开始对食物产生水解作用。唾液是腮腺、颌下腺、舌下腺的分泌物，含有大量淀粉酶，主要将淀粉分解成麦芽糖和葡萄糖，以供人体吸收。吃饭喝水，由于水的参与和作用，就会冲淡唾液、胃液等消化液，降低了消化功能，导致消化不良，直接影响小肠对营养物质的消化吸收。

长期边吃饭边喝水，会使身体各种消化液的分泌逐渐减少，甚至停止。消化系统的削弱、退化使蛋白质等营养物质不易被吸收，容易造成消化不良等肠胃病。

（3）饭后立刻饮水。因为喝下去的水会冲淡消化液，冲走大部分的酶，或降低它们的作用。而且，更不宜大吃大喝后立刻喝茶，这是因为茶叶中含有大量的单宁酸，会使胃中还没来得及消化的蛋白质凝固，影响其吸收。茶叶中还有较多的鞣酸蛋白，影响人体对食物中微量元素的吸收与利用。

（4）口渴时暴饮。有人平时很少喝水，或几乎不喝水。一旦感到口渴了，或是劳动和运动后，出了很多汗，要喝水了，为图一时痛快，就大量喝水，也可以说是狂饮，或暴饮。使大量水一下子积聚在胃肠，还影响膈肌活动，甚至影响正常呼吸。而且大量水进入血液，可使血液容量迅速增加，使得心脏、肺脏和胃肠的负担突然加重，引发消化不良、胃下垂，甚至导致心肺功能异常，严重时会使心、肺衰竭，危及生命安全。

（5）饮水不计量，以饮料代水。对人体来说，水也是一种营养素，所以应和吃饭一样，每天喝多少水应有一个基本的量，否则容易造成人体缺水。饮料中含有其他添加物，与水的性质是不相同的，不能代替水的功能。

3.10　如何从尿液颜色确定补水程度？

身体是否需要补充水分，除了利用口渴来判断外，普通健康人还可根据其尿液的颜色和气味来识别。正常尿液颜色为淡黄色，气味轻，可不补水；尿液颜色深，气味重时应多补水；尿液颜色很浅，气味很弱，说明饮水过多，不必补水。

对于一个正常人，适当多饮些水，可使肾脏功能有活力，循环充盈，尿液足量，促进新陈代谢，对维持身体健康大有裨益。

3.11　如何安排全天的饮水？

从人体生理需要上看，对于一个健康的成年人，每天应饮服1500～2000mL的水较为合适，约合8杯水量（每杯200～250mL）。根据各种饮水原则，这8杯水的饮法，可参照表3-1的安排分时分段饮用。

表3-1　正常成人每天饮水时间安排

时段	时间/时	饮水量/杯	作用
早晨	6～7	2	稀释血液，清洗肠胃
上午	8～10	1	补充生理性失水
午饭前	11	1	放松情绪，强化消化机能
下午	15	1	提神醒脑，补充生理性失水
晚饭前	17～18	1	增加饱足感，防止晚餐过量
晚饭后	19～20	1	强化消化，有助吸收
夜睡前	22	1	冲淡血液，加速血液循环

3.12　过量饮水有什么弊端？

在正常情况下饮水，血液中的水增加，稀释了血液，水会试图进入较浓的细胞内。通常这种时候不会再感到口渴，就不需要继续摄取水分了。

以下为过量饮水的弊端。

（1）过量饮水会使肌肉抽搐。在炎热夏天，人们大量出汗之后，体内的钠盐等电解质也随之流失，如果此时大量饮用白开水而未补充盐分就容易出现肌肉抽搐或肌肉痉挛性疼痛。手臂、大腿和小腿的肌肉疼痛一般是轻度水中毒的表现。

（2）过量饮水容易导致头痛。由于过量饮水，体内的以钠为主的电解质就会被稀释，导致血液渗透压降低，水就会通过细胞膜渗入细胞内，致使细胞水肿而发生水中毒，这对人体损害很大，特别是对大脑细胞的损害较重，一旦脑细胞水肿，颅内压力会增高，因此出现一系列的神经刺激症状，如头痛、呕吐、嗜睡、呼吸及心跳减慢，严重者还会产生昏迷、抽搐甚至危及生命。因此，大量出汗后，要补充适量的盐分，最好在喝的水中放适量的盐。

（3）过量饮水会使细胞和器官的功能衰竭。喝太多的水最终能引发脑细胞肿胀，导致大脑控制呼吸等的重要调节功能衰竭。我们喝进体内的水超过机体需要的部分就会通过尿液和汗液排出体外，体内水的量从而得到调节，使血液中的特定化学物质的水平达到一定的平衡。如果喝了太多的水，而肾脏不能快速将过多的水排出体外，血液就会被稀释，血液中的盐类浓度被降低，从而使血液中盐类的浓度比细胞中的浓度低。这样水就会从稀释的血液中移向水较少的细胞和器官内，最后这些细胞和器官的功能将衰竭。

3.13　如何预防水中毒？

水中毒是人体内水的代谢发生障碍，体内水分过多导致细胞肿胀、细胞功能障碍。

在一般情况下健康人不会轻易发生水中毒，但在特殊情况下如发生体内水分绝对过多或相对过多都会引起水中毒，表现为乏力、视觉模糊、恶心、头痛、烦躁、肌肉抽搐等，严重时影响一些重要器官的功能，其中以脑水肿最为危险。

预防水中毒的方法如下。

（1）炎夏季节人体出汗较多，盐分丢失较多，因此可以喝一些淡盐水（盐与水的比例约1：100），若不习惯于喝含盐饮料，则可将菜炒咸一点食用。

（2）大量出汗后，有条件的喝一些含电解质的饮料更好。

（3）喝水时先用水漱口，润湿口腔和咽喉，然后喝少量的水，停一会再喝一些，这样分几次喝就可以避免一次喝过多的水。

3.14　为什么四季都应注意补水？

在一年四季中，气温的变化是最大的，其次是刮风、降水等。这些自然环境因素的变化，必然要影响到人体水分流失的数量和速度。为维持机体的水平衡，必须在不同季节，适时适量地补充水分。

春天的气候特点是气温在逐渐回升，但往往风多雨少，气候较干燥，尤其是北方地区。春天又是万物复苏的季节，人体细胞新陈代谢的功能在增强，对水分的需要量也在增大，所以要适当多饮水。

夏天气候较炎热，人体出汗要增加，与其他季节相比，夏天要补充更多的水分才行。同时更应注意及时科学的补充水分，少量多次饮水，要主动饮水，不要等到有口渴感后才饮水，因为那时机体已经是处于严重缺水的不利状态了。

秋天的气候虽然凉爽，但却比较干燥，容易口干舌燥。秋天光线穿透力强，阳光中的紫外线并不逊于夏天。此时肌肤的汗腺和皮脂腺的活动能力较差，新陈代谢相对迟缓，人的脸上会起皱纹、色斑、粉刺等。为保证体内正常的水分，也应适时饮水。

冬天的气温低，气候干燥，空气湿度小。虽然出汗少，但身体的正常代谢所损失的水分总量并不减少（例如汗少了，尿多了）。此外，冬季取暖、密封等都会使身体失水增加，因此冬季也需要注意及时补水。

3.15　春季如何喝水？

春季是呼吸系统疾病的多发季节，这个时候由于天气变化无常，忽冷忽热，昼夜温差较大，人体抵抗力及免疫力降低，尤其是老人和小孩，稍有诱因即可诱发。随着气温的不断升高，身体小血管扩张，再加上户外活动增多使代谢增加，容易造成机体失水，缺水后的血液黏稠、流动缓慢，对于患有高血脂、糖尿病的人来说，更容易引发缺血性心脑血管疾病。此外，花粉和干燥的气候还会刺激皮肤使其发生过敏、皮疹等症状。

春季预防这些疾病的主要措施就是多喝水，补充体内水分的缺失。最好是喝淡盐水，以缓解出汗造成的体内盐分流失。

3.16 夏季如何喝水？

夏季天气炎热，人体水分流失较大，因此对水分的需求格外多，但是夏天喝水也有讲究。

（1）要喝适量的淡盐水。淡盐水可以补充由于人体大量排出的汗液带走的无机盐。最方便的方法是在500mL饮用水里加上1g盐，并适时饮用。这样既可补充机体需要，同时也可预防电解质紊乱。

（2）应喝温开水，不要喝冰水。在夏季，不少人在大量出汗后，选择饮用冰水或冷饮，其实这样是不科学的。因为这样虽然会带来暂时的舒适感，但大量饮用会导致汗毛孔宣泄不畅，机体散热困难，余热蓄积，极易引起中暑。夏日炎炎，很多人都会选择饮冰水。其实冰水对胃脏功能不利，饮温水更有益，因为有助于身体吸收。

（3）喝水要少量多次，不能暴饮。不少人在生活中习惯以是否口渴来决定是否需要喝水，其实这是不科学的。因为口渴是人体水分已经失去平衡的一个重要信号。口渴不能一次猛喝，应分多次喝，且饮用量少，以利于人体吸收。合理的方式是喝水每次以100～150mL为宜，间隔时间为0.5h。

对于某些特殊人群，夏天喝水量的多少必须特别注意。夏天天气炎热，人们通常多次饮水来消暑，但水肿病人、心脏功能衰竭患者、肾衰竭患者都不宜喝水过多，因为喝水太多会加重心脏和肾脏的负担，容易导致病情加剧。而对于中暑、膀胱炎、便秘和皮肤干燥等疾病患者，多喝水则可对缓解病情起到一定效果。怀孕期的妇女和运动量比较大的人水分消耗多，也应适当多喝水。

3.17 秋季如何喝水？

秋季最大的特点就是干燥，空气中水分减少，人体会产生由于干燥引起的一系列生理变化，常称为秋燥。口干舌燥、喝水也不觉解渴是秋燥的主要表现。

中医认为，肺胃受邪时容易有口干、咳嗽、口鼻干燥等现象，这些都和内火有关。多喝水成了人们对付秋燥的一种必要手段，但是，喝水也只能起到部分作用，还需要饮食和生活节奏的调养来应对。应该多吃养阴润肺的食物，如梨、猕猴桃、西瓜等，多喝冬瓜汤、冰糖梨水对缓解口干也有一定好处。

此外，防秋燥还有一种直接从呼吸道摄入水分的方法，即通过吸入水蒸气而使肺脏得到水的滋润。方法很简单：将热水倒入茶杯中，用鼻子对准茶杯吸气，每次10min左右，早晚各一次即可。有条件的话还要强化洗澡概念，因为皮肤为肺的屏障，秋燥最易伤皮，进而伤肺。洗浴有利于血液循环，使肺脏与皮肤气血流畅，发挥润肤、润肺作用。

3.18 冬季如何喝水？

冬季天气寒冷，北方空气干燥，人们的身体会出现干燥、嘴唇开裂、口干舌燥等现象，这是身体在向人们发出补水信号。

对于心脑血管疾病患者而言，冬天尤其要注意多喝水，若水分摄取不足，血液容易变黏稠，除了引发脑卒中的概率增加之外，还会促使心跳增加，严重者可能导致心肌缺氧、心律不齐、心脏功能受损等。

对于习惯早起运动的人来说，冬季太冷容易引起血管痉挛，导致血管阻塞，而使心血管疾病发作。因此早起运动时，要先做好保暖工作，出门运动前可先喝一杯温开水暖暖身子，以避免血液黏稠度太高，发生危险。此外，最好不要在日出之前出门运动，一来日出前湿气较重，日出后温度上升，会比较温暖；二来日出后视线清楚，不容易发生意外，一旦身体不适，也比较容易被发现。

3.19 为什么夏季喝冰水更容易中暑？

炎热夏季，气温节节高升，人们大量出汗，身体内的水分流失很快，很容易口渴，于是猛喝冰水，其实这样并不好。喝冰水、吃冷饮可使体温迅速降低，大脑"误以为"人体内部的热量已经散发出去了，于是"下令"停止散热工作。如此一来，汗毛孔排泄不畅，散热困难，余热蓄积，更易中暑。另外，冰水、冷饮还容易刺激咽喉部和肠胃道，引起喉痛、声音嘶哑、腹泻、腹痛、胃痉挛等。部分女性长期喝冰水、吃冷饮，容易造成月经紊乱、痛经，甚至可能埋下婚后不孕的祸根。夏季应喝与室温相同的温开水，尤其是早晨刚起床的时候，先喝一杯250mL的温水，0.5h之后再吃早餐，对肾脏及肝脏排毒非常有帮助。

3.20 为什么饮水要注意时间？

要做到科学饮水，需要注意饮水的时间。

（1）早晨起床后人们由于夜间长时间的睡眠而滴水未进，加之尿液的形成以及显性或不显性的出汗等导致体内水分缺乏。因此起床后适量多饮点水，可补偿一夜之间水的消耗，同时对预防高血压、脑出血、脑血栓的形成等亦有一定的作用。

（2）上午10时左右饮水可补充由于工作流汗及经由尿液排出的水分，维护占人体约70%的水分。

（3）下午3时左右饮水可以有效地补充汗水，尿液排泄流失的水分，而且体内囤积的废物也会因此而顺利"搬运"出去，防止人体酸性化。

（4）晚上8时左右，睡前1h饮水被视为最适宜的时间，因睡眠时血液浓度增高，饮水可以冲淡血液，加速血液循环。

3.21　为什么早晚饮水好处多？

早晨饮水的作用很多：第一，可使夜间身体代谢过程中所损失的水分得到补充；第二，可使已排空的肠胃得到清洗，有利其生理功能的发挥；第三，此时水容易被肠黏膜迅速吸收进入血液，可增加血容量，稀释血液，降低血的黏稠度，促进血液循环，降低血压，预防脑出血和心肌梗死的发生；第四，可湿润肠道，软化粪便，促进排泄，预防便秘。

晚上睡前饮水，可缓解夜里睡眠过程中机体的缺水状态，有利于保持血管畅通。这对于老年人更为重要，可避免血浆浓缩、血液黏稠和血小板凝聚力亢进而促进体内血栓的形成，还可预防心脑病致死性栓塞的发生。另外，对于老年人，半夜适当饮水也是很必要的。由于肾脏收缩功能减退，夜间尿多，可导致体内缺水，容易使血黏稠，心脑血流阻力增大，易引发心脑血管病变。尤其对已患心脑血管病的老年人，因血管内膜发生变化，血液黏性偏高，容易形成缺血性脑中风或心肌梗死，而夜间缺水更会加大这种危险。

3.22　如何安排睡觉前后的饮水次数和数量？

准备一个容器为500 ～ 1000mL的保温杯放在床头，每日睡觉前后3次饮水的数量如下。

第1次：临睡前喝200 ～ 300mL水。

第2次：夜间小便后喝2 ～ 3口水，大约100mL。

第3次：早上起床后再喝300 ～ 500mL水。

若担心起夜影响睡眠，白天就少量多次喝水，每次100mL，以保持体内水分，晚上喝水要节制。

3.23　清晨补水为什么不要放盐？

晨起饮水对机体既是一次水分补充，又是一种有效的净化，这是医学公认的健康生活习惯，对中老年人尤为重要。但有观点提出，喝淡盐水有利于健康，于是不少人晨起习惯喝淡盐水，这样做实际是错误的。

有资料表明，早晨起床时，血液呈浓缩状态，此时如饮一定量的白开水，会很快使血液得到稀释，改善夜间的高渗性脱水。而喝淡盐水则反而加重高渗性脱水，使人倍感口干，何况早晨是人体血压升高的第一个高峰，喝淡盐水会使血压更高，这对正常人有害，对高血压患者更加危险。

因此，清晨补水不应喝盐开水，最好的方法是饮一杯25℃的温开水。

3.24 饮用淡盐水的好处和坏处有哪些？

淡盐水一般是指相当于生理浓度的盐水，它在日常生活中有几种用途：大汗之后饮用可补充身体丢失的水分和钠；腹泻之后饮用可补充肠道丢失的水分和盐，维持电解质的平衡；淡盐水漱口能清除口腔内的细菌，减轻口咽部炎症造成的红肿。但是，淡盐水不适合心脏功能不好、有高血压的人饮用，特别是在早晨，当血液黏度最高时，饮用淡盐水会加重口干，促使血压升高。

3.25 晨练怎样喝水？

晨练是许多人的良好的生活习惯，由于晨练的运动量不会太大，运动出汗也不太多，所以晨练前的补水容易被忽视。

运动医生说，晨练前的补水是很重要的。因为，人体经过一夜睡眠休息后，由于呼吸、排尿和皮肤的蒸发，体内的水分丢失很多，致使血容量不足，血液黏稠度增高，微循环淤滞。在这种状态下进行运动易诱发心血管意外，尤其是患有高血压、心脏病的人更应注意。而晨起饮水就可以改变这些不利因素。此时，人体的胃肠正处于空虚状态，水可以很快被吸收并渗透至组织细胞内，使机体快速补充水分，使血液循环恢复正常，微循环畅通。

每天晨起运动前饮用新鲜白开水150～300mL。运动前喝水要稍缓慢，以不感到胃胀为宜。因为人睡眠时胃肠蠕动很慢，处于休息状态，所以要给胃肠一个适应的过程。晨练的运动量不宜太大，以免发生脱水。要根据年龄和自身的状况选择运动方式和运动量，一般不主张运动得汗流浃背，以身体微出汗为宜。

3.26 运动前如何饮水？

有人怕出汗多，故运动前饮用大量的水。但饮用过多的水会对胃产生不利的刺激，锻炼时身体运动加剧了对胃的牵拉，会引起胃部痉挛，造成锻炼时的腹部疼痛。在跑步之前饮用过多的水，跑步中就会出现腹部胀痛，甚至恶心呕吐。因此，运动前应合理饮水。正确的方法是：在运动前2h内应该补充大约600mL的水，运动时每15min最少喝半杯水。比较运动前后的体重来控制饮水量，每减轻0.5kg就喝2杯水。一般的运动量及运动时间若不超过90min，身体就不会流失电解质和矿物质。

3.27 运动中如何饮水？

在运动过程中，正确的饮水方法是：以少量多次为原则。即在运动间歇时可饮少量的水，每次150～200mL为宜，水的温度以20℃左右为宜。这样水分缓慢补充到体内，不会使血容量发生太大的变化，机体内环境较稳定，也不会增加心脏和胃的负担。运动时的饮用水中可加少量的糖，但浓度不宜过高，否则容易在肠内停留时间长，妨碍继续运动，也可以加入少许果汁或酸味物质，刺激唾液分泌。水的温度要偏低些，使咽喉部有清凉的感觉。但不宜过冷，以免刺激肠胃蠕动，增加耗氧量。

3.28　运动后如何饮水？

（1）剧烈运动后，切忌暴饮。首先，大量的水分进入血液，使血液稀释血量增加，因而加大了心脏的负担。血液中过多的水分要由肾脏排出，因而也增加了肾脏的负担。同时，水分的排出，还导致盐分的损失。其次，大量饮水后，由于不能马上吸收，水在胃中稀释了胃液，影响消化和食欲。

（2）运动后饮水应该次多量少。据研究，人体每小时最多能吸收800mL的水。所以每小时饮水不能超过1L，每次以150～200mL为宜，间隔时间约15min。

（3）水的温度要适宜。在剧烈运动后，人体体温一般会升高，全身的血流加快，大量血液都流向四肢和皮下，而肠胃处于相对缺血状态，这时饮用大量的冷饮，将导致胃部血管突然收缩，引起消化道强烈蠕动，产生腹痛、腹泻。日子久了，还会引起消化道其他疾病。因此，运动后不要喝5℃以下和15℃以上的饮料。研究表明：运动后喝常温水最佳，它能最快渗透到组织细胞里去，缓解脱水状态，达到降温的目的。

（4）饮适量的淡盐水。在运动时，在机体大量排汗的同时，汗液也带走了不少的无机盐，如钠、钾、镁等，而一个人每天从食物中摄取的NaCl只有10～15g，这样势必会引起机体缺盐，导致身体乏力无力，甚至引起肌肉痉挛或抽筋。因此，剧烈运动后，适当喝些淡盐水是非常必要的。

（5）饮适量的糖水。人体运动时的能量供应主要来源于糖和脂肪的氧化，在氧化过程中，糖比脂肪耗氧少。因此，用糖供能更有利于防止疲劳和维持运动能力。然而体内储存的糖有限，所以参加运动量较大或时间较长的运动后，应喝适量的含糖饮料，及时补充体内能量的消耗。

3.29　为什么要首选饮用优质饮用水？

优质水的生饮，可使水中各种有益成分不会因加热等外施作用而发生物理性或化学性变化，影响其功效发挥。例如，饮生水可以保证水中钾、钠、钙等矿物质和氧巧妙地混合在一起进入人体，能发挥出恰当的功效，促进机体健康。因此有研究者认为，无矿物成分的纯水中是无法产生生命的，无论喝多少都不能使生命充满活力。即使含有矿物质的水，在煮沸后矿物质也会有所减少。含适量矿物质的洁净生水是充满活力的水，对维持体内新陈代谢至关重要。

3.30　硬水比软水更健康吗?

　　水有硬水和软水之分，因为水是一种很好的溶剂，天然水与地面或地面下的土壤或矿物质接触，溶解了许多的杂质，因为水里通常都含有溶于水的碳酸氢钙、碳酸氢镁和硫酸氢镁等盐类。人们通常把含碳酸氢钙、碳酸氢镁和硫酸氢镁较多的水称为硬水，反之则称为软水。

　　国外的生物医学实验已经证明，硬水比软水更有利于人体的健康。硬水束缚住了有害成分（例如铅、镉、氯和氟），降低了人体对它们的吸收。因此含有一定硬度及矿物质、微碱性的水对人体健康是有益的。钙值越大，钠值越小，对健康就越有益。此外还发现脑血管病的死亡率同水中矿物质的成分的均衡度有关。钙含量低而钠、钾、镁含量高的地区，死亡率就较高；而钙、钠、镁等成分比较均衡的地区，死亡率则相对较低。长期饮用对健康有益的水的地区，长寿者居多。有的水虽然好喝，但钙值不大，不能算是对健康有益的水。

3.31　为什么自来水不宜生饮?

　　自来水是对天然的原水进行净化和消毒处理后所制得的水产品。虽然自来水的水质有其法定标准，一般是安全的，但其水质并非直饮水的标准。自来水的各项水质指标并非零值。例如，细菌总数还允许每毫升水中不超过100CFU（菌落形成单位）。同时，自来水出厂后经过地下管网输送或水箱储存后，可能会受到二次污染使水质变差。

　　为抑制自来水管网中细菌的增长，国家水质标准要求自来水中含有一定量的余氯（消毒后水中剩余的氯），而自来水中的余氯对人体健康也是不利的。特别当原水中有机物含量过高时，用氯进行消毒后会形成卤烃化合物，如氯仿、溴仿、二卤甲烷、三卤甲烷、卤乙酸等。这类物质有潜在的致癌性，可导致患膀胱癌、直肠癌的机会增加。

　　烧开水有助于降低致癌微量有机物。世界卫生组织规定的15种致癌或可疑致癌的微量有机物中，有9种是挥发性的，烧开水可去除这些有害挥发性物质。如消毒副产物氯仿，挥发点为65℃，烧开30s后，90%的氯仿即被去除。

3.32　如何正确对待开水?

　　（1）好的开水必须用好的生水。原料好是产品好的基础，如果用受到污染的水烧开水，此时充其量只能把水中的某些微生物杀死，而原来水中的有机物、重金属等有害物质仍然留在水中，甚至在加热的情况下，水中某些化学成分会生成新的更加有害的物质，显然这种开水是不利于健康的。所以，烧开水用的水其水质应该达到国家饮用水卫生标准才行。

（2）好的开水是好的饮品。新鲜而水质安全的开水就是好的开水。白开水制作简单、廉价易得，除了解渴之外，还有药用价值。在我国，开水治病，古已有之，如《本草纲目》中称开水为"热汤""百沸汤"和"太和汤"，认为它有"助阳气，通经络"的功效。例如，感冒头痛、发热、嗓痛或腹痛、腹泻时，均可多喝开水治愈或缓解。

（3）烧开水的最佳时间。由于水质成分的复杂性，不要以为水煮的时间越长越好。据美国研究者认为，水烧开3～5min后的开水饮用最安全。因为，对于加氯消毒的水，随着温度的升高，其生成的卤代烃等致癌物质的含量也不断升高。刚烧开的水和烧到70℃的水，饮后对人体都有潜在的危险。若沸腾后再加热3～5min，这些有害物质即可迅速挥发，使水中的氯仿、卤代烃的含量能降到正常范围。所以，沸腾法是降低水中卤代烃的较为简单而有效的方法。但是，若沸腾时间过长，开水中的亚硝酸盐又会增加，对人体健康不利。水烧的时间越长，水中亚硝酸盐的含量越高。

（4）不宜饮用的几种开水。不新鲜的开水和水质变异常的开水，都是不宜饮用的开水。例如，放置时间过长的开水，煮沸时间很长的开水，隔夜重煮的开水，多次反复煮沸的开水，蒸煮后的蒸汤水等。这是因为，这种情况下的开水，水中的有益元素全部被破坏。而且由于水分的蒸发，还有可能使某些有害物质（如亚硝酸盐等）增多，或使水中所含的氯化物、重金属等有害成分浓度增高，饮后会危害人体健康。另外，开水久置后，其中的含氮有机物不断分解成亚硝酸盐，且水中所含的亚硝酸盐会随着水的存放时间增加而升高，亚硝酸盐能与血液中的血红蛋白结合，影响血液的供血能力。亚硝酸盐还有可能转化为致癌的亚硝酸胺，对人体有很大危害。

3.33 为什么喝饮料不能代替饮水？

饮水不仅为了解渴，更在于它的生理功效。从健康角度看，白开水是最好的饮品，因为它不含热量，不用消化就能被人体吸收利用，促进机体的新陈代谢。习惯喝白开水的人，体内脱氢酶活性高，肌肉内乳酸堆积少，不易产生疲劳。

有些人爱用喝果汁、汽水或其他饮料代替饮水解渴，这是不妥的。因为，饮料中虽然也含有大部分的水分，但其中往往会有各种化学添加剂，若长期大量饮用，对人体新陈代谢会产生不良影响，对健康有害无益。例如，一般饮料中多数会含有糖和蛋白质，有的还添加香料、色素和防腐剂等。尤其是碳酸类饮料，大多都含柠檬酸，在代谢过程中会加速钙的排泄，降低血中钙的含量，同时容易引起肠胃道胀气。它还含有磷酸，会降低体内钙的吸收，影响骨骼生长及身高的正常发育，还会阻碍铁质的吸收，诱发缺铁性贫血。同时，饮料里含有大量的糖分和较多的电解质，喝了后不像白开水那样很快就离开胃部，而会长时间滞留，对胃部产生不良刺激，影响消化和食欲。大量的糖分还会加重胃的负担，增加人体摄入的热量，引起肥胖。

另外，由于很多饮料是酸性的，对于中小学学生，长期饮用会造成酸性体质，使机体血液呈酸性，导致免疫力下降，直接影响或损坏牙齿的保护层，易患感冒、龋齿、牙周炎等疾病。

3.34　特殊人群饮水应注意些什么？

（1）烧伤病人不能喝白开水。皮肤大面积烧伤后，体液从创面大量外渗，致使血容量下降，水分减少，使病人常有口渴的感觉。病人口渴感越重，表示伤情越重。

烧伤病人口渴时，可补充淡盐水和碳酸氢钠水，并适当输液治疗。因为在烧伤后，体液丢失的同时，体液中的钠盐也一起丧失，如单纯给病人喝白开水，会稀释血液，导致血液内的氯化钠浓度进一步下降，使细胞外液的渗透压降低，引起细胞内水肿，出现脑水肿或肺水肿，即水中毒，可危及病人生命。

（2）青光眼患者不宜多饮水。青光眼患者大量饮水后，由于大量的水分可使眼内房水随之增多，正常人可通过加速新陈代谢加以调节，排泄多余的房水，而青光眼患者由于滤帘功能障碍，房水排出异常使眼压上升，这是青光眼患者所忌讳的。

（3）高血压患者早晨切莫喝盐水。早晨是人体血压升高的第一个高峰，喝淡盐水会使血压更高，对高血压患者就非常危险。

（4）便秘患者要多饮水。引起便秘的根本原因是水和纤维摄入不足，便秘严重的人，只要每天在原来饮水量的基础上再多饮1000～1500mL的水，30天后绝大多数人会有明显效果。

（5）腹泻患者要多饮淡盐水。引起腹泻的主要原因是肠黏膜遭到破坏，对水分的吸收功能减弱，或是因为肠内外渗透压发生改变，导致液体流入消化道迫使胃肠蠕动加快，才使消化道内食物残渣含水量过高。发生腹泻后，人体立即进入缺水状态，连续几次腹泻后，必须通过及时补水，改变体内缺水状态。

（6）泌尿系统炎症者要多饮水。

（7）感冒发热要多喝水。患有感冒发热的病人，新陈代谢加速，排出的二氧化碳增多，呼吸加快导致体内水分流失也加快。同时，人体发热时会自动调节体温，即靠皮肤排出大量水分降低体温，从而使体内水分过分丢失。多喝水不仅可以补充体内水分的流失，还能促进体内的病毒、毒素及代谢废物尽快排出，使血液循环保持稳定，体液代谢保持平衡，以利于病人尽快康复。

（8）肝病患者应多喝水。一旦罹患肝病，新陈代谢功能就会衰退，有害物质的排泄也会降低。多喝水可促进新陈代谢，加速代谢废物的排泄。

（9）长期卧床病人应多喝水。

（10）孕妇要多饮水。

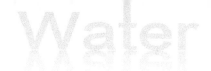

（11）帕金森病患者应多喝水。

（12）动脉硬化者要多喝水。

（13）胃酸过多、消化不良者应多喝水。

（14）肾病患者不宜多喝水。

（15）心脏病功能衰竭的病人不宜多喝水。

3.35　高血压患者夏季应如何饮水？

炎热的夏季，日照强度比较大，尤其是当外界温度超过人的体温时，高血压患者常常会感到头昏脑涨，甚至可能引发脑血栓。研究证明，高血压患者血管内皮细胞多有程度不等的损害。由于夏天出汗多，血液浓度增大，睡眠时血流缓慢等情况，就容易发生血栓。所以，高血压患者在夏季应补充足够的水分。即使感觉不太渴，也要多喝水，出汗过多时更应及时补充水分，尤以清茶和凉开水为好，也可吃些含水分较多的水果。

脑中风易发生在清晨，有研究认为与夜间缺水有关。所以，半夜醒来时适量饮水，可降低血液黏稠度，有助于预防脑血栓形成。为了及时给身体补充水分，建议高血压患者可随身携带水杯，以备随时饮用。

3.36　乘飞机时如何补水？

飞机舱内湿度小、干燥，空气循环差，很容易引起人体缺水。乘坐飞机及时补水，对身体是大有裨益的。

长时间空中旅行，如摄入太多的咖啡因和酒精会出现过度兴奋现象，引起失眠、焦虑，加重缺水，使人疲惫不堪。茶水有利尿的作用，但喝多了反而会缺水。就果汁而言，如果是现榨的鲜果汁还可以，它含有多种维生素和矿物质，但是飞机上的果汁多数是加工处理过的，其维生素和矿物质的含量非常有限，而且还含糖、色素和防腐剂。人体在缺水时会有很多不适的反应，而此时喝大量的人工加工果汁不但不利于体内补水，且果汁中的山梨酸钾等防腐剂可能还会引起慢性哮喘病人病症的复发。因此，即使喝果汁也不要超过总饮水量的40%。

碳酸饮料中含有大量的色素、添加剂、防腐剂等物质，这些成分在体内代谢时需要大量的水分，可乐等饮料含有咖啡因，有利尿的作用，会促进水分的排出，这就是为什么喝碳酸饮料会越喝越渴的原因。另外，由于饮料中含有糖和蛋白质，又添加了不少香精，饮后不易使人产生饥饿感，不但起不到给身体补水的作用，还会降低食欲，影响消化和吸收。

乘飞机最好喝矿泉水，因为矿泉水中含有天然的钾、钠、钙、镁等多种矿物质，吸收后能及时补充人体因脱水而导致的电解质丢失。虽然纯净水也是白水，但是由于它没有电解质成分，补水效果不如含电解质的水。

3.37 上班族该如何饮水？

上班族每天工作节奏快、压力大。长期在电脑前工作，不但会造成皮肤干燥，还会导致气血不畅、食欲不振、消化不良等诸多健康问题。上班族常常是忙碌一上午，连一口水都喝不上。也许上班族永远也达不到一天8杯水的量，但是在以下几种情况时，要及时喝水。

（1）清晨一杯排毒水。早晨的一杯温开水是身体最好的排毒剂，不但可以排出宿便和毒素，还会唤醒身体的各项机能，给上班族一个充满活力的早晨。另外，早上别喝太凉或太热的水，温度以40℃左右为宜。

（2）烦躁的时候喝杯水。上班族的工作压力随时存在，当你累的时候，人体就会分泌一种肾上腺素，这种激素会让人烦躁不安。此时多喝水能帮助身体排出这种激素，心情就会好一些。

（3）不渴的时候也要记得喝水。有资料显示，1/3的成年人每天喝水少于6杯。上班族工作忙碌，常常半天也顾不上喝一口水。营养学家指出，当人们觉得口渴时，身体已经处于缺水状态了。因此上班族更应该形成良好的喝水习惯，每1h喝一次水、每2～3h排一次尿。

3.38 为什么卧床病人应多饮水？

许多长期卧床病人因怕给家人增添麻烦，因而尽量减少饮水。事实上，由于饮水少而减少了小便次数，会产生尿路结石问题。

尿路结石与久卧饮水不足有直接关系。长期卧床，体内尿流不如站立时通畅，而从尿中排出的废料会减少，如果再减少饮水数量，尿液也会随之减少，废料的浓度就会增高，容易形成微小结石。尿流不畅，还容易引发尿路感染，尿液中的细菌也会促使结石形成。

长期卧床，肠蠕动减少，是便秘的原因之一。除了在不影响病情的条件下适当运动、多吃纤维素较高的食物外，多饮水也是防止便秘的好办法。

许多病人须长期卧床休息，或不能起床，只要病情允许，他们应多饮水，以增加尿量。成年人每日应饮水2000mL以上，使尿量维持1500mL以上。

3.39 为什么腹泻患者应多饮水？

许多腹泻患者误认为多喝水会使大便更稀。其实，腹泻多是由于肠黏膜遭到破坏，对水分的吸收功能减弱，或是因为肠内外渗透压发生改变，而导致液体流入消化道，迫使胃肠蠕动加快，致使消化道食物残渣含水过高，进而发生腹泻，并不是水喝多了的缘故。

一旦出现腹泻，人体就会进入缺水状态。缓解腹泻，除用药物医治外，必须及

时补水，以改变体内缺水状态。

3.40 为什么在空调环境中比平常要多喝水？

在有空调的环境里，空气的相对湿度比一般环境要低得多。时间长了人很容易脱水，尤其含水量多的脑细胞更易脱水。若脑细胞发生脱水，大脑很容易疲劳，导致思想不集中，记忆力下降，工作效率低。因此，在空调环境下工作的人，一定要养成多喝水、主动喝水的习惯。

3.41 不同人群的饮水指导有哪些？

针对不同人群进行相应的饮水指导相当重要。

（1）60岁以上老人饮水指导。饮水最好少量多次，不宜暴饮。肾病或肺心病的老人喝水过多，"水中毒"的风险增加，对老年人后果非常严重。喝茶有益健康，提倡"早、少、淡"：早上喝茶、时间要少，浓度要清淡。饮水多选择安全、健康、天然的矿泉水。不宜长期喝纯净水。

（2）孕妇饮水指导。孕妇，尤其是怀孕后期，喝水量要比一般成人多一倍，少量多次，最好选择富含天然矿物质的安全、健康、天然的矿泉水。不宜长期饮用纯净水及蒸馏水，少喝饮料。不宜过量喝水，恶化妊娠水肿状态。

（3）婴幼儿饮水指导。太"硬"的矿泉水不适合婴儿饮用。婴幼儿更应要求饮用安全、健康、新鲜的水。

（4）青少年饮水指导。青少年活动频繁，每天饮水量应不少于1500mL。学生应当养成上学前、课间及运动前后饮水的习惯。

（5）运动员饮水指导。运动员活动强度大，水分消耗多，要注意充足饮水。运动员严禁饮用纯净水。合理选择运动功能饮料。

3.42 给婴儿喂水应注意什么？

婴儿年龄小，不能自己饮水，往往需要家长喂。家长在给婴儿喂水时，要注意以下几点。

（1）饭前不给婴儿喂水。婴儿在饭前喝水，可使胃液稀释，不利于食物的消化，如果喝水过多，胃部胀气也影响食欲。合适的方法是：在饭前30min让婴儿喝少量的水，以增加其口腔内唾液的分泌，有助于消化。

（2）婴儿不要喝过多甜水。婴儿出生后，家长都非常疼爱，喝水时，往往给水中加很多的糖，好像这样才有营养。这是不正确的，多给婴儿吃糖是没有好处的。用高浓度的糖水喂婴儿，最初可以加快胃肠蠕动的速度，但不久就转为抑制作用，使婴儿腹部胀满，这样不利于婴儿的健康。合适的方法是：糖要适量，成年人口尝达到似甜非甜即可。

（3）不要给婴儿喂饮料。饮料含有大量的糖分和较多的电解质，喝了以后不会像白开水那样很快就离开胃部，而会长时间滞留，对胃部产生不良刺激。合适的方法是：婴儿渴了，就喝些白开水。

（4）不要让婴儿喝冰水。婴儿都好动，活动后又往往浑身是汗，十分口渴，家长为了给婴儿解渴、降温，给婴儿喝冰水，这是不正确的。喝冰水容易引起胃黏膜收缩，不但影响消化，甚至有可能引起肠痉挛。

3.43　为什么婴儿需要补充更多水分？

婴儿身体的含水量要远远大于成人，所以婴儿也会需要补充更多的水分。如果是母乳喂养的婴儿，大部分水分从妈妈的奶水中获取。婴儿不完全依靠母乳喂养的时候，要额外补充水分。如果婴儿是喝奶粉的话，除了奶粉还要给婴儿额外补充水分。因为婴儿的新陈代谢速度非常快，是成人的几倍，所以婴儿体内的水分也更易于流失；且婴儿肾脏功能发育还不成熟，所以需要大量的水来帮助排出体内的毒素；另外婴儿的体温调节能力也较差，很容易受环境的影响，体温高，体内蒸发的水分就越多，婴儿对水的需求也就越迫切。如果婴儿缺水的话，就会出现上火、便秘、嘴唇干裂、烦躁不安、哭闹、睡眠不足等症状，严重时还会引起惊厥。

3.44　如何辨别婴儿是否缺水或脱水？

婴幼儿比成人更应饮用安全、健康、新鲜的水。婴幼儿身体缺水有诸多危害，严重者可危及生命。所以，正确辨认儿童的脱水症状并迅速采取有效的措施是必不可少的。对父母而言，弄清没有语言能力的婴幼儿是否严重脱水不是简单的工作。通常，父母可通过以下几点观察，便可察觉婴幼儿是否缺水或者脱水。

（1）观察婴幼儿的尿液颜色和小便次数。如果每天小便次数约为6～8次，小便颜色清淡不浓，即表示婴幼儿身体不缺乏水分；如果尿液黄浊，小便次数小于6次，表示身体已经缺水了，应及时补充水分。

（2）观察婴幼儿的皮肤、嘴唇是否干燥。如果皮肤上出现大量皮屑、无光泽、嘴唇干燥，表示身体已经缺少水分了。

（3）观察婴幼儿的泪水。如果发现婴幼儿眼睛比平时更加凹陷，哭的时候没有多少泪水或者根本没有泪水流出来，表示身体缺水。

（4）观察婴幼儿的头部软骨。如果发现婴幼儿头部中央软骨凹陷很厉害，表示婴幼儿严重脱水。

3.45　儿童生病期间为什么要多饮水？

水是人的机体组成中含量最多的成分，年龄越小，每天水的出入交换量就越多，对缺水的耐受力就越差。在患病时，如果水的摄入量不足，而水又不断地流失，则儿童比成人更容易发生脱水。

儿童常患的疾病有上呼吸道感染、气管炎、肺炎、腹泻、急性肠胃炎等，常见的症状为发热、食欲不振、呕吐、腹泻、咳嗽等。

中医认为，水有"助阳气、通经络"的功效。患病时多喝水，对发热的患者有助于高热的散退。对咽喉炎、口腔溃疡等炎症，有消炎止痛、愈合创口的功效。儿童腹泻时，如果能及时饮用淡盐水，可防止儿童脱水。儿童便秘时，如果能及时饮水，有助于软化大便。儿童感染疾病时，如果能及时饮水，有助于体内毒素的排泄。儿童咳嗽气喘时，如果能及时饮水，有助于痰液稀释而易于排出。总之，多饮水可促进疾病的痊愈。因此，在孩子感染常见疾病，尤其是感染性疾病时，家长可让孩子多饮水。

但是，多饮水也有讲究，有些疾病，如肾脏病、肾功能不全、严重心脏病等就不宜多饮水。因为在这些情况下，饮水过多会加重心脏和肾脏的负担，反而不利于疾病的治疗。

3.46　女性饮水有什么好处？

女性的泌尿系统是疾病的多发区，比较典型的症状有：尿道瘙痒、尿道烧灼感、尿痛伴有小腹疼痛。

除了药物治疗外，女性同时应该养成多喝水的习惯，使泌尿系统正常运作，这样既可以产生足够的尿液以冲洗、消毒尿道，又可以防止细菌入侵，保护女性下泌尿道系统的健康。

3.47　为什么老年人需要补充更多水分？

很多中老年人不觉得口渴，就不会主动喝水。其实不是身体不缺水，而是身体对缺水的口渴反应变弱了。如果平时再不注意补水，就会导致慢性脱水，引起许多疾病。

许多中老年人都不怎么喝水，觉得不口渴就不缺水。其实这是个很不好的习惯，中老年人随着年龄的增长身体里固有的水分会逐渐减少，同时，身体对缺水的口渴反应也慢慢变弱。

3.48　为什么老年人多饮水可降低白内障的风险？

白内障是老年人的多发病和常见病，虽然老年性白内障病因是多方面的，但与水的营养和代谢关系密切。近年来，医学研究发现，如果老年人发生脱水或严重腹泻，就容易患白内障。据有关临床资料统计表示，曾发生过一次脱水的老年人，其患白内障的概率会高出正常人的4倍；曾有两次脱水或严重腹泻者，其患白内障的概率高出正常人的21倍。

水是人体的重要组成部分，人体每个细胞都含有水分，蛋白质也要在水的参与下才能进行一系列的新陈代谢。人眼内的液体含量较高，当人体缺水时，眼内的液体就会发生改变，引起晶状体蛋白质变性，最后导致晶体浑浊而致白内障。人体内含水量会随年龄增大而逐渐下降。因此，老年人为预防白内障，需重视饮食养生，更需每天摄足水分。

3.49　老年人饮水的三个重要时间是什么？

老年人体内水分占体重的比例下降，每天必须保证足够的饮水量才能维持机体良好的新陈代谢。饮水时间也很重要，特别是下列3个时间尤其重要。

（1）睡前一杯水可减少心脑血管病变。老人睡觉时身体代谢相对减缓，血液速度也缓慢，血液黏稠度增高，心脑血流阻力加大，容易发生缺血性心脑血管病变。喝上一杯白开水，能降低血液黏度。

（2）起夜时喝点水可补充水分。老人的贮尿功能不足，夜尿频多，尿液不可避免地会带走体内的水分。老人如果夜间醒来可适量喝点水，可以防止水分过度缺失。

（3）清晨一杯水可促进全身血液循环。老人早上起床后的第一件事是喝一杯白开水，不但可以预防心脑血管疾病，还有利尿排毒、防止便秘、促进全身血液循环的功效。

3.50　哪些疾患应多饮水？

适当多饮水，会有利于一些疾患的减轻、康复和预防。

（1）对胆结石和肾结石的病人。可以增加结石排出的机会，并阻止结石的形成。

（2）对于冠心病和高血压病人。可以稀释血液，降低血液黏稠度，减少发病。

（3）对于便秘病人。可刺激肠的蠕动，并软化粪便，易于排出。

（4）对痛风病人。可降低尿酸浓度，增加尿酸的排出。

（5）对于糖尿病人。可避免脱水的发生，避免体内电解质代谢紊乱加重后导致的血液渗透压增高和高渗性昏迷。

（6）对感冒发烧病人。在降温的同时，可将病毒及时排出体外。

（7）对腹泻病人。可防止脱水，并有利大肠黏膜功能的恢复。

（8）对尿路结石病人。可使尿量增多，减少尿液中废料的浓度，避免形成微小结石和诱发尿路感染。

（9）对泌尿系统感染病人。可使膀胱得到清洗，降低细菌数目，将附着在膀胱黏膜上的细菌排出。

3.51　哪些疾患不宜多饮水？

白开水是廉价的"良药"，但并非所有病人都宜多饮水。对于以下疾患必须根据病情，适时适量饮水。

（1）对肾脏病人。由于肾脏机能逐渐丧失，无法排泄水分及盐分，同时蛋白质经尿液流失，降低了血渗透压，过量饮水会使水肿更加严重。

（2）对水中毒病人。不应多饮水。因为饮水过量会使水分过度蓄积，使血液盐分浓度降低，随之血液吸水能力下降，一些水分会很快被组织细胞吸收，使细胞水肿，诱发低血钠病（头晕、眼花、恶心、呕吐、全身抽搐、甚至意识昏迷等脑中枢紊乱）。

（3）对心脏衰竭病人。若过量饮水，会增加心肺负担，甚至诱发低血钠症。这是因为其肾脏血流与灌注功能不正常，无法将身体水分顺利排出，易产生全身水肿。

（4）肝功能异常的病人。除本身不能合成身体中的血红蛋白之外，其他原因也会造成水肿，由于血中渗透压降低，水分易堆积在组织中，常有腹部胸部积水的"腹水"现象，故不宜多饮水，以免加重水肿症状。

3.52　凉白开水有保存期吗？

把烧开的自来水盛放在有盖的干净容器中，冷却到25～30℃，就成了凉白开水。不能让凉白开水在空气中暴露太久，储存过久的凉白开水容易被细菌污染。因此，凉白开超过3天之后就不建议再饮用了。

3.53　开水为什么不能煮得过久？

煮沸过久的水非常不好喝，含在嘴里时会感到一种怪怪的味道，而且对人体有害。这是因为水经过长时间的熬煮，一部分水分子变成蒸汽跑掉，水中的矿物质浓度大大增加，有些可溶性的矿物质变成了不可溶的，这些矿物质会沉淀析出。人们会看到锅或壶底有一层白色的东西，这就是矿物质，里面含有碳酸镁、碳酸钙、硫酸镁、硫酸钙等盐类，它们味道有咸、苦、酸、涩，所以水才有怪味。

蒸锅水里对人体最有害的物质是亚硝酸盐类。由于长时间的熬煮，使水中的亚硝酸盐浓度大大增高。亚硝酸盐是一种还原剂，如果经常把蒸锅水当开水喝或者煮稀饭吃，就会使血液中大量的血红蛋白变成高铁血红蛋白，从而降低血红蛋白的携氧能力，造成人体缺氧，可以使人发生头晕、心慌、皮肤发绀等现象。所以开水不是煮的时间越长越好。

3.54　哪些人宜喝纯净水？哪些人不宜喝纯净水？

（1）宜喝纯净水的人群。从医学角度看，纯净水能减轻人体水系统的负担，对延缓人体器官衰老有一定的保健作用。纯净水能延缓酒精的吸收，吸收后又能加速其排泄，如饮酒过多或醉酒，饮用纯净水可有适当的解酒作用；纯净水属于弱碱性饮料，能够解油腻，就是说进食油腻食物后，饮用纯净水有助于消化；常饮纯净水还有降低血脂的作用。因此，医学专家提倡心血管疾病、脑血管疾病、肝肾疾病和胆结石、尿路结石患者常常饮用纯净水，能起到保健和辅助治疗的作用。

（2）不宜喝纯净水的人群。在特定的环境中，适量地饮用纯净水无可厚非，但是长期饮用就有失偏颇。有专家提出，长期饮用纯净水是小儿缺钾元素和钙元素的重要原因。所以，正处在身体发育期的中小学生不宜饮用纯净水。鉴于此，在我国的一些地方政府已经下令不准在校中小学生饮用纯净水，而只能饮用白开水或茶水。

3.55 为什么纯净水不能长期喝？

由于水污染日渐严重，为了自己和家人的健康，有些人就用纯净水代替自来水长期饮用。但水营养专家指出，纯净水虽然很干净，但对人体可能存在一些隐患。这种自然界中本来不存在的水是一种"退化了的水"，品质已经下降，对人体的作用已经"退化"。即使是没有经过污染的天然水，经过反渗透法等一系列步骤抽走了水中所有矿物元素后，也会失去小分子赖以支撑结构的支架而"退化"，并且因没有任何矿物元素而失去其生理功能。

归根到底，纯净水就是至清的死水，没有活性。所谓"水至清则无鱼"，也就是因为太清澈的水含矿物质特别少，不利于生物生长。人喝水也是如此，长期饮用纯净水，会降低人体免疫功能，使体内一些有益的营养物质流失。特别是患有心血管疾病、糖尿病的老人，以及儿童、孕妇更不宜长期饮用这种水。

3.56 哪些人需要喝含氧水？

含氧水有加快新陈代谢的作用，因此，建议以下人群饮用。

（1）喜欢喝酒的人。氧气在分解酒精时是必不可少的。在喝酒前饮用含氧水，可以有效防止宿醉。

（2）喜欢抽烟的人。吸烟会损坏肺，降低进入身体的氧气比率。所以爱抽烟的人需要经常喝含氧水。

（3）脑力劳动者。脑力劳动者饮用氧气浓度比普通水高10～15倍左右的含氧水，有助于头脑清醒、注意力集中。

（4）消耗体力的人。进行剧烈运动、体力劳动等消耗体力的人可以通过饮用含氧水使体力尽快得到恢复。喝30倍以上的高浓度含氧水可以将疲劳物质——乳酸分解掉。

（5）希望美容减肥的人。有些人发现最近自己的皮肤缺乏弹性、脂肪多了、下半身肥胖，原因之一就是由于压力引起的新陈代谢低下。喝含氧水可以放松心情。

（6）想在日程工作中补充氧气的人。平时经常补充氧气可以增强身体的抗疲劳能力。氧气浓度比普通水高5～10倍的含氧水的性价比高，可以每天随时饮用一些。

3.57　哪些人群宜饮磁化水？

在我国，明代药物学家李时珍在《本草纲目》中记载：磁石炼水饮之，亦令人有子，补男子肾虚。

这说明，在很久以前，我们国家就已经开始使用磁化水了。

最初人们发现，用磁化水浇花，不用施肥，花木就会枝繁叶茂，花朵就会鲜艳美丽。后来发现，在人体饮用磁化水时，能够激活人体酶的活性，提高机体免疫力，并可增加性激素的合成和分泌。

由于磁化水的含氧量高、渗透能力强、黏度低，可相应提高生物膜的通透性，所以能改善全身骨骼的血液循环，使血液携带的蛋白质等有机物和钙、磷等矿物质迅速输送到骨骼中，易被骨骼吸收。所以，常喝磁化水有预防骨质疏松的作用。

磁化水对老年性消化不良、各种体内结石、高血压等疾病都有预防效果。磁化水不仅有降压作用，而且还有利尿、通便、改善睡眠的功效。

用磁化水漱口可使牙垢的排除加速，并能减轻牙周炎；可使间歇跛行和腿痛症状减弱或消失。患有慢性胃炎、胆囊炎、前列腺炎、关节痛的人，常饮磁化水均有改善症状的作用。

3.58　为什么睡觉前饮水可预防心脑血管疾病？

一个人在正常情况下，睡眠一个晚上，经呼吸和皮肤蒸发会损失一部分水分。水分在夜间睡眠中流失，又无法补充，会造成体内水分不足，血液浓缩，最后导致血液黏稠，流动缓慢，很容易发生意外。

老年人由于生理衰老等各种因素，大都有不同程度的动脉粥状硬化等心血管疾病，血液黏稠度也较高。夜间缺水会使血液黏稠度增高，血小板凝聚力亢进，使原来粥状硬化的血管更易产生栓塞，当栓塞脱落在脑动脉、冠状动脉及其分支内时，便会发生缺血性中风或心肌梗死。

如果冠状动脉供血不足，很容易发生急性心肌梗死。如果脑血管发生血液浓、黏、聚，就会出现脑血管堵塞，导致中风瘫痪。这两种病都会严重影响中老年人的生命安全。如果夜间醒来时，喝约50mL的温水，对身体健康会有一定的保障。

3.59　为什么说饮水有利于预防感冒？

流行性感冒对于大多数人来说并不陌生，但是如何预防流行性感冒，人们首先想到的是到医院注射流感疫苗。其实，对于感冒，尤其是风寒感冒，饮水、运动、出汗、排便是治疗感冒最有效的方法之一。

专家解释说，运动可以增强机体免疫系统抵抗疾病的能力，而喝水、出汗和排便则能将流感病毒及时排出体外。在感冒盛行的季节，只要注意饮水，加强运动，增强个体免疫力，就可以有效地控制感冒的发生。

在感冒期间，要多饮水，进食有营养且易消化的食物，同时注意充足的休息和睡眠，保持室内空气流通。

3.60　为什么适量饮水可以抑制缺血性晕倒？

适量饮水可冲稀血液，使血液流动性增强，达到缓解因脑部缺血而引起的头晕，并减少晕倒现象的发生。

人在精神过度紧张、站立过久等情况下可能会发生脑部缺血，引起供氧不足，甚至晕倒。有关专家在研究这种现象时，将20名从未发生过晕厥的人分成A、B两组。在实验开始前5min，A组人员须各自喝下500mL的水，B组则不饮水。之后，两组人员被分别放置在与地面成60°夹角的平板床上。约45min后，两组人员的血压会不同程度地降低。当这些人的血压、心率下降至临界值，或发生眩晕时，实验便停止。

在下一次重新开始这种实验前，B组人员饮水，A组不饮水。实验结果显示，喝水能提高血压，所以饮水之后B组人员在实验中的自我感觉比不饮水时要好得多。饮水后B组人员能忍受住头部眩晕的平均时间与不饮水时相比，要长约30%。

有些人会在献血时发生眩晕，甚至晕倒。现今防止献血者晕倒的措施是献血后进食或饮水，其实，如果能在献血前饮水，预防献血后眩晕效果会更好。

3.61　为什么多饮水可以预防膀胱癌？

膀胱癌多发生于50岁以上的中老年人，随着年龄的增长，发病率也相应增长。

多饮水可减少患膀胱癌的危险，这是科学家经过调查后得出的结论。科学家以每日饮水量与患膀胱癌的危险度之间的关系为主题，进行追踪调查表明，在考虑了吸烟等致癌因素后，若每日饮水量平均为2.5L以上，患膀胱癌的危险度只有0.5。据此，科学家认为，饮水的多少与患膀胱癌的危险度有直接的关系，多饮水可以减少致癌物质与膀胱内壁接触的数量和时间，从而减少患膀胱癌的危险。

有专家指出，患膀胱癌的可能性和尿液在膀胱中停留的时间成正比。尿液中有一种可以致癌的化学物质，此化学物质可侵害膀胱的肌肉纤维，破坏其细胞，促发癌变。研究人员将每小时排出的尿液和2～3h排出的尿液进行比较，后者所含的致癌物质相对较多。

通过增加饮水量，直接影响膀胱内尿液的浓度，对膀胱癌的发生有一定影响。饮水量少者膀胱中的尿液必然会减少，而致癌物质从肾脏排泄到膀胱后，在尿液中的浓度也就相应较高。这些高浓度的致癌物质会对膀胱黏膜造成强烈的刺激。同时，饮水量少者，排尿间隔时间必然延长，这就给细菌在膀胱内的繁殖创造了有利条件。经常发生膀胱炎者，多数是平时不喜欢饮水的人。尿液中细菌浓度的增加，不仅可引发膀胱炎，还会对膀胱黏膜产生不良刺激。久而久之，膀胱黏膜在细菌和致癌物质的双重刺激下，可逐渐由炎症、糜烂发展为癌变。

3.62 喝足量水可以预防哪些疾病？

（1）每天喝水2000mL预防结石。夏季是肾结石的高发季节。主要是由于气温高，人体大量出汗，又不注意补充水，致使尿量减少，尿中草酸钙晶体和草酸含量增多，增加结石的形成机会。预防结石就要多喝水，每日的喝水量不少于2000mL，同时多做跳跃运动。对于已经患尿结石的病人来说，要注意少吃高钙、高糖、高嘌呤食物，以减少因结石刺激而发生肾绞痛的机会。

（2）夜间饮水防血栓。脑血栓形成大部分是清晨起床时被发现的。老年人夜间缺水会使血液黏度升高，血小板凝聚力增强，使原来的粥样硬化的血管更易产生栓塞。当栓塞脱落在脑动脉、冠状动脉及其分支内时，便发生缺血性脑卒中及心肌梗死。

（3）适量喝水可减轻心绞痛。第三军医大学西南医院心血管内科医生苏茂琴提醒中老年朋友夏季适量喝水有助于治疗心脑血管疾病。对于患有心脑血管疾病的老年人来说，每天适量饮水十分必要，特别是早晨起床后应饮用一大杯水来补充夜晚的失水量。上午可以适当多喝水，不要等到口干舌燥时才去喝水。夜间睡觉前也应适度饮水。

（4）适量喝水有利于减肥。超重的人一般吃得太多喝得太少，有时错把口渴当成饥饿，进食过多。对于这类人，适当多喝水有助于减肥。

脂肪、蛋白质和糖类都是热能。而这些热能的消耗必须有水参与才行。一个成年人一天摄入的热能必需的水量至少应该为2000～3500mL。饮水不足，热能就会以脂肪的形式存在于体内。简单地说，每摄入1g脂肪，就需要9～10mL水才能将它充分燃烧；每摄入1g蛋白质，则需要5～7mL水。如果身体不摄入足够的水，这些营养物质不会被消耗，而沉积于体内，使人渐渐胖起来。相反，如摄入足够的水量，将营养物质全部消耗，人体就不容易胖起来，身材也就变得苗条了。

（5）饮水充足可降低患癌风险。研究发现，液体的摄入与一些癌症的发生有直接关系。如果摄入的水分充足，发生膀胱、前列腺、肾脏、睾丸、输尿管、肾盂、结肠和乳腺等癌症的风险会降低。

（6）多喝水呵护前列腺。在没有心脏病和肾病的前提下，男性要养成定期补充水分的习惯，每天饮1500～2000mL的开水或茶水，通过尿液来冲洗尿道，有利于前列腺分泌物的排出，可确保前列腺的安全。

（7）多饮水预防脑出血和心肌梗死。人在通过一夜的睡眠后胃肠道已被排空，饮水后能很快吸收进入血液循环，稀释血液，从而对体内各种器官组织进行一次"内洗涤"，可增强肝脏的排毒能力，促进新陈代谢，增强免疫功能。通过稀释血液和扩张血管降低血压，预防脑出血和心肌梗死。

（8）餐前补水最养胃。调动食欲，润滑食管，为进餐做好准备。

（9）喝咖啡后应多喝水。咖啡具有利尿作用，喝咖啡摄入的水要远远少于由于咖啡利尿作用所排出的水。喝咖啡一定要适量，同时要在饮用咖啡后及时饮水补足因喝咖啡丢失的水分，这样才有利于健康。

饮用弱碱性水更有利于减缓皮肤老化。这也是为什么经常吃水果、蔬菜，有利于身体健康的原因，水是比蔬菜、水果更好的中和剂，水中天然无机盐不经过代谢就能被人体直接吸收，起到维护体液平衡的作用。

3.63 喝苏打水有益健康吗?

苏打水就是含有碳酸氢钠的水，又叫碳酸水。近年来，苏打水备受人们关注，特别是受到了年轻人的青睐，喝苏打水的人越来越多。

苏打水有益于消除疲劳。若在运动之后喝上几口苏打水，身体很快就会轻松许多，这是因为碳酸可以中和导致疲劳的乳酸。人在运动时，需要燃烧脂肪和氧气，与此同时会产生导致疲劳的物质乳酸和刺激神经引起疼痛的氢离子。碳酸与这两种物质结合后，变为二氧化碳和水排出体外，所以能够消除疲劳。

另外，摄取碳酸有助于血液循环顺畅、加快新陈代谢，所以可以改善体寒和浮肿。

3.64 茶水对人体健康有什么好处?

世界卫生组织对很多个国家的饮料优劣情况进行了调查，结果表明：中国的茶是中老年人最好的饮料。现将其好处总结如下。

（1）降血脂。一般来说，随着年龄的增大人很容易发胖，血脂居高不下。有研究证明茶叶中的茶多酚能降低血液中胆固醇和三酰甘油的含量，能增加微血管的韧性和弹性，降低血脂，从而预防高血压病及心脑血管病等老年常见病。

（2）抗衰老。美国营养学专家认为，食物中加入硒与维生素C、维生素E配合成三合剂，可延长人的寿命，而茶叶中正富含这些益生命的奇效元素。

（3）防癌抗癌。美国佛罗里达大学癌症中心研究发现，绿茶中含有的茶多酚和硒可以防癌抗癌。

3.65　哪些情况下应慎饮茶？

茶对人体健康的作用是不容置疑的，但对不同的人也有不同的要求，所以健康不佳的人要慎饮茶。

（1）发热者忌饮茶。茶叶中茶碱不但能使人体体温升高，而且还会降低热效。

（2）肝脏病患者忌饮茶。茶叶中的咖啡碱等物质绝大部分经肝脏代谢，若肝脏有病，饮茶过多超过肝脏代谢能力，就会有损于肝脏功能。

（3）神经衰弱者慎饮茶。茶叶中的咖啡碱有兴奋神经中枢的作用，神经衰弱者饮浓茶，尤其是下午和晚上，就会引起失眠，加重病情，可以在白天的上午及午后各饮一次茶，在上午不妨饮花茶，下午饮绿茶，晚上不饮茶。

（4）溃疡患者慎饮茶。茶是一种胃酸分泌刺激剂，饮茶可引起胃酸分泌量加大，增加对溃疡面的刺激，常饮浓茶会促使病情恶化。

（5）营养不良者忌饮茶。茶叶有分解脂肪的作用，营养不良者饮茶会加重营养不良。

（6）贫血者忌饮茶。茶叶中的鞣酸可与铁结合成不溶性的化合物，使体内得不到足够铁的来源，故贫血患者不宜饮茶。

（7）尿结石患者忌饮茶。尿结石通常是草酸钙结石，由于茶含有草酸，会与尿液排泄的钙质形成结石，若尿结石患者再大量饮茶，会加重病情。

（8）冠心病患者谨慎饮茶。因茶中的咖啡碱、茶碱都是兴奋剂，大量喝浓茶会使心跳加快，往往会导致冠心病患者发病或者病情加重，因此这类人只能喝一些淡茶。

（9）高血压病患者不宜饮浓茶。高血压患者若饮过多浓的茶，由于咖啡碱的兴奋作用会引发血压升高，不利于健康。

（10）老年人不宜饮生茶。所谓生茶是指杀青后不经揉捻而直接烘干的烘青绿茶。这种茶的外形自然翠绿，内含成分与鲜叶所含的化合物基本相同，低沸点的醛醇化合物转化与挥发不多，香味带严重的生青气。这种绿茶对胃黏膜的刺激性很强，老年人饮后易产生胃痛。

（11）儿童不宜喝浓茶。因为茶浓度大时，茶多酚的含量太多，易与食物中的铁发生作用，不利于铁的吸收，易引起儿童的缺铁性贫血。

（12）醉酒慎饮茶。茶叶有兴奋神经中枢的作用，醉酒后喝浓茶会加重心脏负担，饮茶还会有较大的刺激性而危害健康。因此，对有心肾疾病或功能较差的人来说，不要饮茶，尤其不能饮大量的浓茶；对身体健康的人来说，可以饮少量的浓茶，待清醒后，可采用进食大量水或小口饮醋等方法，以加快人体的新陈代谢速度，使醉酒缓解。

（13）慎用茶水服药。茶叶中的鞣质、茶碱，可以与某些药物发生化学变化，因而，在服用催眠、镇静等药物和服用含铁补血药、酶制剂药等药物时，不宜用茶水送药，以防影响药效。

（14）忌空腹饮茶。空腹饮茶会冲淡胃酸，还会抑制胃液分泌，妨碍消化，甚至会引起心悸、头痛、胃部不适、眼花、心烦等"茶醉"现象，并影响对蛋白质的吸收，还会引起胃黏膜炎。

（15）忌饭前饭后大量饮茶。饭前饭后20min左右不宜饮茶，若饮茶会冲淡胃液，影响食物消化，而且因为茶中含有草酸，草酸会与食物中的铁和蛋白质发生反应，影响人体对铁和蛋白质的吸收。

（16）忌睡前饮茶。睡前2h内最好不要饮茶，饮茶会使兴奋，影响睡眠，甚至失眠，尤其是新采的绿茶，饮用后，神经极易兴奋，造成失眠。

（17）忌饮隔夜茶。茶水放久了，不仅会失去维生素等营养成分，而且易发生变质，饮了易生病。

（18）忌饮头道茶。因为现代茶叶在种植、加工、包装的过程中难免会受到农药、化肥、尘土等物质的污染。头道茶其实是洗茶的水，应尽快倒出后再冲入开水，这样泡出的茶水才最卫生。

（19）忌饮用劣质茶或变质茶。茶若不妥善保管，易吸湿而霉变，而有些人出于节约舍不得丢弃已霉变的茶，殊不知变质的茶中含有大量对人体有害的物质和病菌，是绝对不能饮用的。

3.66　哪些时期女性不宜饮茶？

女性在某些特殊时期，最好不要喝茶。

（1）行经期。女性经期会流失大量铁质，应多补铁。而茶中含有鞣酸，在肠道中易与铁离子结合，产生沉淀，妨碍肠黏膜对铁离子的吸收。

（2）妊娠期。茶叶中含有较丰富的咖啡因，饮茶可加剧孕妇的心跳速度，增加肾血流量，加重孕妇的心、肾负担，不利于胎儿的健康发育。

（3）哺乳期。茶中的鞣酸被胃黏膜吸收，进入血液循环后，会抑制乳汁的分泌。此外，乳汁中的咖啡碱进入婴儿体内，会使婴儿发生肠痉挛。

（4）更年期。45岁以后，女性开始进入更年期，情绪本来就不稳定，喝茶后更易冲动，有时还会出现乏力、头晕、心悸等现象。

既然女性在特殊时期不宜饮茶，不妨改用浓茶水漱口，会有意想不到的效果，妊娠期孕妇容易缺钙，此时用茶水漱口可以有效预防龋齿。更年期易有不同程度的牙齿松动，用茶水漱口则可以预防牙周炎。

3.67　饮咖啡对人体健康有哪些利与弊？

现代人越来越喜欢咖啡，咖啡受到了年轻人的青睐和追捧，这使得咖啡成为不少家庭休闲、交际的必备时尚饮品，但喝咖啡应适量。下面我们来分析一下喝咖啡的利弊。

（1）饮咖啡的好处。

① 提神醒脑。咖啡因极易通过脑血屏障，刺激中枢神经，促进脑部活动，使头脑较为清醒，反应活泼灵敏，思考能力充沛，注意力集中，提高工作效率。

② 开胃。咖啡因可刺激交感神经，刺激胃肠分泌胃酸，促进消化，防治胃胀、胃下垂。

③ 利窍除湿。咖啡因可促进肾脏功能，排出体内多余的钠离子，提高排尿量，改善腹胀水肿。

④ 舒解压力。少量的咖啡令人精神兴奋，心情愉快，抛开烦恼、忧郁、可舒解压力，放松身心。

（2）饮咖啡的坏处

① 咖啡上瘾。如果将一个经常喝咖啡的人的咖啡量减半，他们会出现头痛、肌肉痛、疲劳、注意力不集中以及恶心等症状。

② 若一次连续喝咖啡3杯以上，会出现情绪紧张、忧虑、呼吸短促等现象。如饮用10杯以上，则会引起中毒，出现头晕、耳鸣、血压上升、视物模糊、心律失常，严重者还会导致神经错乱、肌震颤等。

③ 饮用过多的咖啡，会导致钙质的流失。

④ 腹泻时喝咖啡，会因咖啡的利尿作用而加剧体内水分的排出，加重腹泻。

⑤ 咖啡会刺激胆囊收缩，有胆结石的人严禁喝咖啡。

3.68 为什么喝咖啡时应多喝水?

生活中有些人渴了累了就喝咖啡来解渴提神。实际上喝咖啡虽然会感觉解渴，却会使体内的缺水状况加剧。因为咖啡中的咖啡因具有利尿作用，喝咖啡时所摄入的水，远远低于咖啡利尿作用所排出的水。如每喝6杯咖啡（含咖啡量约12g），6杯中的所有水会迅速排出体外，还可增加尿量500～1000mL，从而因失水可使人体体重下降0.5～1kg。由于咖啡中的兴奋剂作用，即使人体内缺水也不觉得口渴，日复一日，可能会出现慢性脱水。因此，喝咖啡一要适量，二要补足因喝咖啡丢失的水分，这样才有利于健康。

3.69 为什么减肥必须适量饮水?

有人认为，控制饮水可以减肥，其实不然。因为减少水分摄入，会使人体内水分入不敷出，使人体发生奇妙的代偿机能，即缺什么，储什么，形成体内水潴留。水潴留，体重当然就会增加，并给全身各系统脏器功能带来不利影响，这样只会妨碍减肥。

事实上，适量摄入水分才是减轻体重的关键。因为人体没有水分的参与，脂肪的分解就不能正常进行。另外，体内水分减少，肾脏功能就不能得到正常发挥，处理体内毒物的任务就会落到肝脏上。而肝脏的另一功能是参与体内能量代谢，当体内水分少时，肝脏分解脂肪的功能就会受到影响，这样势必对减肥不利。

3.70 为什么睡前大量喝水第二天眼会肿？

睡前喝太多水，早上起床时眼睛会肿肿的，尤其是单眼皮的女生更明显。这是因为晚上9点之后，人体运动量相对减少或几乎没有运动量，如果在睡觉前还继续大量补充水分，身体基本不会消耗。熟睡时肾功能下降，水容易储留，过多的水分就会被细胞排到外部，滞留在皮肤表层，使皮肤扩张出现浮肿，对于眼睛周围稚嫩的肌肤影响则更为明显。所以，睡前应适量喝水，不能大量喝水，尤其是不能为了减肥，晚上以大量喝水代替正常饮食。

3.71 肾结石的形成与饮水有关系吗？

从医学的角度看，肾脏是过滤血液的过滤器，负责过滤除去血液中的代谢废物和多余的水分。从身体各部位流到肾脏的血液中混合着许多废物，经过肾脏的过滤后，废物和多余的水被滤出，所形成的尿液经过输尿管送入膀胱再排出体外。如水中含有过多的杂质，这些杂质就可能在人体的肾脏、输尿管中停留和沉淀而形成结石。

医学研究发现，在炎热的夏天，当人每日尿量少于1200mL时，结石生长的危险性显著增大。如果能保证每日饮水2000～4000mL，就可维持每日尿量2000mL以上。大量的稀释尿液可防止尿石结晶的形成，并能延缓结石增长速度，同时还可促使小的结石排出。

3.72 为什么饮水有助于戒烟？

烟草中含有尼古丁、焦油等许多种对身体带来负面影响的有害物质，其中，焦油含有许多致癌物质，是导致肺癌、口腔癌及膀胱癌的元凶之一，而一氧化碳和尼古丁则容易导致心血管疾病等，因而吸烟引起的危害有目共睹。吸烟会造成热灼津液，肺功能下降，表现为咳嗽、痰多、呼吸不畅、大便秘结、烦躁等症状，同时香烟中的毒素还可使人体产生一系列病变。研究表明，吸入他人吐出的香烟烟雾，可导致婴儿急性死亡、婴幼儿呼吸道疾病及中耳疾病、成人肺癌及心脏病。父母吸烟会把儿童置于更危险的处境，因为这会增加他们未来吸烟的可能性。

吸烟成瘾的人，该如何在烟瘾与健康中找到平衡呢？其实戒烟并不难，当你想抽烟时，就强迫自己多喝1杯水，这样不仅可以减轻令人讨厌的浓重烟味，也可以

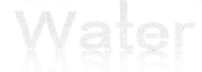

帮助戒烟者冲淡尼古丁等成分的毒性。借适当的饮水控制烟瘾，可以每天早晨提前30min起床，慢慢喝1杯水。每天至少喝5杯水。

特别要注意，在一日三餐之间，如果感到空腹或想吸烟，就先慢慢地喝1杯水，可以帮助身体新陈代谢。

抽烟是导致膀胱癌的主要因素之一，经医学专家研究表明，多喝水能够加速体内致癌物的排泄，减少致癌物在体内停留的时间，降低膀胱癌的危险，可有效预防膀胱癌。

3.73 为什么痛风患者每日须饮更多的水？

痛风是血液里的尿酸在关节附近结晶所引起的关节痛的疾病。人体内每100mL血液中的尿酸正常值，男性为3.6～7.9mg，女性为2.5～6.0mg，所以痛风患者以男性居多，占患者人数的99%。

为了维持正常的尿酸值，除了要适度服药控制（碳酸氢钠等），注意饮食生活，避免饮酒及摄取过多糖类，并且要预防过度肥胖、劳累或经常处于精神抑郁状态之外，另外很重要又常被忽视的是要补充水分、增强排尿量。因为这样可间接促进新陈代谢，有助将体内的有毒物质（含尿酸）排出体外。若水分不足，不仅排毒作用低，肾脏里的水还可能浓缩，使尿酸沉淀，进而导致结石。

据日本学者研究，常人一天排尿量约1.5L，痛风患者最好达到2～3L。所以必须比正常人喝更多的水。饮水量应以排尿量为准，常人每天至少要喝5大杯（2500mL），痛风患者至少要喝7大杯（包括喝的汤、饮料、水果中的水分）。

3.74 为什么咳嗽时要多喝热水？

遇到咳嗽、痰液难于咳出时，要多喝热水。热水可以稀释痰液，使痰易于咳出；饮水的增多增加了尿量，可以促进有害物质的迅速排泄；还可以缓解气管和支气管黏膜的充血和水肿，使咳嗽的频率降低。

3.75 为什么要当心水龙头成为健康的杀手？

早晨人们起床后的第一件事，往往是拧开自来水龙头洗脸、刷牙、做饭等。要知道，刚放出来的水中可能隐藏着不健康的成分。

停用一夜的水龙头及附近水管中的自来水是静止的，水中的残留微生物会大量繁殖，其中可能就有杆菌类致病微生物。1976年，在美国费城一家旅馆中举行了一次退伍军人年会，会后一个月，与会者中221人得了一种怪病，34人相继死亡。研究证实，其元凶是存在于水龙头和水槽中的一种致病微生物。医学界后来把这种病命名为退伍军人症，患病者若没有及时治疗，死亡率可高达25%～30%。最近20

年来，退伍军人症在许多国家暴发、流行，已经引起了医学界的广泛重视。

此外，经过一夜停止不动的水，会与金属管壁及水龙头金属腔室产生水反应，形成金属污染水，这就是早晨第一次放水时往往会见到一些情况，比如水色发黄、发白或者混浊等现象。

另外，我们的水源有部分为地表水，受洗涤剂等有机物污染较大。一些有机化合物会和通入水中的消毒剂（氯气）反应生成卤烃化合物，如三氯甲烷，这类物质有潜在的致癌性。

在早晨放出的水中，上述安全隐患相对来说比较大。这种水含有对人体有害的物质，不宜饮用，也不宜用来刷牙、漱口，可先放出一脸盆左右的水后，方可使用。

3.76　服药时应怎样喝水？

服药喝水是有讲究的，如果水喝得不适当也会对身体造成伤害。

服用解热镇痛药如阿司匹林等时，对胃有一定的刺激作用，需多饮水，以稀释其在消化道的浓度；服用部分抗菌消炎药物如磺胺类药物、庆大霉素等时，需多饮水，以稀释其在尿液的浓度，加速排泄，减少对肾脏的影响。

但有些药物却只能用少量水服用，有的甚至不能喝水，如麦滋林颗粒，每袋只要 15～30mL 水，十六角蒙脱石(思密达)只需 50mL 水，而棕色合剂在服药后至少10min 内不可喝水。服药时，一定要阅读药物说明书。另外，慢性肾病、高血压及各种原因引起的水肿患者，服药时则不宜多喝水。

还有些药物是不能用热水送服的，如消化类药、维生素类、止咳糖浆类、活疫苗、含活性菌类。

3.77　中药头煎为什么不能用开水？

众所周知，中药多数是依靠其中某些有机物质来防病治病的，而这种能防病治病的有机物质都存在于动植物的细胞内，必须在一定条件下，通过细胞膜渗透出来。细胞膜的主要成分是蛋白质，具有一定的孔隙，用水浸取时，有机物很容易通过这层细胞膜进入溶液，然而当蛋白质受热时，则会发生变性凝固。因此，如果头煎用开水煎中药，中药材一接触开水，细胞膜受热后就会立即变性凝固，不易让有机物分子通过，中药材中的有效成分就很难渗入水中，中药的药效自然就要大打折扣，甚至达不到防病治病的目的。只有采用逐步加热的方式才有利于煎取合格的药汁而发挥其应有的疗效。

3.78　为什么要忌饮生地表水？

饮用生水虽能止渴，但若饮生地表水会引起肠炎、肝炎、痢疾、伤寒、霍乱等传染病，因为未经煮沸的地表水，常含有致病菌和寄生虫。即使经过消毒处理的城市自来水也不能生饮，因为城市自来水一般都是用氯气做消毒剂，生水中常含有过量的氯，饮了含有过量的氯的生水，人体就会受到氯的毒害，而在煮沸的情况下过量的氯就挥发了。所以最好饮用煮沸后的温开水。

3.79 为什么最好饮低温开水，勿饮低温冰镇水？

低温开水是将烧开的水凉到25℃左右。低温开水内聚力增大，分子间更加紧密，表面张力和水的密度、黏滞度、导电率等理化性能都有改变，其生物活性比自然水要高4～5倍，这些性质与人体细胞的液体十分接近，最易于渗透入细胞，容易被人体吸收。经常饮用温开水，可以起到激活内分泌腺及心、肝、肾的生理功能，提高免疫力，保持皮肤水分，使人容光焕发。温开水的活性还在于提高脏器脱氢酶的活性，有利于将肌肉中被称为"疲劳素"的乳酸降低，使人尽快地恢复体力与精力。所以，生活中尤其是活动后喝低温开水是十分有益的。

有许多朋友在夏天喜欢喝冰镇水，其实这绝对是错误的。在夏季天气较热的情况下，可以喝在室温环境下冷却的白开水，而绝不应该喝冰镇的水。冰镇过的水的确可以使口腔周围变冷，但对血管的刺激过于强烈而引起收缩，造成血液循环不畅。尤其对胃黏膜的刺激很容易引起消化功能紊乱，重者还会引起胃痉挛和腹泻。

3.80 为什么要餐前空腹喝水，餐时有汤有水？

餐前空腹喝水，是说早、中、晚三餐之前约1h，应该喝一定数量的水。因为，食物的消化是靠消化器官的消化液来完成的。消化液（唾液、胃液、胆汁、胰腺液、肠液）每天分泌的总量达8000mL左右。饭前空腹喝水，水在胃内只停留2～3min，便迅速进入小肠并被吸收进入血液，1h左右可补充到全身组织细胞，供应体内对水的需要。所以，餐前喝水就可以保证分泌必要的、足够的消化液，来促进食欲，帮助消化吸收，同时又可以不影响组织细胞中的生理含水量。因此，饭前补充水分很重要。尤其是早餐前，因为睡了一夜，时间较长，人体损失水分较多，早上醒来，多饮些水是非常重要的。

为什么进餐时要有汤有水呢？因为，进餐时喝一定量的汤水，有助于溶解食物，以便胃蠕动时，将食物和胃液搅拌，进行初步的消化，并供应更多的水分，以有利于食物在小肠中的消化和吸收作用。如果餐前、餐时不补充适量的水分，当饭后胃液大量分泌时体液失水，势必引起口渴。这个时候再喝水，就会冲淡胃液而影响消化，还会因喝水过多而增加心脏和肾脏的负担。

3.81 外出旅游如何补水？

外出旅游要喝适量的淡盐水，喝水要少量多次，每小时喝水不能超过1L，每次以100～150mL为宜，间隔1h。饮水的温度也要适宜。夏季旅游人体的温度通常较高，大量喝冷饮容易引起消化系统疾病，最好喝常温水，可达到降温解渴的目的。

适量补充糖水也很重要。由于在旅途中，剧烈运动会消耗大量的热量，体内储存的糖量无法满足运动的需要。因此，参加长时间的旅游活动时，要适当喝些糖水，及时补充体内能量消耗。

最后要注意的是外出旅游途中，切不可喝生水，以免感染疾病。

3.82　为什么沐浴前最好喝一杯水？

浴前应主动饮用一杯水，因为在桑拿浴环境中体内水分大量损失，容易造成失水。建议患有心血管病、高血压的中老年人应当少洗桑拿浴。由于沐浴后毛孔扩大，排汗量增大，人体内水分减少得快，沐浴前喝水可确保沐浴过程中体内细胞仍得到充足的水分，更能促进新陈代谢，使肌肤柔嫩，防止皮肤干燥、出皱。

3.83　为什么喝完牛奶及其制品后要喝水？

目前，牛奶及其制品已成为人们生活的必需品，但是喝牛奶也是有一定学问的，喝的方法得当会增加营养，有利健康，喝的方法不当则有损健康。奶制品中含有酵素，会让咽喉黏膜变得干燥，导致咽喉产生不适感，干燥的口腔还为厌氧菌提供了生存环境，细菌会分解奶制品中的蛋白，产生含有硫化物臭味的气体，导致口臭等现象出现。此外，细菌残留会造成蛀牙、牙龈炎等一系列口腔问题，尤其对喜欢睡前喝牛奶的人，造成的危害更大。

喝完牛奶后最好马上喝一小杯温水。清水不但可以清除口腔内残余的牛奶，还会冲掉咽喉部位的牛奶，起到清洁口腔、保护牙齿的作用。千万不要大量饮水，这样会冲淡胃液的浓度，影响牛奶的消化吸收。

3.84　为什么吃完荤食后不能马上喝茶水？

有些人吃完肉、鱼等高蛋白、高脂肪的荤食后，立即喝茶，这种做法是不健康的。因为茶叶中含有大量的鞣酸，它能与蛋白质结合成具有收敛作用的鞣酸蛋白，使肠蠕动减慢，造成便秘。这样就增加了有毒物质和致癌物质停留在体内的时间，增加了有毒物质对肝脏的毒害作用。

3.85　饮水如何选玻璃杯？

玻璃杯是喝水的首选器具。玻璃在炼制过程中不含有机化学物质，而且表面光滑，容易清洗，降低了杯壁处滋生细菌和污垢的概率，不失为一种健康的饮水杯具。但是需要注意的是，玻璃杯又分为普通玻璃杯和水晶玻璃杯，两者相比，水晶玻璃杯色泽光亮、折光率强、做工考究、手感好，看上去像水晶做成的，轻轻敲击会发出清脆的金属声音，但含铅量过高的水晶玻璃杯对人体有害，尤其不适宜盛放酸性液体。

3.86　饮水如何选陶瓷杯？

陶瓷杯有很高的光洁度，耐磨性也很好，适宜盛放酸性或碱性物质，也可以用微波炉加热。陶瓷杯本身无害，但杯身上那些鲜艳的颜料里潜藏着巨大的隐患，尤其是内壁涂釉的陶瓷杯，当杯子盛入开水或者酸、碱性偏高的饮料时，这些颜料中的铅等有毒重金属会溶解在液体中，摄入人体会对人体造成危害。

3.87　使用塑料杯饮水时要注意什么？

塑料制品多含有增塑剂，其中含有一些有毒的化学物质，在盛装热水或开水的时候，很容易稀释到水中，塑料多缝隙的内部微观构造也容易藏污纳垢，对于饮水卫生非常不利。

塑料杯在首次使用前，应用小苏打粉加温水清洗干净，自然烘干；在使用过程中，如果有摔伤或破损，最好停止使用。塑料杯要定期更换，不可长期使用，避免老化的塑料杯内壁滋生细菌，二次污染饮用水。

第4章
水中矿物元素与健康有什么关系

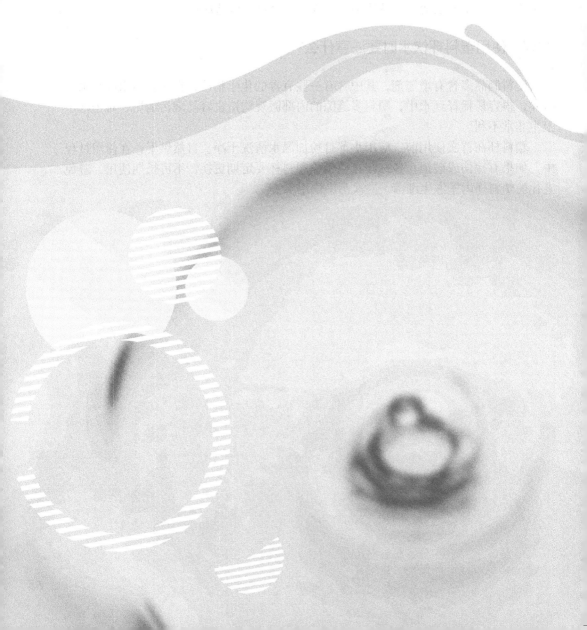

4.1　什么是人体的矿物饥饿？

矿物饥饿是由西方一位名叫卡斯特罗的科学家首次提出的，意思是人体除了缺乏食物可引起饥饿外，还存在着一种由于缺乏矿物质而引起的饥饿。这种观点得到了许多科学家的赞同和认证。当时美国的一家制药厂还为此专门研制生产了一种矿物质增补剂，专门用来满足人们应对这种矿物饥饿的需要。

4.2　水中矿物元素分哪几类？

水是一种良好的溶剂，所以地球上的绝大多数矿物元素都可以在水中找到。自然界的水实际上是包括各种矿物元素的溶液，这些矿物元素的存在不同程度地影响了水的物理化学特性。一切生命均离不开水，因此水中的矿物元素也与人体健康密切相关。

水中矿物元素含量的多少与水所接触的环境密切相关。一般来讲，地下水矿物元素含量最多，湖水和水库水次之，河水较少，未与地表接触的雨滴、雪花或高山积雪最少。水中的溶解性总固体（总含盐量）中95%～99%由钠、钾、钙、镁四大阳离子和氯根、硫酸根、碳酸根、重碳酸根四大阴离子组成。按照含量的多少可分为4组。

（1）主要元素。如钾、钠、钙、镁、铁、铝、氯、硫、氮、氧、氢、碳、硅等；

（2）含量较少的元素。如锂、锶、钡、镍、锌、锰、铜、溴、碘、氟、硼、磷、砷等；

（3）稀有而含量极少的元素。如铬、钴、铀、铟、铍、锗、锆、钛、钒、汞、铋、镉、钨、硒、钼、银、金、铂、锡、锑等；

（4）放射性元素。如镭、钍、氡等。

4.3　什么是常量元素和微量元素？

近年来人们经常见到微量元素这个名词，与之对应的另一个名词是"常量元素"。微量或常量是指从分析化学角度对元素在物体或系统中的存在量、摄入量等概念上进行的分类，常量元素意思是数量较多的元素，微量元素与之相反。各种元素在不同的系统中其丰度不同，所以常量元素与微量元素在不同学科、不同领域、不同国家中有着不同的含义和划分标准。

根据地学学者的研究，在地壳中，存量由多到少的元素依次为氧（49.52%）、硅（25.75%）、铝（7.51%）、铁（4.7%）、钙（3.39%）、钠（2.64%）、钾（2.4%）、镁（1.94%）、氢（0.88%）、钛（0.58%）、磷（0.12%）、碳（0.087%）、锰（0.08%）。上述元素约占地壳总质量的99.6%，所以在地球化学中都是常量元素，其余不足

0.5%，属于微量元素。

　　生物化学是以化学元素在生物体内，特别是以人体内含量的多少来划分常量或微量元素的。我国大多数医学界学者认为占人体总重量万分之一以上的十余种元素为常量元素。除去氧、氢、氮、碳等组成有机物的常量元素外，钙、镁、钾、钠、磷、硫、氯7种常量元素约占人体总矿物质的60%～80%。微量元素是指人体内虽含量极少，不足人体总重量的万分之一，但对人体正常的生理功能来说又是不可缺少的元素，如铁、锌、铜、碘、锰、硒、氟、钼、钴、镍、钒、锡、硅、砷等。也有将微量元素定义为人体内含量低于体重0.01%的元素。几乎所有人体必需的微量元素都可以在水中找到，饮水是人们补充微量元素的重要途径之一。

4.4　常量元素钙和健康有什么关系？

　　钙是人体骨骼和牙齿的主要成分，人体中所含的钙绝大部分集中在骨骼及牙齿中。骨骼不仅是人体的重要支柱，而且在钙的代谢及维持钙的内循环稳定方面有着重要作用。钙缺乏主要影响骨骼的发育和结构，临床症状表现为婴幼儿的佝偻病和成年人的骨质软化病及骨质疏松症。此外，软组织、细胞外液及血液中也含有一定量的钙离子。凝血机制离不开钙，如果血液中缺少钙离子，皮肤划破时血液便不易凝结。钙是细胞内的化学信使，影响神经细胞的传递，缺钙会导致过敏、肌肉抽搐、痉挛。缺钙还会引起高血压，造成动脉硬化，导致心血管病的发生，甚至会诱发肠癌。青年女性在妊娠全过程中，需要付出20～30g的钙，平均每天约付出100mg以上。妊娠期缺钙，血管平滑肌张力增加，是妊娠高血压的重要原因之一，而且会影响胎儿的正常发育。

　　钙与人体的健康有关，长期缺钙时，眼球的弹性下降，眼肌的收缩功能不良，使有些人出现眼大无神的现象，过早出现眼角皱纹，还容易发生近视。据调查，近年来女青年近视发病率的上升与缺钙有密切关系。缺钙会影响神经肌肉的协调。当神经周围体液中的钙离子浓度下降时，神经兴奋性会显著增加，可出现烦躁、多动、失眠、手足发麻、肌肉痉挛、腰腿酸痛等症状。钙离子对维持细胞膜的完整性有重要作用，缺钙可使细胞膜的通透性增加，可使皮肤和黏膜对水的渗透性增加，使皮肤弹性降低，出现不明原因的皮肤瘙痒、水肿和皮肤荨麻疹。

　　但是钙的摄入量也不是越多越好，血液和体液中钙的含量是一定的，过量摄入将导致高的血清钙，从而导致消化系统、血清系统及泌尿系统的疾病，会使人发生结石，以及骨骼变粗等。

　　因此，人体应当每日摄入适量的钙，才能保证正常的生长发育及新陈代谢。人体每日需钙量随年龄、性别、身体状况的不同而各异。我国规定的日供给量为：成年男女800mg，儿童500～1000mg；孕妇1000mg；乳母1500mg。

4.5 常量元素镁和健康有什么关系?

镁是叶绿素分子的核心原子,叶绿素结构以镁原子铗状结构结合为其分子的母核,此镁原子铗状结合具有强力催化剂的作用。叶绿素中镁的功能是一般镁离子的数万倍,人体内到处都有以镁为催化剂的代谢系统,约有100个以上的重要代谢必须靠镁来进行,镁几乎参与所有的新陈代谢过程。在人体细胞内,镁是仅次于钾的第二大阳离子,其含量也仅次于钾。镁具有多种特殊的生理功能,它能激活体内多种酶,抑制神经异常兴奋性,参与体内蛋白质的合成、肌肉收缩及体温调节。镁影响钾、钠、钙离子细胞内外移动的"通道",并有维持生物膜电位的作用。

科研结果显示,饮食中钙、镁的含量与脑动脉硬化的发病率有关。当血管平滑肌细胞内流入过多的钙时,会引起血管收缩,而镁能调节钙的流出、流入量,因此缺镁可引起脑动脉血管的收缩。脑梗死急性期病人脑脊液中镁的含量比健康人低,而静脉注射硫酸镁后会引起脑血流量的增加。血中钙离子过多也会引起血管钙化,镁离子可抑制血管钙化,所以镁被称为天然拮抗剂。

镁具有维持神经和肌肉细胞的细胞膜鞘电信号传递功能。如果缺镁,会导致神经和肌肉细胞过于兴奋而不稳定,出现心律不齐,脉搏紊乱,血管痉挛,关键器官供血不足,诱发心脏病甚至猝死。

美国学者在研究高血压病因时发现:给患者服用胆碱(维生素B群中的一种)一段时间后,患者高血压症状,像头痛、头晕、耳鸣、心悸都消失了。根据生物化学理论,胆碱可在体内合成,而实际合成中,仅有维生素B_6是不够的,必须有镁的帮助,在高血压患者中往往存在严重的缺镁情况。

糖尿病是由于摄入过多的动物性蛋白质及高热量所致。当人体吸收的维生素B_6过少时,人体所吸收的色氨酸就不能被身体利用,它转化为一种有毒的黄尿酸,当黄尿酸在血中过多时,48h就会使胰脏受损,不能分泌胰岛素而发生糖尿病,同时血糖增高,不断由尿中排出。只要维生素B_6供应足够,黄尿酸就减少,镁可减少身体对维生素B_6的需要量,同时减少黄尿酸的产生。凡是患有糖尿病的人,血中的含镁量特别低,因此,糖尿病是维生素B_6、镁这两种物质缺乏而引起的。

镁在人体中正常含量为25g,人对镁的每日需要量大约为300～700mg,其中40%来自食物,约60%由含有镁离子的饮用水提供。常喝硬水,如自来水、矿泉水等,或多食用一些富镁食品,人体就可获得镁的正常需要量。

4.6 常量元素钾和健康有什么关系?

钾是人体内非常重要的元素,是人体内电解质的重要成分之一。它的生理功能很多,主要是维持和调节细胞内液的容量及渗透压,维持体液的酸碱平衡,使人体能正常地进行新陈代谢,参与体内糖和蛋白质的代谢。比如,细胞糖代谢必须有钾离子的参加。当细胞内糖原分解增加时,钾离子由细胞内释放到细胞外,引起血钾增高；如果细胞内进行糖原合成时，钾离子从细胞外进入细胞内，引起血钾降低。同样，钾离子还要参与蛋白质的代谢。当细胞内蛋白质合成时，钾离子被贮留在细胞内，血钾浓度就降低。如在临床上，受创伤的患者在恢复期，由于细胞、组织在不断地修复、生长，蛋白质的合成代谢增强，钾离子进入细胞内，血钾浓度自然就降低了。反之，当蛋白质分解时，钾离子要从细胞内释放到细胞外，因而血钾就要增高。如人们在严重创伤或手术后，在细菌感染或缺氧时，由于体内蛋白质的分解增强，因而细胞内会释放出更多的钾，所以血钾就明显地增高。

此外，钾与体液酸碱度的改变有密切关系。当人体酸中毒时，细胞外液的氢离子浓度增加，一部分氢离子将进入细胞内，与细胞内的钾离子交换，结果使得细胞外液（包括血浆）中的钾离子增加，因此酸中毒可引起高血钾的发生。相反，人体碱中毒时，由于细胞外液氢离子浓度降低，部分氢离子由细胞内液转向细胞外液，而钾离子却转入细胞内，故使血钾浓度降低，可出现低血钾情况。

钾与血压有密切关系，当尿钾增高，血压会有所下降。研究表明 1mmol/L 钾的降压作用是 1mmol/L 钠的升压作用的 3 倍。高血压的典型特征是动脉壁增厚，但是当给予较多的钾后，动脉壁便不再增厚，所以钾对血管有保护作用，可防止动脉壁受血压的机械性损伤，从而降低了许多并发症的发生。

钾能增加人体神经、肌肉的兴奋性，降低心肌的兴奋性。人体缺钾时，可引起心肌细胞的变性和坏死，还可引起肾脏、肠道和骨骼肌的损害，出现肌肉无力、肠麻痹、低血压、水肿和精神异常等症状。但是当人体中钾元素过多时，可使心动过缓，引起人体缺氧、缺血等症状，可出现四肢苍白发凉、疲倦嗜睡、动作迟缓、全身无力等症状。

正常成人每天需钾 2 ～ 4g，多余的钾有 90% 左右经肾脏从尿液排出，10% 从粪便和汗液排出。

4.7 常量元素钠和健康有什么关系？

钠是人体必需的金属元素，是人体内维持渗透压的主要阳离子。在人体内，钠主要存在于细胞外液中，依靠钠把一定量的水吸到细胞里来，使组织维持一定的水分。钠能够维持肌肉和神经的功能，维持肌肉的正常兴奋和细胞的通透性。如果体内缺少钠会使人感到疲乏、晕眩，出现食欲下降、心率加快、脉搏细弱、肌肉痉挛、头痛等症状。每人每天都要摄取一定量的食盐以维持体内钠的正常含量。但食盐的摄入量要适宜，一般一个成年人每天需要食盐 3 ～ 5g。钠摄入过多会导致钾的不足，引起高血压和心脏病等。

4.8 常量元素硫和健康有什么关系？

人体中的硫不是以元素形式存在，而是含在各种氨基酸内，包括胱氨酸、半胱氨酸、牛磺酸、蛋氨酸等。在各种组织中，特别是皮肤、结缔组织和头发中，硫的含量大约可达其中的5%。所以硫对人体是必不可少的。

皮肤和指甲的疾患往往伴有含硫氨基酸摄入的不足。牛皮癣和风湿患者无论是内服还是外用含硫类氨基酸都有良好的反应。

4.9 常量元素磷和健康有什么关系？

磷在生理和生化上是人体最必需的无机盐之一。成人体内含磷750g左右，约占体重的1%，占人体中矿物质总量的1/4。人体中的磷87.6%存在于骨骼和牙齿中，10%与蛋白、脂肪、糖及其他有机物结合构成软组织，其余分布于骨骼、皮肤、神经组织和其他组织及膜的成分中。软组织和细胞膜中的磷多数是有机磷酸酯。

磷存在于人体每个细胞中，其量居无机盐的第二位。磷是核酸、磷脂和某些酶的组成成分，有助于碳水化合物、脂肪和蛋白质的利用，调节糖原分解，参与能量代谢，能刺激神经肌肉，使心脏和肌肉有规则的收缩。它帮助细胞分裂和增殖及核蛋白的合成，将遗传特征从上一代传至下一代。磷脂是细胞膜的主要脂类组成成分，与膜的通透性有关。它可促进脂肪和脂肪酸的分解，预防血中聚集太多的酸或碱，促进物质经细胞壁吸收，刺激激素的分泌，有益于神经和精神活动。磷酸盐能调节维生素D的代谢，维持钙的内环境稳定。在体液的酸碱平衡中起缓冲作用。

磷是构成人体骨骼和牙齿的主要成分，骨骼和牙齿中的磷占人体总磷量的85%。身体内90%的磷是以磷酸根的形式存在。磷也是构成人体组织中细胞的重要成分，它和蛋白质结合成磷蛋白，是构成细胞核的成分。此外，磷酸盐在维持机体酸碱平衡上有缓冲作用。

成人每天摄取800～1200mg磷就能满足人体的需要。缺磷会影响人体对钙的吸收，容易患软骨病和佝偻症等。因此，必须注意摄取含磷的食物。但是摄取过多，会破坏矿物质的平衡造成缺钙。

4.10 常量元素氯和健康有什么关系？

氯是人体必需的一种元素，在自然界中氯总是以氯化物的形式存在，最普通的形式是食盐。成人体内氯的含量约有82～100g，主要以氯离子的形式与钠或钾化合存在。氯的化合物很多，氯化钠主要存在于细胞外液，氯化钾主要存在于细胞内液。少量氯离子松散地结合于结缔组织，是可交换氯。骨中也有少量的氯存在。脑脊液中含氯比较丰富。显性出汗时，汗液中氯化钠含量约为0.2%。

氯离子是细胞外最多的阴离子，与钠离子一起，占维持渗透压的总离子数的80%左右，能调节细胞外液容量和维持渗透压。此外，氯离子有维持体液酸碱平衡的功能，摄入过量氯离子可以矫正由疾病或利尿剂引起的代谢性碱中毒。氯参与胃液中胃酸的形成。胃酸促进维生素B_{12}和铁的吸收，可帮助消化食物，激活唾液淀粉酶分解淀粉，抑制随膳食进入胃的微生物生长。在神经细胞中，氯离子可稳定膜电位。氯也刺激肝功能，促使肝中的废物排出，帮助激素分布，保持关节和肌腱健康。缺乏氯时容易掉头发和牙齿，肌肉收缩不良，消化受损，以氯治疗即有效果。

4.11　微量元素钒和健康有什么关系？

钒是多种疾病的"克星"。早在1899年，法国人就发现糖尿病患者服用钒可以减少尿糖，改善心脏功能。20世纪初，钒曾用于补充营养，预防牙病，治疗糖尿病感染以及贫血、风湿病、动脉粥样硬化、结核病等多种疾病。钒在自然界含量丰富，分布广泛，是人体必需的一种微量元素。钒对生长发育、心血管、肾脏、钠钾泵（调节机体钠钾离子的生理功能）及机体代谢均有重要作用。

钒有明显促进骨和牙齿中无机间质的沉积作用，对骨骼和牙齿的正常发育有影响，故缺钒会发生龋齿。钒有刺激造血功能的作用，实验发现，钒可促进铁的利用，增加血红蛋白的再生。

钒的药理作用是多种多样的，它包括影响心肌收缩，刺激某些细胞分裂及抗癌作用。20世纪80年代初，发现钒与情感紊乱有关，低钒摄入或降低体内钒药物的运用已经被证实与躁狂抑郁型精神病的发作有关。钒最有吸引力的药理作用是其胰岛素样作用。钒可活化细胞胰岛受体，使细胞糖转运蛋白数量增加。

4.12　微量元素锰和健康有什么关系？

锰作为人体必需的微量元素以离子形式存在于人体内，总含量仅有 $12 \sim 20mg$，主要分布于肌肉、肝肾脏和大脑内，人体所摄取的锰在肠道内被吸收，但是吸收率仅有3%。锰在体内经过营养代谢后，绝大部分经由肠道排泄。

人类锰缺乏可危害健康，但无典型而独立的症状，表现出以下几种临床病症。骨质疏松症的发生与血液内缺锰有关。人体骨骼中有"成骨细胞"和"破骨细胞"，二者相辅相成共同维持骨骼的正常代谢。当体内长期缺锰时，骨组织的强度和硬度均下降，韧性减退，变得疏松薄脆，受外力容易发生骨折。

骨骼畸形、软骨受损是缺锰的又一表现。酸性黏多糖是构成软骨和骨组织的重要成分，硫酸软骨素也是构成骨骼与软骨、肌腱、皮肤和眼角膜的重要成分。而酸性黏多糖和硫酸软骨素在体内的合成过程都需要含锰的酶的参与。当体内锰缺乏时，含锰的酶活性下降，这两种物质合成减少，于是发生骨骼畸形、软骨受损。尤其是老年人容易出现疲劳乏力、腰酸背痛、牙齿早脱、骨骼畸形易断裂等。儿童则容易出现生长发育迟滞。

缺锰还易加速衰老。锰是人体内多种酶的成分，与人体健康的关系十分密切。人体甲状腺分泌出的甲状腺素是一种统筹调节全身生命物质代谢的激素，然而这需要在锰的参与下才能发挥其正常功效。此外，人体细胞的正常分裂增殖以及体内蛋白质的合成过程，也都需要锰的参与才能实现。缺锰时便可出现上述生理功能的退行性改变，皮肤角化过度，加速老年人的衰老进程。同时，体内的超氧化物歧化酶（SOD）具有抗衰老作用，可抑制和消除体内有害的"氧自由基"，防止脂质过氧化的功效，从而起到抗氧化、抗疲劳、抑制癌症，尤其是抗衰老的作用。但是此酶必须在锰的催化下才有上述作用。因此有人将锰称作"益寿元素"，体内缺锰可加速衰老，适量锰可益寿。

体内严重缺锰可导致不孕症，甚至死胎、畸胎和孕妇死亡。缺锰可使男性雄性激素分泌减少、性功能低下、睾丸萎缩、精子减少等。

此外，有人研究认为中医学上常讲的"肾虚"，实质上是内分泌系统低下的表现，这与微量元素锰和锌的缺乏紧密相连。

锰虽然不是维生素成分，但是与维生素A、维生素B、维生素C的代谢有密切关系，并刺激抗毒素的形成。由此可见，缺锰可影响维生素的合成及发挥其作用，降低机体抗病能力。

脑正常功能的发挥也需要锰，缺锰可使人智力减退、儿童多动，甚至使人患惊厥、诱发癫痫（羊角风）和精神分裂症等精神病。

4.13 微量元素硅和健康有什么关系？

实验表明，硅与骨骼的生长及结构有关。摄入不足可使骨骼含硅量减少，补硅后骨骼中的硅显著增加，骨生长旺盛的地方有硅渗入。在骨化过程中，硅与钙的含量呈正相关。缺硅可使生长迟缓，骨骼异常、畸形（特别是头颅畸形），牙齿的牙釉质发育不良。

软骨的正常生长需要硅，尤其在胚胎时期特别明显，补充硅的人比硅不足的人的软骨可增加7倍。硅可以促进结缔组织细胞形成细胞外的软骨基质，硅也是胶原的成分。硅是重要的交联剂，可帮助结缔组织发展纤维性成分结构，从而增加其弹性和强度（如血管壁的弹性和韧度），有助于维持结构的完整性。

硅对心血管有保护作用。调查表明，芬兰、英国等地中含硅量与心血管病发病率呈负相关。在英国，饮水硅含量为17mg/L的地区，冠心病死亡率低；而饮水硅含量为7.6mg/L的地区，冠心病死亡率高。芬兰东部饮水硅含量为4.8mg/L，冠心病死亡率高，西部饮水硅含量为7.7mg/L，冠心病死亡率低于东部。

人体动脉中的硅含量随着年龄的增长和动脉粥样硬化的形成而降低，硅的抗动脉粥样硬化作用可能与保护弹力纤维和间质的完整性，从而减少粥样斑块的形成有关。

硅是一个与长寿有关的元素。老年人血管壁中的硅含量低于年轻人。硅具有维持血管正常弹性的作用，在硬化的血管壁上，硅含量较低，而动脉硬化必然导致衰老。

4.14 微量元素硼和健康有什么关系？

研究表明，骨是硼的贮存部位，硼不足可致血碱性磷酸酶增加并产生骨质疏松症。硼可以活化体内荷尔蒙，促进骨质重建和沉积。

硼对各种原因所致的甲状腺机能亢进有改善作用。在患类风湿关节炎时骨及滑膜液中硼含量降低。硼尤其能改善体内雌激素不足所致的骨质疏松症。给予绝经后妇女不同剂量的硼饮食，高硼饮食者血中雌激素及雄激素浓度增加，尿中钙排泄减少。

前列腺癌一直是男人的最大杀手。一个既能治病又能解馋的方法就是吃香草冰激凌。这是因为香草冰激凌里含有硼元素，体内的硼越多，前列腺癌的发病机会越小。

4.15 微量元素铜和健康有什么关系？

铜是人体不可缺少的微量元素。成人体内含铜 $50 \sim 120mg$。它是体内蛋白质和酶的重要成分，许多关键的酶需要铜的参与和活化，从而对机体的代谢过程产生作用。铜在保持人体免疫功能和骨骼强度，红、白细胞的发育，胆固醇和葡萄糖的代谢，维持体内平衡，防止氧化损伤和发炎，维护心脏健康，铁的传递和吸收，头脑的发育等方面起重要作用。

缺铜会妨碍婴儿和儿童的生长和发育，对成年人会引起各种代谢问题。摄入过量铜也会带来不良影响。世界卫生组织下属的国际化学制品安全规划委员会于1996年得出结论：铜摄入不足对健康影响的危险性比摄入过量铜更大。

4.16 微量元素锌和健康有什么关系？

锌是人体内含量最多的微量元素，它可增强人体免疫系统的功能，更是儿童生长发育必不可少的。锌对皮肤有很强的防护作用，可以使皮肤光泽富有弹性。锌与维生素A联用可以抑制粉刺的生长。锌在维生素A的新陈代谢中扮演重要的角色，这也和黏膜及皮肤的健康有关。锌又与维生素C结合，参与体内胶原蛋白的合成，因此缺锌的人伤口愈合得多花点时间。含锌药水可以医治疱疹，含锌药膏可加快伤口愈合，对于割伤及烫伤等皮肤创伤特别有效，可减少伤口感染的危险。

锌对儿童的生长发育有着重要的作用。缺锌会导致生长发育迟缓、厌食症或异食症。智力发育与锌也有很大关系，这是因为锌可以影响脑中一些神经传导通路的功能。缺锌的孩子还会表现出一些行为上的改变，比如不爱动，情绪低落或容易发脾气等，补充锌后这些表现明显好转。

4.17 微量元素碘和健康有什么关系?

成人体内约含碘25 ~ 36mg，大部分（约15mg）集中在甲状腺内供合成甲状腺激素之用。我国和埃及在古代就知道采用含碘丰富的海藻治疗甲状腺肿。1816年英国医生Prout开始直接用碘剂（碘酸钾）治疗甲状腺肿。1830年Prevost提出地方性甲状腺肿可能由于碘缺乏，并于1846年指出引起这种病的具体原因是当地饮水和空气中缺碘。1914年Kendall分离出了甲状腺中含碘有效成分之一甲状腺素。1917 ~ 1918年David Marine等通过补充碘有效地降低了甲状腺肿病流行区的发病率。

碘在人体内主要参加甲状腺素的生成，其生理功能也通过甲状腺的生理作用显示出来。主要功能是调节能量的转换、调节蛋白质的合成和分解、促进糖和脂肪的代谢、调节组织中水盐代谢、促进维生素的吸收和利用、促进生长发育。

成人缺碘可引起甲状腺肿，胎儿期和新生儿期缺碘可引起呆小病。碘摄入过量可发生碘性甲状腺肿、碘性甲状腺毒症。

4.18 微量元素铁和健康有什么关系?

铁是血红素分子的组分，在氧和电子的输送中起着核心作用，是人体生命最重要的营养元素之一。和其他微量元素相比，它对人的生命和健康具有更直接更敏感的影响。

由于缺铁性贫血对人类健康（特别是对于女青年和妊娠妇女）造成危害，所以人们很早就通过对这种病的观察研究而认识到铁对健康的重要。我国古代劳动人民早就发现中药皂矾可以治疗血虚萎黄，而皂矾的主要成分就是硫酸铁。早在1831年Blaud已开始运用二价铁治疗单纯性贫血。

铁在人体内主要作为血红蛋白、肌红蛋白、细胞色素等的组成部分而参与体内氧的运送和组织呼吸过程。血红蛋白能与氧可逆结合，当血液流经氧分压较高的肺泡时，血红蛋白能与氧结合成氧合血红蛋白；而当血液流经氧分压较低的组织时，氧合血红蛋白又离解成血红蛋白和氧，从而完成了把氧从肺泡送至组织的任务。

4.19 微量元素硒和健康有什么关系?

硒是人体必需的微量元素，广泛分布于除脂肪以外的所有组织中，在人体内起抗氧化作用。它能使细胞膜中的脂类免受过氧化氢和其他过氧化物的作用，从而保护了细胞膜和细胞；硒可以促进生长，保护心血管和心肌的健康，能降低心血管病的发病率；硒和金属有很强的亲和力，是一种天然的对抗重金属的解毒剂，能解除体内重金属的毒性作用；硒还可以降低黄曲霉素B_1的毒性，有保护视力、抗肿瘤等作用。

多数病例证实，大骨节病与缺硒有密切关系，用亚硒酸钠与维生素E治疗儿童早期大骨节病可以取得显著疗效。

人体过多摄入硒会引起慢性硒中毒。硒中毒的初期症状是食欲减退、恶心、头皮疼痛、皮肤发痒、指甲疼痛、四肢无力、麻木、抽搐等，进而发生毛发脱落、皮肤损害和神经系统损害等症状，乃至四肢瘫痪。研究还表明，过量硒可诱发染色体畸变及外周血淋巴细胞姐妹染色体互换频繁升高。高浓度的硒可产生致突变作用及对细胞内遗传物质有损伤作用，甚至引起细胞癌变。

4.20 微量元素氟和健康有什么关系？

正常成人体内含氟总量约为 2 ～ 3g，是人体必需的化学元素，90%的氟存在于骨骼及牙齿中，少量存在于内脏、软组织及体液中。食物及饮水中缺氟可引起龋齿，它不仅对于牙齿而且对于骨骼的形成与代谢均有重要作用。

骨盐中的氟多时，骨质坚硬，适量的氟有利于钙和磷的利用及在骨骼中的沉积，可加速骨骼的形成，促进生长，并维护骨骼的健康。氟也是牙齿的重要成分，氟被牙釉质中的羟磷灰石吸附后，在牙齿表面形成一层抗酸性腐蚀的、坚硬的氟磷灰石保护层，有防止龋齿的作用。缺氟时，由于釉质中不能形成氟磷灰石而使羟磷灰石结构得不到保护，牙釉质易被微生物、有机酸和酶侵蚀而发生龋齿。老年人缺氟时，钙磷的利用受到影响，可导致骨质疏松，因此氟对骨质疏松症有一定的预防作用。在水中含氟较高（4 ～ 9mg/L）的地区居民中，骨质疏松症较少。

大部分食品含氟量较高。饮水是氟的重要来源，水中氟含量因地区而异，水中最适量的含氟量为 0.6 ～ 1.0mg/L，这样可使儿童每日得到 0.5 ～ 1.0mg 的氟，使成人得到 1.5 ～ 2mg 的氟。

摄入过量的氟可引起急性或慢性中毒。氟的慢性中毒主要发生于高氟地区，因长期通过饮水摄入过量的氟而造成氟慢性中毒，氟中毒会造成骨和牙齿损害，引起氟骨病，氟斑牙。氟斑牙使牙齿失去光泽，出现黄色、褐色乃至黑色斑点，牙齿变脆，易于折碎或脱落。骨损害轻者腰腿疼痛，重者脊柱前弯畸形、僵直，肢体活动严重受限，神经根受压迫时，可导致麻木甚至瘫痪。

4.21 微量元素钴和健康有什么关系？

人体全身含钴 1.1mg，体内的钴主要作为维生素 B_{12} 的成分而存在，因此，钴的作用主要体现在维生素 B_{12} 的作用中——促进红细胞的正常成熟。

钴除了作为维生素 B_{12} 成分外，还可引起红细胞生成增加。此外，有迹象显示钴可影响甲状腺代谢。在地方性甲状腺肿和水、土壤和食物中的含钴量之间存在着某种联系。

4.22 微量元素铬和健康有什么关系？

铬是人体必需的微量元素，人体组织的铬含量随着年龄的增长而降低。铬作为一个辅助因子在糖代谢中对启动胰岛素有作用，因此铬有促进胰岛素的功能；铬可能对血清胆固醇内环境稳定有作用，可以预防动脉硬化；铬还可以促进蛋白质的代谢和生长发育。

过量的铬会危害人体健康，铬的价态不同，人体吸收铬的效率也不一样，胃肠道对三价铬的吸收比六价铬低，六价铬在胃肠道酸性条件下可还原为三价铬，大量摄入铬会在人体内造成明显蓄积。铬中毒主要是指六价铬中毒。

饮用被含铬工业废水污染的水，可致腹部不适及腹泻等中毒症状；铬为皮肤变态反应原，引起过敏性皮炎或湿疹；由呼吸进入，对呼吸道有刺激和腐蚀作用，引起鼻炎、咽炎、支气管炎，严重时使鼻中隔糜烂，甚至穿孔。慢性铬中毒可出现胃痛、胃炎、胃肠道溃疡，伴有周身酸痛、乏力等，味觉和嗅觉可减退，甚至消失。铬还是致癌因子。

4.23 微量元素钼和健康有什么关系？

人体含钼总量约为9mg，分布于全身组织和体液中，其中肝、肾、骨和皮肤中含量最高。

钼在人体内可与酸、激素、维生素及核酸等一起保持生命的代谢过程。钼是一些脱氢酶的辅基成分，是人体内黄嘌呤氧化酶、亚硫酸氧化酶、醛氧化酶的重要组成部分，这几种酶对人体的氧化代谢、铁代谢及毒性醛类的排除，具有重要的生物化学功能。钼参与细胞内电子的传递，能影响肿瘤的发生，具有保护正常细胞遗传物质不受致癌物侵袭的作用，增强人体对致癌物造成损失的修复能力。食道癌组织中钼的含量也显著低于正常细胞组织，揭示出人体内钼的含量与食道癌的发病率及死亡率的密切相关性。

在缺钼环境中生长的植物硝酸盐和亚硝酸盐大量积聚，而亚硝酸盐被人体吸收后可转变为亚硝胺，是世界公认的四大强致癌化学物质之一。据调查，我国食道癌高发病区钼的含量，只占低发病区钼的含量的1/24；粮食中钼的含量以及人体发钼、尿钼、血清钼的含量也明显低于中、低发病区。钼对植物体内维生素C的合成、含量和分解具有一定的作用，缺钼时植物体内维生素C含量降低，而维生素C具有一定的防癌、抗癌作用。

人的牙釉质中含有丰富的钼，钼可增强氟的作用，饮用同时含钼和含氟的水比饮用单独含氟的水更能降低龋齿的发病率。

对一些疾病可以观察到血液含钼量的变化，如白血病患者血钼增高，贫血患者钼降低。

人通过饮水摄入而出现钼中毒的现象未见报道，除特殊情况外，一般不会引起中毒。人若持续吸收高浓度的钼，会体重下降、痛风、贫血、停止生长，严重时会导致死亡。在这种情况下，可补充铜、硫酸盐、蛋氨酸、含硫的氨基酸；或摄入较多的蛋白质以促进钼的排出，抑制中毒。

成年人每日正常的钼摄取量为50 ～ 100μg左右，世界卫生组织推荐量为每日每公斤体重2μg。

4.24　微量元素镍和健康有什么关系？

人体含镍总量约为6 ～ 10mg，广泛分布于骨骼、肺、肾、皮肤等器官和组织中，其中以骨骼中的浓度较高。血清的镍含量约为1.1 ～ 4.6μg/L。镍的吸收部位在小肠，吸收率很低，吸收后经代谢主要从粪便排出，尿中排出量较少，每天约为2 ～ 20μg。

Nielsen等根据动物试验资料推断，成人每天须由膳食提供约30μg的镍。由于植物性食物含镍较高，因此，一般混合膳食能供应足够的镍。人们通常每日可从膳食中得到100 ～ 200μg的镍。现在还没有人体因缺乏镍而引起的营养缺乏的综合征的证据，只是在一些疾病中，如肝硬化、慢性肾功能不全的病人血清中含镍量降低。

4.25　微量元素锶和健康有什么关系？

锶是人体必需的微量元素，人体中几乎所有的组织中都含有锶。锶主要分布在骨骼中，约占人体锶总量的90%。锶是人体牙齿及骨骼的正常组成部分，在人体内的代谢与钙极为相似，能促进骨骼的发育生长。缺锶会引起龋齿、骨质疏松、阻碍新陈代谢、产生牙齿和骨骼发育不正常等症状。

经研究发现，锶与钙、镁、硅、锂一样，可降低心血管病的死亡率，其机制是锶在肠道内与钠竞争，从而减少钠的吸收，并增加钠的排泄。近年来调查发现冠心病、肺心病病人头发内锶含量明显低于健康人。长寿老人聚居地的土壤和水中锶明显高于对照组地区。这些都表明锶与维持人体正常生理功能有密切关系。

4.26　磷酸盐和健康有什么关系？

人体磷酸盐一般从饮食中摄入。磷酸盐的摄入对于红细胞的形成非常重要，能影响血氧浓度，此外，磷酸盐还是细胞膜的重要组成部分，并参与体液的pH值调节。

饮用水中的磷酸盐含量一般非常低，范围为10 ～ 100μg/L。如果饮用水被肥料或粪池泄漏物所污染，磷酸盐的含量会有所升高。正磷酸盐越来越多地被用于减少水管中的铅溶解。可降低风险的磷酸盐含量范围建议是0.02 ～ 0.1mg/L。

4.27 无机盐在人体内有什么作用?

无机盐在人体内的主要作用是构成机体组织和维持正常的生理功能,而每种元素又具有各自特殊的作用,归纳起来具有以下几方面。

(1)构成机体组织。如钙、磷、镁是骨骼和牙齿的主要成分,并使骨骼具有一定的强度和硬度。磷、硫是构成组织蛋白的成分,而这些组织蛋白构成人体的肌肉器官、血细胞及其他软组织。

(2)矿物质与蛋白质协同维持细胞内、外液的正常渗透压和排泄,维持细胞质体液的酸碱平衡。

(3)在体液中的各种离子,如钾、钠、钙、镁以一定的比例维持肌肉和神经的兴奋性和细胞膜的通透性。

(4)无机元素是体内具有特殊性生理功能的重要物质成分,如血红蛋白和细胞色素酶系中的铁、甲状腺激素中的碘和谷胱甘肽、过氧化酶中的硒。

(5)矿物质是机体内很多酶的激活剂和组成部分。如盐酸与胃蛋白酶原,氯离子与唾液淀粉酶,镁离子与氧化磷酸化的多种酶类。

机体在新陈代谢过程中,随时都有一定量的矿物质以不同的途径排出体外,因而必须及时给予适量补充。矿物质在食物包括饮用水中广泛存在,所以一般不易引起缺乏。但不同的生理状况和不同的地理环境和其他特殊条件会引起某元素的缺乏或过量,导致诸如克山病、大骨节病、氟骨病等地方病的发生,这些地方病大多数与饮用水中的某些矿物元素的缺乏或过量有关。

4.28 水中溶解性总固体与人体健康有什么关系?

饮用水中的溶解性总固体(TDS)主要是指无机盐类矿物质,如钙(Ca^{2+})、镁(Mg^{2+})、钠(Na^+)、钾(K^+)、铁(Fe^{2+})、锰(Mn^{2+})、铜(Cu^{2+})等所有矿物质。相对应的阴离子为重碳酸根(HCO_3^-)、硫酸根(SO_4^{2-})、氯离子(Cl^-)、硅酸根(SiO_3^{2-})、碳酸根(CO_3^{2-})、硝酸根(NO_3^-)等。所有这些离子,主要来源于矿物质的溶解。饮用水理想的TDS含量为300mg/L(属中等含量),我国《生活饮用水卫生标准》(GB 5749—2006)规定≤1000mg/L。

TDS是用来衡量饮用水中所有矿物质的指标。它是健康水的重要组成部分。美国Sauer分析了92个城市饮用水的23个指标特征("水和死亡危险性的关系"),发现喝高TDS水的人们,死于心脏病、癌症和慢性病的概率比喝含低TDS水的要少些。美国科学院研究总结:在美国,理想的饮用水能够使心血管病死亡率减少15%。英国明确指出:水中TDS和心脏病死亡率之间有确定关系,TDS越高,心脏病发病率越小。饮用水中适当含量的硬度和TDS是有益的,它们是构成健康饮水的重要指标。美国Burton和Cormhill分析了100个大城市的饮用水,发现如果饮用水有中等含量的TDS,属硬水、偏碱性,并含有15mg/L的二氧化硅(SiO_2),那么癌症的死亡人数就会减少10%～25%。

4.29 什么是元素之间的协同作用和拮抗作用?

各种元素对人类健康的影响，以及各元素之间的相互作用，在医学上分为协同作用和拮抗作用。

在相同剂量条件下，若元素或药物之间的作用相互加强，多种元素或药物的共同作用大于单独作用之和时，称为协同作用；反之，若元素或药物之间的作用相互抵消，多种元素或药物的共同作用小于单独作用之和时，称为拮抗作用。

通过饮用水进入人体内的各种矿物元素，与通过食物或空气等其他途径进入人体内的矿物元素之间，都存在这种相互作用。这种作用使得分析水中某种元素与健康的关系变得十分复杂和困难，举例如下。

铜和铁起生理协同作用，没有铜，铁就不能进入血红蛋白分子，铁足而铜缺同样可以发生贫血。铜和锌与镉之间都显示拮抗作用。低铜时，对镉的耐受性降低，锌似乎可以减弱镉的毒性。缺铁时锰的吸收显著减少，铁可拮抗锡的毒性。硫、硒、砷之间相互拮抗，可以减弱彼此的毒性。烷基汞的毒性可以显著地被硒减弱。钼与钙、镁、钒、铁、铜、钨、磷、硫的关系密切。

4.30 水的硬度与心脏病有什么关系?

许多研究都揭示了饮水和心血管死亡率的关系，研究表明硬度和总溶解性固体是两个有益的因素，它们与较低的心脏病死亡率相关联。

在英国，从1969～1973年对253个城镇的区域性心脏病进行了研究，发现软水地区心血管疾病的死亡率比硬水地区高10%～15%，提出了最理想的硬度大约是170mg/L。在美国，研究了年龄在25～74岁、分布于35个不同地区的4200个成年人，发现仍旧是硬水地区心脏病死亡率低于软水地区。

通过阅读这些研究报告，可以总结出，水的硬度和心脏病死亡率有明确关系。饮水中适当含量的硬度是有益的。

4.31 饮用水中哪些矿物性因素有助于预防癌症?

研究饮用水中真正有助于防止癌症的积极物质，集中在4个矿物性因素上：溶解性总固体（TDS）、硬度、pH值和二氧化硅。

分析了美国100个大城市的饮用水，发现如果饮用水中含有中等含量的TDS（大约300mg/L），属硬水、偏碱性（pH＞7），并含有15mg/L的二氧化硅，那么癌症的死亡人数就会减少10%～25%。同时，发现二氧化硅和癌症的相关性，也就是二氧化硅含量越高，患癌症的人越少。此外也发现当水是硬水时，癌症发病率就

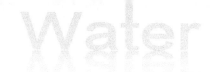

低。水的偏碱性是另一个降低癌症死亡率的关键性因素。

因此，可以得出这样结论：饮用含 TDS 大约 300mg/L、有硬度、pH 值偏碱性的水会降低癌症致死的危险性。

4.32 为什么喝有一定硬度的水更健康？

有人将硬水中的钙称为保护性元素，它可阻止有害元素的吸收。科学家通过动物实验证明，含钙最高的水能减少铅在肠道的吸收，并可增加尿排出量，从而减少体内铅的堆积。铅是一种有害元素，在人体内和胆固醇结合可使血压增高，并增加心脏病和中风的发作机会。硬水中的钙和镁，在肠道中可将食物中的脂肪分解，形成无机的化合物并迅速排出体外，从而减少脂肪的吸收，起到保护心脑血管的作用。

科学家做了大量动物实验来证实硬水对人体健康的好处。将喝了掺入某种有害物质像铅、镉、氯或氟的硬水的动物，与喝了掺入同一种有害物质的软水的动物做比较，发现喝硬水动物的组织中含有的有害物质要少于喝软水的动物。

科学家研究了氯化水对鸽子的影响，发现鸽子喝了只含推荐饮用量80%钙的氯化水，其血清中胆固醇含量要比喝未氯化过的水的鸽子高50%。紧接着实验又发现，当鸽子喝下含100%推荐饮用钙量的水时，喝氯化过的水的那一组的胆固醇含量未见增高，适当的含钙量使鸽子免受喝氯化过的水的有害影响。

动物实验生动鲜明地支持了硬水比软水更健康，硬水抑制住了有害成分（比如铅、镉、氯、氟），因而降低了它们的吸收，或者硬水中的矿物质提供了阻止毒物发挥有害作用所需要的营养物。

4.33 水中重碳酸盐与健康有什么关系？

在天然水中普遍存在着各种形态的碳酸化合物，它们是决定水体 pH 值的重要因素，并且对外加酸和碱有一定的缓冲能力，对水质有多方面的作用。

对于碳酸与人体的健康关系的研究，人们普遍认为碳酸与人体的酸碱平衡有关。人体有强大的酸碱调节的功能，细胞外液的 pH 值通过复杂的调节过程维持在一个狭窄的范围内，动脉血的 pH 值稳定在 7.35 ～ 7.45。机体体液的酸碱平衡的调节是神奇而敏锐的，有多种缓冲体系共同起作用，无论细胞内和细胞外，碳酸氢盐（HCO_3^-）缓冲系统都是最重要的缓冲体系。

现代的饮食中酸性物质产生的过多，摄入的碳酸氢根（HCO_3^-）和 H^+ 的比例严重失调。随着年龄的增加，身体各细胞调节酸碱的能力降低，特别是肾脏和肺脏等功能的降低，酸性物质在体内排出的数量减少，而重碳酸根的摄入量明显不足。饮水是人们摄入重碳酸根离子非常重要的形式。

4.34　为什么饮用水中最好含钙?

水中的钙、镁的重要性越来越被人们所认识。流行病学调查发现，钙、镁缺乏和心血管病导致的猝死有一定的关系，与水的硬度呈负相关。因此，世界卫生组织认为，水中要含有一定量的矿物质，并且明确规定钙的最低含量，并认为水中钙的含量应当在20mg/L以上，人体缺钙和镁后会引起骨骼疾病、心血管疾病、Ⅱ型糖尿病、肠癌等。研究认为，水是一种很好的钙的补充剂。

我国台湾研究者对台湾1781个女性的研究表明：水中钙的含量与头胎婴儿的出生体重相关，很明显，水中的钙对减少早产婴儿的发生率和低体重儿的出生有很好的保护作用。

中国人的膳食结构不能补充人体足够的钙和镁，因此，台湾的学者认为水中含有33mg/L以上的钙，可以满足人体每日钙的需要量，还可以降低一些现代文明病的发病率。从实验研究中我们发现，水中钙的生物利用率较高，可以作为每日钙的补充来源。研究证明水中钙的吸收率和牛奶相同。

按照世界卫生组织的饮水推荐量来计算，如果水中的钙为50mg/L，则女性可从水中获得的钙为：每日可从水中补充的钙=2.2L/d×50mg/L=110mg/d。因此，每天饮用含有50mg/L钙的水2.2L，就可以满足人体11%左右的钙的需要量。

4.35　水中矿物质对健康起什么作用?

水中矿物质对人体健康的作用如下。

（1）水中的矿物质是人体的保护元素。我们强调水中矿物质，首先应强调钙、镁离子的含量，它们被医学家称为人体的保护元素，能抵抗其他有害元素的侵袭。

（2）水中矿物质不但具有营养功能，而且水中的钙、镁等离子对保护水的正常构架、晶体结构起了很大的作用，水的结构变化必然会带来水的性质和功能的变化。

（3）水参与机体内所有酶的构成及相应功效，因此，水的好或坏，对于人体的物质代谢、信息代谢、能量代谢和生命传递都有很大的影响。

（4）维持人体体内酸碱平衡。人体体液的pH值为7.3～7.4，去除水中矿物质后，水的pH值一般都在6.5以下，水越纯净，pH值越低。pH值在7～8.5的水对于保持和协调人体酸碱平衡有很大的作用。

（5）维持人体体内的电解质平衡。纯净水属于低渗水，容易造成人的体液及每个细胞的内外渗透压失调。

（6）水中的矿物质呈离子状态，容易被人体吸收，而且比食物中的矿物质吸收快。

（7）水中的矿物质应可满足人体每日所需矿物质的10%～30%。

4.36　水中的氡与生命安全有什么关系?

长期以来，人们都将矿泉水中氡作为有益物质来考虑。的确，氡具有一定的病理作用，对一些特定的疾病有一定的疗效，但是作为饮用水，其安全性却值得注意。

（1）水中氡的来源。水中^{222}Rn是地下岩石中的放射性物质铀，持续地将氡释放到地下水中的结果。氡很快地被释放，因此地下水中的氡含量远高于地表水。在以地表水为水源的自来水中，一般的含量低于0.4Bq/L；如果以地下水为水源，则自来水中氡含量一般为20Bq/L。在一些自备井中，氡的含量更高，甚至可以高400倍左右，达到10kBq/L。含氡的水在使用时，氡能从水中溢出，与空气混合，而进入人体。

（2）氡的危害。当人们长期暴露在一定含量的氡的辐射中时，可能导致肺癌的发生。还有一些研究表明，氡与白血病、肾癌、皮肤癌、不孕等有关，但是还缺乏足够的资料加以证明。

（3）对氡的重视。根据美国国立科学院1999年对氡进行了全面系统风险评估后，考虑到水中氡的转移系数和室外氡的本底值及室内氡最大污染指标的可操作性、降氡费用等一些因素后，在2000年，发布水中氡的可替换的最大限度——即住宅室内的氡浓度低于0.148Bq/L，水中氡含量最高不得超过148Bq/L，超过此含量时，应采取相应的措施降低水中的氡含量。当室内氡的浓度超过148Bq/L，应采取加强通风、室内表面的处理等措施，尽量减少室内氡的浓度。日本对矿泉水中氡的最高污染含量规定为74.37Bq/L，而我国的生活饮用水标准和天然矿泉水标准对氡的含量没有做相应的规定。

4.37 氟斑牙与饮用水氟含量有关吗？

适量的氟是牙齿及骨骼结构所必需的。氟斑牙又叫斑釉，是一种由于饮用水中氟含量过高而导致的牙齿疾病。儿童在七八岁前，即牙齿发育钙化期，如饮用含氟量过高的水可能危害牙胚的造釉细胞，从而导致釉质发育不全。这其实也是轻度氟中毒的表现，严重的氟中毒可以引起骨骼发生氟性骨硬化，即通常所说的氟骨病。

氟本身对牙齿具有双重作用。天然水对人体适宜的含氟量很小，为0.6～1mg/L。饮用水中氟含量大于1mg/L即可发生氟斑牙，超过3mg/L氟斑牙发病率达100%，但如果饮水中缺乏氟（小于0.6mg/L），牙齿的抗龋齿能力会降低。对氟斑牙来说最重要的还是预防，其最主要的预防法就是改良水源，降低饮水中氟的含量。

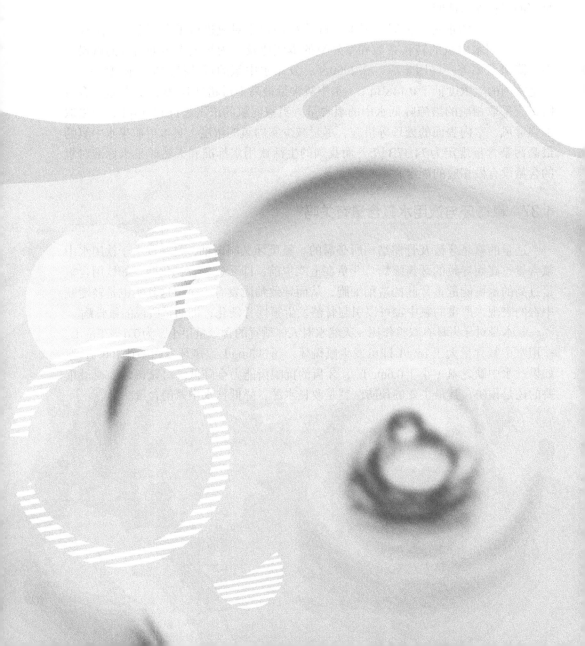

第5章
饮用水中哪些物质可导致疾患

5.1　饮用水中可导致疾患的物质有哪几类？

饮水水质中可能导致疾病的因素分为三类：一是病原微生物，通过水作为媒介进行传播，引起介水传染病的产生、传播和流行；二是超量或不足的各种矿物元素，可能引发各种地方病；三是进入水中的各种污染物，包括重金属、有机物和有毒物质，这些污染物或通过饮水直接进入人体，或通过食物链富集后进入人体，引起急性和慢性中毒。

5.2　什么是饮用水水质的微生物风险？

饮用水水质的微生物风险，是指由饮用水中病原微生物引起水介传染病暴发、严重危害人体健康、直接威胁人类生存的风险。通过饮用水传播的病原微生物主要有细菌、病毒、原生动物和肠虫等。在19世纪末，人们认识到严重危害生命的霍乱、伤寒、痢疾等传染病是病原微生物通过饮用水传播的。这是人类历史上第一次将水质与健康联系起来。从20世纪70年代以来，在饮用水中不断发现新的病原微生物。随着人类活动的发展、科学技术的进步，饮用水中病原微生物种类和数目不断被发现与认识。近10多年来，在保持余氯的管网中仍检测出几十种细菌，其中除少数铁细菌和硫细菌外，主要是以有机物为营养基质的异养菌。

5.3　水中哪些微生物可导致疾病？

水是微生物存在的天然环境，大多数微生物生活在有水的环境中，离开水，微生物将失去活性甚至死亡，干燥的食物可以保存得更久就是这个道理。水中微生物可分为病毒、原生动物、部分寄生虫以及部分藻类，其中大多数微生物都可以引起人类的各种疾病。当水温达到100℃时，绝大部分水中微生物即死亡或失去活性。由于中国人有喝开水的良好习惯，使得中国人得水传染疾病的机会大大降低。

5.4　水传疾病病毒的危害是什么？

病毒是一种体积极微小的微生物，个体尺寸10～300nm，大多用电子显微镜才能看到。病毒结构简单，属于非细胞型微生物，可以是一种蛋白组成外壳加上几百上千个核苷酸或核酸（如类病毒），或只含有蛋白质（朊病毒）。病毒游离于细胞之外时，不能复制，不表现生命流行性，只以一种有机物的物质形式存在。病毒一旦进入细胞后，它可以控制细胞，使其听从病毒生命活动需要，靠寄生在其他生物的活细胞内生长繁殖。病毒最明显的特点是其复制原料和能量全部来自所寄生的细胞，并使细胞产生病变。

引发水传疾病的病毒主要有肠病毒，其中脊髓灰质炎病毒可导致脊髓灰质炎，也叫小儿麻痹病；柯萨奇甲型、乙型病毒和埃可病毒，可导致无菌性脑膜炎；其他类型肠病毒，可导致大脑炎。此外，呼吸道、肠道弧病毒和腺病毒可导致上呼吸道和肠胃病，轮状病毒和肠胃病毒可导致肠胃炎，甲型肝炎病毒可导致传染性肝炎等。

目前已知由病毒引起的介水传播疾病有甲型肝炎、病毒性肠胃炎等。据美国的调查统计，1971～1985年水传播疾病中，甲型肝炎暴发过23次，发病人数737人；病毒性肠胃炎暴发过20次，发病人数多达6254人；小儿麻痹病暴发过1次，发病人数16人。

5.5　水传疾病细菌的危害是什么？

凡是能引起人类疾病的细菌，统称为病原菌或致病菌。细菌在人体内寄生，增殖并引起疾病的特性称为细菌的致病性或病原性。如鼠疫细菌引起鼠疫，结核杆菌引起结核病。致病性强弱程度以毒力表示，各种细菌的毒力不同，并可因宿主种类及环境条件不同而发生变化。

引发水传疾病的细菌主要有：可以导致伤寒或副伤寒的伤寒沙门氏菌和副伤寒沙门氏菌；导致沙门氏菌病的沙门氏菌；导致细菌性痢疾的志贺氏菌；导致霍乱的霍乱弧菌；导致肠胃炎的肠病原埃希氏大肠菌、小肠结炎耶尔森氏菌和空弯曲杆菌；导致急性呼吸道疾病军团的嗜肺军团菌；导致结核病的结核分枝杆菌；导致肺病的其他非典型分枝杆菌。

1946～1980年，美国因水传播疾病弯曲杆菌和大肠埃希氏菌引发的肠胃炎暴发过7次，发病人数近5000人；志贺氏菌引发的痢疾达61次之多，发病人数1300余人；沙门氏菌引发的沙门氏菌病75次，发病人数达18000余人。

5.6　水传疾病寄生虫的危害是什么？

寄生现象是指两种生物在一起生活，其中一方受益，另一方受害，后者给前者提供营养物质和居住场所的生物共生现象。受益的一方称为寄生物，受损害的一方称为宿主。寄生虫是一种寄生于植物、动物和人的体表或体内以获取营养，赖以生存，并损害宿主的多细胞的无脊椎动物或单细胞的原生动物。

目前已知水传疾病寄生虫有卡氏棘变形虫，能引发阿米巴脑膜炎；结肠肠袋虫，能引发小袋虫病；隐孢子虫，能引发隐孢子虫病；痢疾内变形虫，能引发阿米巴性痢疾；表吮贾第鞭毛虫，能引发贾第鞭毛虫病；福氏纳归虫，能引发原发性阿米巴脑膜脑炎。大多数寄生虫可以在水中存活，并能通过水传播，还有许多寄生虫间接通过水传播引发各种疾病。1946～1980年，美国发生的水传寄生虫病48次，发病人数近2万人。

5.7 藻类对人体健康的危害是什么?

藻类能够进行光合作用。藻类系利用光能把无机物合成有机物供自身需要、能独立生活的一类自养原植体植物。藻类在形态上千差万别,小的只有几微米,必须在显微镜下才能看到;较大的肉眼可见;最大的体长可达60m以上。尽管藻类种类繁多,但是,它们基本上是没有根、茎、叶分化的原植体植物。藻类在自然界中几乎到处都有分布,主要是生长在水中(淡水或海水)。但在潮湿的岩石上、墙壁和树干上、土壤中也都有它们的分布。在水中生活的藻类,有的浮游于水中,也有的固着于水中岩石上或附着于其他植物体上。

藻类对人体健康的危害主要体现在藻毒素上。藻类死亡后毒素进入水中,当毒素达到一定浓度后,直接饮用受到污染的水会引起中毒,轻者引发肠胃炎,重者可以致人死亡。藻毒素也可以通过食物链富集,人们食用水产品后发生中毒。据研究,河豚有毒与藻类毒素有密切关系。

5.8 微囊藻毒素对人体健康的危害是什么?

目前从水华中提取的藻毒素主要是微囊藻毒素。微囊藻毒素为肝毒素,主要由淡水藻类铜绿微囊藻产生,至今已发现微囊藻毒素有50多种异构体,其中以微囊藻毒素LR毒性最大。微囊藻毒素耐热,煮沸都不易破坏,还不容易被自来水的凝聚、沉淀、过滤等过程处理掉,能在贻贝和扇贝的消化腺内积累并沿食物链进入到高营养级生物体内,包括鱼、鸟、哺乳动物及人类。它们对哺乳动物来说具有肝毒性,动物中毒症状包括虚弱、皮肤苍白、过冷、呼吸粗重、呕吐及腹泻等,严重时导致肝出血及肝坏死,并因呼吸阻塞而死亡。

藻毒素的毒性可诱发人体消化道疾病、结膜炎、鼻炎、脾脏疾病及其他疾病。人们在洗澡、游泳及其他水上运动时,接触含藻毒素的水体可引起眼睛和皮肤过敏,使手足发麻,儿童更为敏感。若居民饮用受到藻毒素污染的水,会引起中毒,轻者引发肠胃炎,重者可致死,长期饮用则可能引发肝癌。

5.9 水中有机物是如何对人体构成危害的?

水中的有机农药、卤代烷、酚类化合物、苯类化合物均会对人体健康构成危害,其危害主要体现在三个方面:一是促进水中微生物滋生,引发介水传染疾病;二是它们本身具有毒性,导致人体中毒;三是具有致癌、致畸、致突变的作用,对人体的危害长期而隐蔽。

水中各种有机污染物对人体的危害方式有两种:一是可以随饮用水直接进入人体而发生危害,二是通过食物进入人体而发生危害。后一种方式因食物链的富集作用而危害更甚。

5.10　有机农药对人体的危害是什么?

现代社会广泛使用各种农药，以控制病虫害的发生。这些农药在农田灌溉或降水时溶出，随径流进入地表水体，或下渗进入地下水。由于有机农药药效好，深受广大农民的欢迎，每年使用量较大。常见的有机农药分为有机氯农药和有机磷农药。这些有机农药有的具有致癌作用，能引起食道癌、胃癌、肝癌、肺癌、血癌（白血病）等癌症；有的能够改变人体内的激素平衡，具有生殖毒性，严重危害人类健康。

5.11　氯化卤代烷对人体的危害是什么?

氯化卤代烷是一类广泛使用的有机物，有四氯化碳、二氯甲烷、二氯乙烷、三氯乙烷、氯乙烯等，常用于制冷剂、发泡剂、灭火剂、溶剂、清洗剂、化工原料等用途。部分氯化卤代烷是氯消毒的副产物，如氯仿、溴仿、二溴一氯甲烷、一溴二氯甲烷。

氯化卤代烷中毒可引起恶心、呕吐、腹泻、眩晕、头痛、运动失调，慢性中毒可使脂质过氧化，损伤细胞膜和神经，引起甲状腺、肝、肾等器官中毒。多种氯化卤代烷具有致癌、致畸、致突变的作用，这种"三致"作用需要经过很长时间才能显现，因而容易被人们忽视。

5.12　酚类化合物对人体的危害是什么?

酚类化合物主要来源于石油化工、煤化工产业，通过工业废水进入水体，企业生产区的地表降水径流的溶出转移作用也不可忽视。水中主要的酚类化合物有苯酚、甲苯酚、氯酚、苯二酚等。

如果饮用水中酚类化合物含量超标，长期饮用会产生头晕、失眠、贫血、皮疹、记忆力减退等。酚类化合物具有促癌作用，达到一定剂量时致癌作用明显。

5.13　苯类化合物对人体的危害是什么?

水中的苯类化合物主要包括苯、二甲苯、苯乙烯、氯苯、苯并［a］芘等。苯类化合物具有较强的致癌作用，并损害神经、引起造血功能障碍。苯并［a］芘是重要的饮用水水质控制指标。

5.14　水体中内分泌干扰物对人体的危害是什么?

近20年来，发现存在于水中的许多化学物质，不是直接作为有毒物质影响身体，而是干扰人体的内分泌，起着某种激素的作用，这些化学物质通常称作内分泌

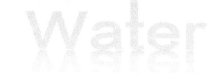

干扰物或内分泌干扰素，也称作环境激素。

在国内外的许多水体中，均发现内分泌干扰物的存在。已经查明的内分泌干扰物超过100种，涉及许多工业用品、农业用品、生活用品及医用品，如塑料、树脂、农药、除垢剂、洗涤剂、染料、涂料、食品添加剂、化妆品、避孕药品等。

（1）邻苯二甲酸酯。主要来自塑料制品，有明显的生殖毒性和很强的"三致"作用。由于塑料使用极为广泛，它所释放出来的邻苯二甲酸酯很容易从环境中进入人体，女性最易受害。

（2）二噁英类。垃圾焚烧时常产生此类物质。它们的毒性很强，进入人体后，除导致免疫力降低、引发癌症外，还可以引起肝中毒，有生殖毒性，会影响神经，造成大脑障碍、头痛、失眠，还容易使智力下降。

（3）双酚A。它是制造环氧树脂、聚碳酸酯、聚砜的原料，在工业废水中已有发现。人体中的雌激素主要有雌酮、雌二醇、雌三醇，由人体的卵巢分泌。环境中具有雌激素活性的物质干扰人体正常内分泌，它们在人体中的出现使人体性激素分泌量减少、雌激素活性下降，男性精子数量减少，新生儿成活率降低，后代发育不良。这类物质包括邻苯二甲酸酯、二噁英、双酚A、壬基酚、多氯联苯以及重金属汞、铅、镉。

5.15 水中哪几类矿物质对人体能构成危害？

当某一地区某种矿物元素过量或缺乏时，会导致化学元素型地方病，如氟中毒、大骨节病、砷中毒、硒中毒、钼中毒、克山病、甲状腺肿（粗脖子病）、克汀病等。我国地方病分布广，患者多，受威胁人口更多。除上海市外的29个省、自治区、直辖市都有甲状腺肿、克汀病和氟中毒。除了自然因素，日益严重的污染也成为地方病的发病原因。引发地方病的矿物元素主要为重金属和非金属有毒元素，其中许多为人体必需的微量元素，因其过量或不足成为致病因子。

重金属是指相对密度大于4或5的金属，约有45种，如铜、铅、锌、铁、钴、镍、钒、铌、钽、钛、锰、镉、铬、汞、钨、钼、金、银等。其中许多是生命活动所需要的微量元素，适量有益健康，也有部分重金属如汞、铅、镉等并非生命活动所必需。所有重金属超过一定浓度都对人体有害。能引起人类中毒的非金属有毒物质有砷、硒、硼、氰化物、亚硝酸盐等。

5.16 汞对人体的危害是什么？

汞可损伤人的大脑和神经系统，慢性汞中毒可以引起神经症状，如头昏、头痛、失眠、多梦，情绪激动或抑郁、焦虑和胆怯等；可以导致自主神经功能紊乱，表现如脸红、多汗、皮肤划痕症、肌肉震颤先见于手指、眼睑和舌，以后累及手臂、下肢和头部，甚至全身；可以导致口腔疾病，主要表现为黏膜充血、溃疡、齿龈肿胀和出血，牙齿松动和脱落；可以导致肾脏损伤，初为亚临床的肾小管功能损害，出现低分子蛋白尿等，亦可出现肾炎和肾病综合征。此外，慢性中毒患者尚可有体重减轻、性功能减退，妇女月经失调或流产以及有甲状腺机能亢进、周围神经病变。

有机汞毒性高于无机汞。如甲基汞中毒者具有明显神经症状如突发性惊吓、两眼斜视、吞咽困难、阵发性抽搐、口腔张开而不能说话，有的小孩眯着眼睛发出狂笑，不能自已。症状严重的，可出现痉挛、麻痹、意识障碍等急性发作，并很快死亡。除人体受害外，动物如猫的中毒表现也引人注目，主要是集体向大海狂奔，即所谓狂猫跳海的水俣病。这是汞引起的著名环境公害病，因1953年首先发现于日本熊本县水俣湾附近的渔村而得名。

5.17　铅对人体的危害是什么？

铅是一种严重危害人类健康的重金属元素，它可影响神经、造血、消化、泌尿、生殖和发育、心血管、内分泌、免疫、骨骼等各类器官，主要的靶器官是神经系统和造血系统。更为严重的是它影响婴儿的生长和智力发育，损伤认知功能、神经行为和学习记忆等脑功能，严重者造成痴呆。以往被认为安全的血铅水平已一再被证实对儿童健康有害，儿童铅中毒的标准已从20世纪70年代以前的600μg/L降为目前的100μg/L。生命早期的铅暴露不仅危害儿童期智能和行为发育，而且对成年后心脑血管异常、骨质疏松等也有影响。

我国目前儿童铅中毒状况十分严重。对沈阳、北京、西安、上海、福州、广州等大城市工业区的调查表明，有85%的儿童的血铅水平超过100μg/L，处于无症状的亚临床铅中毒状态。根据1997～1999年我国部分城市调查，有38.8%的城市儿童超过铅中毒标准。按此比例，我国3.3亿14岁以下儿童中有1亿以上受到铅中毒威胁。WHO在1999年呼吁发展中国家采取紧急措施，对付日益严重的铅污染。

5.18　镉对人体的危害是什么？

镉是仅次于汞、铅之后污染环境、威胁人类健康的第三种金属元素。骨骼作为镉的主要靶器官，骨软化、骨质疏松就是镉的毒效应。镉中毒可使肌肉萎缩，关节变形，骨骼疼痛难忍，不能入睡，发生病理性骨折。肾脏是镉慢性毒作用的靶器官，长期接触可引起肾脏的损害。

另外，镉还能引起生殖系统的损害。美国科学家的研究表明，少量金属镉在实验鼠体内即能起到雌性激素的功能。他们认为，这种金属可能会提高女性患乳腺癌的风险。

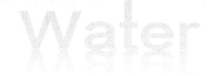

5.19 铬对人体的危害是什么？

铬遍布于自然界，在水体和大气中均含有微量的铬。铬有多种价态，其中仅三价铬与六价铬具有生物意义。

铬是人体必需的微量元素，过量的铬会污染环境，危害人体健康。铬的价态不同，人体吸收铬的效率也不一样，胃肠道对三价铬的吸收比六价铬低，六价铬在胃肠道酸性条件下可还原为三价铬，大量摄入铬可以在体内造成明显的蓄积。铬中毒主要是指六价铬。

饮用被含铬工业废水污染的水，可致腹部不适及腹泻等中毒症状；铬为皮肤变态反应原，引起过敏性皮炎或湿疹，湿疹的症状多呈小块，钱币状，以亚急表现为主，呈红斑、浸润、渗出、脱屑、病程长，久而不愈；由呼吸进入，对呼吸道有刺激和腐蚀作用，引起鼻炎、咽炎、支气管炎，严重时使鼻中隔糜烂，甚至穿孔。慢性铬中毒可出现胃痛、胃炎、胃肠道溃疡，伴有周身酸痛、乏力等，味觉和嗅觉可减退，甚至消失。铬还是致癌因子。

5.20 钡对人体的危害是什么？

钡及其化合物用途甚广，常见钡盐有硫酸钡、碳酸钡、氯化钡、硫化钡、硝酸钡、氧化钡等。除硫酸钡外，其他钡盐均有毒性。金属钡毒性很低，但可溶性钡盐的毒性很高。不同钡化合物的毒性大小与溶解度有关，溶解度越高，毒性越大。可溶性钡盐如氯化钡、醋酸钡、硝酸钡等为剧毒。碳酸钡虽不溶于水，但服入后与胃酸反应成为氯化钡而有毒，口服氯化钡0.2～0.5g即可中毒，0.8～1.0g时可致死。

钡盐急性中毒，开始会出现胃肠道症状，如口腔、咽喉部及食道等处有干燥和烧灼感，恶心、呕吐、腹痛、腹泻、排水样血性大便，然后因肠痉挛而致便秘。同时可伴有头痛、眩晕、复视、耳鸣、口唇周围麻木感、刺痛等。由于频繁呕吐和腹泻，会导致致脱水、电解质紊乱，甚至休克。钡的慢性损害可出现上呼吸道和眼结膜刺激症状，可出现无力、气促、流涎、口腔黏膜肿胀糜烂、鼻炎、结膜炎、腹泻、心动过速、血压增高、脱发等。有研究表明，心血管病与饮用水中钡的含量高度相关。

5.21 铍对人体的危害是什么？

铍及其盐类化合物均具有较大的毒性。急性铍中毒的临床表现为化学性支气管炎和肺炎，出现发热、全身酸痛、乏力、头痛、头昏、胸闷、咳嗽，痰可带血丝。肺部有湿啰音，严重中毒患者会出现肺水肿。胸片可见肺纹理增多及大小不等的片状渗出阴影。

慢性铍中毒引起肺肉芽肿病变为主的全身性疾病，又称铍病。铍病起病缓慢，一般在接触铍后数年，甚至10年才发病。临床表现主要为乏力、消瘦、食欲不振、胸闷、胸痛、咳嗽、气急；后期出现肺气肿、缺氧、肺源性心脏病、心力衰竭。铍还可以损害皮肤，引发接触性皮炎，局部皮肤有红肿、瘙痒、灼痛、丘疹或疱疹。

铍属于人类可能致癌物。我国现行《生活饮用水卫生标准》（GB 5749—2006）中规定，生活饮用水中铍的限值为0.002mg/L。

5.22 锑对人体的危害是什么?

锑是银白色的天然金属，会刺激人体的眼、鼻、喉咙及皮肤，持续接触会破坏心脏及肝脏功能。根据美国毒性物质及疾病登记署的资料，锑会通过饮水、食物和空气进入人体，主要破坏心脏和肝脏功能，也会囤积在肺、大肠等组织，需要数周时间才能排出体外。

人体吸收到少量的锑就会出现头痛、眩晕和抑郁，急性中毒时会剧烈呕吐、头痛、呼吸困难，严重者可能死亡。长期吸入锑含量浓度为2mg/m³的空气就会造成心脏、肝脏伤害，一次喝下锑浓度达19mg/L的水就会令人呕吐。德国音乐神童莫扎特死因的一个说法就是锑中毒。1991年英国一名医师提出，莫扎特可能是在治疗忧郁症和高烧不退时，吃下医师开的砷和锑导致中毒。

5.23 铊对人体的危害是什么?

铊及其氧化物都有毒，能使人的中枢神经系统、肠胃系统及肾脏等部位发生病变。人如果饮用了被铊污染的水或吸入了含铊化合物的粉尘，就会引起铊中毒。急性铊中毒患者，有恶心、呕吐、腹绞痛，甚至昏迷、抽搐、休克等症状；慢性铊中毒患者，初期为全身无力、食欲减退、头晕、头痛、失眠，随后便出现手指震颤、视力减退、脱发等症状。"鬼剃头"就是慢性铊中毒的一种表现。

早在20世纪60年代初期，某山村发生了一种罕见的疾病，全村人都不同程度地脱发，在不到3年的时间里，全村约700人的头发全都脱光了。这种被人称作"鬼剃头"的疾病，经检查为铊中毒。虽经各方面的全力抢救，大部分人脱离了危险，但还是有60多人不幸死亡。经有关部门查找原因，原来这个村子附近有一座废弃的汞矿，村民们为了挣钱便私自采矿，并在小河中淘洗朱砂（硫化汞），然后将矿石抛于水中或扔在岸边。矿石中的硫化铊经风吹日晒及水冲后被氧化生成硫酸铊并溶于水中，因而河水被铊的化合物所污染，村民们饮用河水后发生中毒。

5.24 镍对人体的危害是什么?

镍中毒主要是吸入镍及其盐类的粉尘引起，临床表现为呼吸系统刺激症状及皮肤损害。工业上镍用于制作各种镍合金、器皿和材料等。长期接触镍的工人除有中毒可能外，其癌症发生的危险度也会增加。

镍中毒患者有咳嗽、咳痰、胸闷、胸痛、哮喘症状。胸片可见肺纹理增多、片状阴影、肺门增宽。从事镍电解和电镀工人可发生鼻炎、嗅觉丧失和鼻中隔穿孔。皮肤损害多见于暴露部位。皮肤性质为红斑、丘疹、丘疱疹，常奇痒，故称"镍痒症"。慢性皮损呈苔藓样变或色素沉着。脱离接触后，皮损经数周或数月内自愈。长期接触镍的工人患鼻癌和肺癌的危险度会增加。研究者认为，过量的镍可使胎儿致畸。

5.25　钼对人体的危害是什么？

钼是人体必需的微量元素，钼对人体产生毒害的情况尚少。前苏联的亚美尼亚地区土壤中含钼量很高，居民钼摄入量每天 10 ～ 15mg，痛风病发病率也高，认为痛风病与钼过多有关。

5.26　砷对人体的危害是什么？

砷俗称砒，在环境中多以化合物的形式存在，常见的有三氧化二砷（砒霜）、二硫化二砷（雄黄）、三氯化砷、氰化砷等，其中以三氧化二砷最为常见。由于砷污染引起的急性、慢性中毒事件屡见不鲜，其中砷污染食物占很大比例，其次是饮水砷中毒、职业性砷中毒及医疗性砷中毒等。慢性砷中毒常见于含砷矿区、天然高砷区、含砷废水污染等。慢性砷中毒作为公害病仅见于日本。

砷及砷化合物是WHO下属的国际癌症研究所、美国环境卫生科学研究院、美国环保局等诸多权威机构所公认的人类已确定的致癌物。由于人类取水灌溉、采矿、特别是打井取水饮用等活动，以及受各地区的生态环境和气候影响，地球表层中砷化合物以砷酸盐及亚砷酸盐等形式大量溶入地下水中，带来了严重的砷污染问题。

我国在很早以前就已发现了饮水型砷中毒的存在，按照WHO的标准，中国砷中毒危害病区的暴露人口高达1500万，已确诊患者超过数万人。慢性饮水型砷中毒对人体多系统功能均可造成危害，包括高血压、心脑血管病、神经病变、糖尿病、皮肤色素代谢异常及皮肤角化，影响劳动和生活能力，并最终发展为皮肤癌，可伴膀胱、肾、肝等多种内脏癌的高发。最新研究还表明胎儿比成人对砷的毒性更敏感。

据俄新社报道，法国国际拿破仑协会著名毒物学家帕斯卡尔·金茨的最新研究成果证实，拿破仑的死因可能是慢性砷中毒，而不是癌症或其他疾病。

5.27　硒对人体的危害是什么？

硒是人体必需的微量元素，是有机体的保护性因子。人体过多摄入硒会引起慢性硒中毒。硒中毒的初期症状是食欲减退、恶心、头皮疼痛、皮肤发痒、指甲疼痛、四肢无力、麻木、抽搐等，进而发生毛发脱落、脱甲、皮肤损害和神经系统损害等症状，乃至四肢瘫痪。

研究还表明，过量硒可诱发染色体畸变及外周血淋巴细胞姐妹染色体互换频繁升高。高浓度的硒可产生致突变作用及对细胞内遗传物质有损伤作用，甚至引起细胞癌变。

5.28　氟对人体的危害是什么？

氟是人体必需的化学元素，适量的氟是牙齿及骨骼结构所必需的。氟过多或不足都会影响身体健康。氟在地壳中含量不多，但分布很广。氟的化学性质很活泼，有很强的迁移能力。含氟的矿物可溶解于天然水中，尤其是深层地下水和浅层水常因氟的含量较多而成为高氟水，火山和温泉也会将地壳深部的氟携带到地表。

天然水中对人体适宜的含氟量区间很小，大约是 $0.6 \sim 1.0mg/L$，一般情况下大于 $1.0mg/L$ 就会出现氟中毒症，小于 $0.6mg/L$ 则发生龋齿和骨质疏松症。氟中毒即患氟骨病，出现氟斑牙，会影响甲状腺、胰腺、肾上腺和性腺的内分泌功能，也会造成脏器损伤、生殖功能衰退和引起神经中毒，严重时发生骨质病变。

5.29　硼对人体的危害是什么？

硼是人体限量元素，人体若摄入过多的硼，会引发多脏器的蓄积性中毒。硼砂的成人中毒剂量为 $1 \sim 3g$，成人致死量为 $15g$，婴儿致死量为 $2 \sim 3g$。因此我国《食品卫生法》和《食品添加剂卫生管理办法》明令禁止硼砂作为食品添加剂使用。

硼的毒性较高，硼砂对人体健康的危害性是很大的，人体本来对少量的有毒物质可以自行分解排出体外，但是硼砂进入体内后经过胃酸作用就转变为酸，而硼酸在人体内有积存性，虽然每次的摄取量不多，但积少而成多，连续摄取会在体内蓄积，妨害消化道的酶的作用，引起食欲减退、消化不良、抑制营养素之吸收，促进脂肪分解，因而使体重减轻。硼急性中毒症状为呕吐、腹泻、红斑、循环系统障碍、休克、昏迷等所谓硼酸症。硼砂中的硼对细菌的DNA合成有抑制作用，但同时也对人体内的DNA产生伤害。

5.30　碘对人体的危害是什么？

碘是人体必需的微量元素。如果环境中碘过量则有发生碘性甲状腺机能亢进症的危险，其临床表现如食欲亢进、体重减轻、肌肉无力、畏热等均较轻微，突眼也不明显。如果患者原有器质性心脏病，有一定的危险性。甲亢和患有结节性甲状腺肿的病人应该使用无碘盐并避免食用富碘食物。

5.31 银对人体的危害是什么?

银在自然界中有单质存在，但主要以氧化物、硫化物和某些盐类形式存在。银及其矿物质均不易溶解迁移，在地下水中偶尔会检出，属于微量组分。长期接触银金属和无毒银化合物也会引起银质沉着症。银及其化合物可经胃肠道、呼吸道、皮肤吸收，但吸收量很少，银一旦被吸收，能长期保留在组织内。

5.32 铝对人体的危害是什么?

铝是一种最含量丰富的金属元素，占地壳组成8%。为减少水中有机物、色度、浑浊度以及微生物水平，铝盐作为絮凝剂在水处理中广泛应用，但容易导致出水中铝浓度的增高。

饮用水中的铝元素与潜在的神经症状有关，如阿尔兹海默症和痴呆以及尿毒症患者的骨质疏松症。我国一项研究表明，饮用水中铝含量高的地区，痴呆症的发病率比饮用水中铝含量低的地区高50%。饮用水中铝元素浓度应<0.2 mg/L。

5.33 氰化物对人体的危害是什么?

水中氰化物可分为简单氰化物和络合氰化物，主要来源于电镀废水、焦炉和高炉的煤气洗涤水，合成氨、有色金属选矿、冶炼、化学纤维生产、制药等各种工业废水。

氰化物是剧毒物质，对人体的毒性主要是与高铁细胞色素氧化酶结合，生成氰化高铁细胞色素氧化酶而失去传递氧的作用，引起组织缺氧窒息。氰化物对水生生物有很大毒性。水体中含氰化物0.1mg/L能杀死虫类，0.3mg/L能杀死赖以自净的微生物，而含0.3～0.5mg/L时，鱼类中毒死亡。人只要口服0.28g左右氰化钾则可致死。氰化物危害极大，可在数秒之内出现中毒症状。当含氰废水排入水体后，会立即引起水生动物急性中毒甚至死亡。

5.34 亚硝酸盐对人体的危害是什么?

亚硝酸盐是指亚硝酸形成的盐。水环境中亚硝酸盐通常是氨转化成硝酸盐的硝化过程以及硝酸盐反硝化过程的中间产物。氨氮在硝化过程中以及硝酸盐反硝化过程中，一旦受阻反应不彻底，就会产生亚硝酸盐的积累。因此，地下水中亚硝酸盐的来源有很多，不同形式的含氮污染物会在微生物的作用下转化成亚硝酸盐氮。

亚硝酸盐是剧毒物质，成人摄入0.2～0.5g即可引起中毒，3g即可致死。亚硝酸盐同时还是一种致癌物质。很多人倾向于认为它是形成致癌物——亚硝胺的前体。据研究，食道癌与患者摄入的亚硝酸盐量呈正相关性，亚硝酸盐的致癌机理是在胃酸等环境下亚硝酸盐与食物中的仲胺、叔胺和酰胺等反应生成强致癌物亚硝胺。

亚硝胺还能够透过胎盘进入胎儿体内，对胎儿有致畸作用。6个月以内的婴儿对亚硝酸盐特别敏感，临床上患"高铁血红蛋白血症"的婴儿即是食用亚硝酸盐或硝酸盐浓度高的食品引起的，欧盟规定亚硝酸盐严禁用于婴儿食品。

亚硝酸盐中毒发病急速，一般潜伏期 $1 \sim 3h$，中毒的主要特点是由于组织缺氧引起的口唇、舌尖、指尖青紫，重者眼结膜、面部及全身皮肤青紫。头晕、头疼、乏力、心跳加速嗜睡或烦躁、呼吸困难、恶心、呕吐、腹痛、腹泻、严重者昏迷、惊厥、大小便失禁，可因呼吸衰竭而死亡。

5.35 水中硝酸盐对人体的危害是什么？

硝酸盐（NO_3^-）是氮循环的一部分，它作为环境污染物而广泛存在于自然界中，尤其是在液态水、地表水和地下水中以及动植物体内与食品内。

硝酸盐毒性不大，对人体没有直接的危害，但摄入过多的硝酸盐在人体内经微生物作用可被还原成有毒的亚硝酸盐。因此，硝酸盐往往表现为亚硝酸盐的毒性。在饮用水硝酸盐含量较高的地区，会发生高铁血红蛋白血症。临床表现为口唇、指甲发绀，皮肤出现紫斑等缺氧症状，可致死亡。饮用水中硝酸盐浓度（以N计）限值为10mg/L，地下水源限制时为20mg/L。

5.36 溴酸盐对人体的危害是什么？

供水企业在对自来水进行臭氧消毒时，水中的溴离子在高含量的臭氧作用下被氧化，不可避免地产生一种毒副产物，即溴酸盐。通过动物试验研究，已有足够的数据证明溴酸盐对动物具有致癌性。溴酸盐在国际上被定为2B级的潜在致癌物，因此我国《生活饮用水卫生标准》中规定，饮用水中溴酸盐浓度不允许超过0.01 mg/L。

5.37 什么是公害病？与水相关的世界性公害事件有哪些？

在环境学上，人为的环境污染引起的地区性疾病叫公害病。公害病不仅是一个医学概念，而且具有法律意义，必须经过严格鉴定和法律认可。公害对人群的危害比生产环境中的职业危害广泛得多，凡处于公害范围内的人群，不论年龄大小，甚至胎儿均受其害。可以用"不治之症、不可救药和自食其果"这三个成语来形容公害病的特点。

公害病流行的特点：首先具有长期（几年或者十几年甚至几十年）陆续发病的特征，危害后代，但也可能出现急性暴发的疾病，使大量人群在短暂时期内发病。

但是一旦发病就说明毒物已经在人体中积累到了危险的程度，所以已经很难治愈了，因而可称不治之症。

世界上著名的八大公害事件是20世纪人类遭受的重大环境灾难，这些多由于工业污染造成的悲剧给人们留下了惨痛的记忆和教训。八大公害事件即比利时马斯河谷烟雾、美国多诺拉烟雾、伦敦烟雾、美国洛杉矶光化学烟雾、日本水俣病、日本富山痛痛病、日本四日市哮喘病、日本米糠油事件。其中，与水相关的有两件：日本水俣病和日本富山痛痛病。

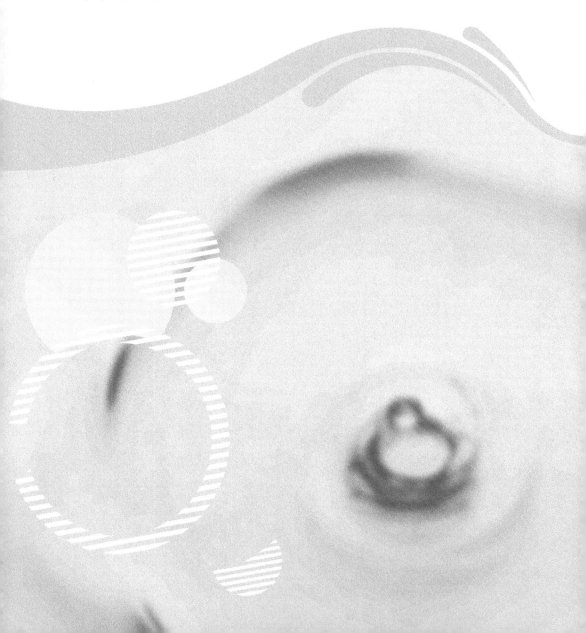

第6章
几种恶性疾病与饮用水质有什么关系

6.1　哪几种恶性疾病与饮用水质有密切关系？

与饮用水有密切关系的几种恶性疾病主要是癌症、烈性化学中毒、影响胚胎发育、生物性污染的水致急性传染病、生物地球化学性疾病等。

瘤是指一种不正常生长，即指不受一般生长控制的细胞增殖，亦指发生于体表或筋骨间的赘生物。一般可由痰瘀留聚、气血凝滞所引起。根据其部位形状和病因的不同，有气瘤、肉瘤、筋瘤、血瘤、脂瘤和骨瘤等区别。瘤有良性瘤和恶性瘤，前者指一种无害的、局限的、非转移性瘤；后者指一个能转移且危及机体生命的肿瘤。恶性瘤（肿瘤）就是癌。1994年以来将致癌物分为致癌原和促癌剂，它们往往通过水传播而致癌。

6.2　什么是"三致"污染物？

"三致"污染物指水中存在的致癌物、致突变物和致畸物，它们来自工业废水、生活污水、农业排污等对水体的污染以及消毒副产物污染，其中主要是有毒有机物。

6.3　什么是致突变性？与饮用水有什么关系？

致突变性与基因有关。基因是染色体上占有一定位置的遗传单位，既是功能单位（作用子，结构基因），又是突变单位（突变子，或重组单位即重组子）。突变是由一个基因发生结构变化而导致一个细胞、病毒或微生物中基因类型发生突然的和稳定的变化过程。致突变是指突变的产生，也指核酸、病毒、细胞或微生物遭受突变剂的作用。

致突变作用包括诱导DNA损伤和引起遗传改变。基因突变和染色体突变都会导致遗传变异即突变。突变发生分为自发突变和诱发突变。研究证明肿瘤与诱发突变有关。能引起突变的物质称为致突变物（有时称为突变体）。能引起突变的物理或化学物质称为致突变剂（诱变剂），它使突变率高于自然突变。

许多致突变物需经体内生物转化后才呈现其致突变活性。水中一般以直接致突变物居多，而且在氯化消毒过程中又增加了直接致突变物。

6.4　什么是致畸性？与饮用水有什么关系？

致畸性涉及染色体。染色体是指真核细胞核内的一种结构，染色体的DNA含有基因，并且有贮存和翻译有机体的基因信息的功能。染色体畸变是指由基因物缺陷、复制或重排而引起的染色体不正常现象。染色体畸变类型包括染色体数目异常和染色体结构异常两类。

（1）染色体数目异常会造成整倍体畸变和非整倍体畸变，这是由于生殖细胞在减数分裂中的错误造成的不分裂现象，或在有丝分裂中发生遗失的结果。

（2）染色体结构异常是指染色体受损伤断裂后发生重排或互换或维持游离状态所发生的一系列形态结构改变。

先天性畸形的起源和形成称为畸胎生成，畸胎瘤是指从胚胎组织衍生的肿瘤。引起新生儿畸形的因素称为畸形因素。致畸形是指外源性环境因素对母体胎儿产生毒素，以致新生儿出现体形或器官畸变现象。在孕卵转为胎儿的胚胎阶段，对外来致畸物最为敏感，如此时受到致畸物影响就会产生各种畸形，如小头、无脑、耳聋、肢体残缺、先天性心脏病、怪胎、海狗症、双眼融合、外耳畸形等。

引起致畸物的药物或化学毒物较多，如安眠药、镇痛药、农药、甲基汞、硫酸铬、二噁英等化学物质，其中有些毒物是通过水传染的。

6.5 癌症与饮用水中的有机化合物有什么关系？

饮用水和癌症患病风险的关系十分密切，随着分析技术的发展，研究人员在饮用水中发现数种特殊化学物质，能使DNA（脱氧核糖核酸）受到损伤并致癌，这种特殊物质和放射性物质称为致癌物。据世界卫生组织报道，已查明全世界水体中可检查出2221种化学物质，其中饮用水中有害的有机污染物765种，经鉴定确认其中致癌物20种，可疑致癌物23种，致突变物56种，促癌剂18种。

化合物中产生最大污染问题的是有机化合物。其中挥发性有机物包括苯、四氯化碳、氯乙烯等。它们可通过饮用、呼吸和皮肤接触进入人体。其他的有机物比较稳定，包括丙烯酸酯、氯丹、二噁英、多氯联苯等，主要通过饮用水进入人体，这些有机物多含有氯，故属氯代有机物。在所列水中可能致癌有机物中，苯、氯乙烯和二噁英三项被国际癌症研究会（IARC）列为第一类致癌物，三氯乙烯、多氯联苯等7项被列为第二类致癌物，四氯化碳、氯丹等11项被列为第三类致癌物。

对这些有机污染物致癌性研究还不够深入。但这些研究都说明，随着饮用水中有机物含量的增加，可能引起癌症发病率的增加。因此，我们应尽量减少这些有机物在饮用水中的含量，以减少致癌风险。

6.6 自然因素进入水体的致癌物有哪些？

在水体中天然存在的可能致癌物主要有砷、石棉和放射性物质。

单质砷由于溶解度极小，所以毒性并不大，而其无机物（尤其是三氧化二砷，俗称"砒霜"）的溶解度极高，所以毒性极强。含砷化合物是许多工业（晶体管、金属胶黏剂、炸药、农药等）生产过程中使用的非金属有毒材料。砷在地壳中含量并不大，但在自然界中普遍存在。砷在地壳中主要以硫化物矿石的形式存在，如雌黄（As_2S_3）、雄黄（As_2S_2）和砷黄铁矿（$FeAsS$）等，无论何种金属硫化物矿石中都含有一定量砷的硫化物。地下水中砷主要以砷酸及其盐类形式存在，例如亚砷酸（H_3AsO_3）、正砷酸（H_3AsO_4）、偏砷酸（$HAsO_3$）、焦砷酸（$H_4As_2O_3$）等。一般来讲，碱金属的砷酸盐溶解度较高，因而危害较大。

石棉由矿物纤维组成，而纤维束又由很长很细的能相互分离的纤维组成，是天然纤维状的硅质矿物的泛称。石棉的种类很多，最常见的三种是温石棉（白石棉）、铁石棉（褐石棉）及青石棉（蓝石棉），其中以温石棉含量最为丰富，用途最广。

具有自发衰变的元素称为放射性元素，自发衰变也就是具有放射性。放射性自发衰变时伴以α射线、β射线和γ射线三种能量释放的形式。这三种射线的放射速度和在空气中的射程都是较强的。例如，α射线由于氦核粒子质量大，摄入后会造成机体大损害；β射线虽然穿透深，但由于质量小而损害也较小；γ射线虽然穿透力很强（以光速传播，通过120mm厚的铅板也不会被吸收），但在低水平时影响有限。

6.7　水中砷的致癌性如何？

长期饮用砷含量超标的水，能导致多种皮肤疾病（皮肤增厚、皮肤色素沉着、皮肤肿瘤等），砷的吸收量与皮肤癌的发病密切相关。砷可引起肺部、肾脏、膀胱、结肠等器官的癌变。砷能诱发细胞复制过程中基因表达改变，从而使细胞失去控制地增生，从而导致癌症。

6.8　水中石棉的致癌性如何？

水中所含的石棉纤维被认为是可疑的致癌物质，石棉以纤维形式存在，其纤维丝的特殊结构和浓度，对致癌作用都有重要影响。早期研究证明，经常接触石棉者比一般接触者的肺癌发病率要高得多，接触石棉的工人中患肺癌的比例较大。

石棉纤维还可以引起间皮癌（胸膜或腹膜癌），石棉沉着病（因肺内组织纤维化而使肺部结疤，也称石棉肺）。与石棉有关的疾病症状，往往会有很长的潜伏期，可能在与石棉接触大约10～40年才出现（肺癌一般15～20年、间皮癌20～40年）。

6.9　水中放射性物质的致癌性如何？

放射性可以产生发育和致畸影响、基因影响以及包括致癌在内的体细胞影响。所有放射性核素皆为致癌物，但每种核素对器官的影响各不同。放射性物质通过饮用水进入人体内可产生内照射，发射的电离辐射对所有动物都有不同程度的致癌作用，主要引起皮肤癌、骨肉瘤、肺癌、白血病（血癌）等。特别是胎儿、青少年对放射性物质的敏感性比成人高，危害更大。[228]镭是骨的损害者，会导致骨肉瘤；

²²⁶镭则诱发头肉瘤；气体²²²氡通过食入或沐浴等形式进入人体，与肺部发病率直接相关，故氡的致癌力受到极大关注。铀并未被证明是致癌物，但能在骨骼中积累，²³⁵铀和²³³铀可损害肝脏、骨髓和造血功能；⁸⁹锶和⁹⁰锶可致骨肿瘤和血癌。一些研究指出，饮用水放射性高的地区其血癌发病率相对较高，饮用水中氡含量高的地区内儿童血癌的发病率也相对较高。

6.10　人为因素进入水体的潜在致癌物有哪些？

在人类的生产生活中会产生大量的有机物，并通过各种方式直接或间接地进入饮用水中，影响人体健康，其中许多具有致癌性。

化合物中产生最大污染问题的是有机化合物（含碳化合物）。其中挥发性（含分解）有机物包括苯、四氯化碳、氯乙烯等。它们可通过饮用、呼吸和皮肤接触进入人体。其他的有机物比较稳定，包括丙烯酸酯、氯丹、二噁英、多氯联苯等，主要通过饮用水进入人体。这些有机物中多含有氯，故属氯代有机物。

饮用水中已被证明具有、极有可能具有或可能具有致癌作用的污染物见表6-1。这些污染物的致癌作用都由国际癌症研究会（IARC）研究确认。在所列水中可能致癌有机物中，苯、氯乙烯和二噁英三项被IARC列为第一类致癌物（即确定的致癌物），三氯乙烯、多氯联苯等7项被列为第二类致癌物（很可能的致癌物），四氯化碳、氯丹等11项被列为第三类致癌物（有可能的致癌物）。余下的有机物尚未被分类。

表6-1　饮用水中已被证明具有、极有可能具有或可能具有致癌作用的污染物

污染物名称	IARC分类	最高目标值 /（mg/L）^①	最高允许值 /（mg/L）	污染物来源
1. 挥发性有机物				
苯	1	0	0.005	某些食物、气体、药物、农药、涂料和塑料工业
四氯化碳	2B	0	0.005	溶剂及其降解物
间二氯苯	2B	0.075	0.075	室内除味剂、卫生球
1,2-二氯乙烷	2B	0	0.005	含铅汽油、烟熏消毒剂
1,2-二氯乙烯	NR^②	0.007	0.007	塑料、染料、香水、涂料
三氯乙烯	2A	0	0.005	纺织品、黏合剂、金属油污清除剂
氯代乙烯基	1	0	0.002	PVC管材
2. 无机物				
锑	2B	0	0.006	阻火剂、陶瓷、电子行业、烟火、焊接

污染物名称	IARC分类	最高目标值 /（mg/L）①	最高允许值 /（mg/L）	污染物来源
石棉（>10μm）	1	7③	7③	自然沉积、石棉混凝土管道
铍	1	0.004	0.004	电子、航空、国防工业
镉	1	0.005	0.005	电镀水管腐蚀、自然沉积、电池、涂料
铬	1	0.1	0.1	自然沉积、采矿、电镀
硝酸盐	NR	10	10	动物垃圾、化肥、自然沉积、防腐水箱、污水
亚硝酸盐	NR	1	1	动物垃圾、化肥、自然沉积、防腐水箱、污水
3. 有机物				
丙烯酰胺	2A	0	TT④	污废水处理中使用的絮凝剂
甲草胺	NR	0	0.002	除草剂
氯丹	2B	0	0.002	杀白蚁剂
二溴一氯丙烷	2B	0	0.002	烟熏消毒剂
二氯甲烷	2B	0	0.005	涂料、金属油污清洗剂、火箭推进剂、萃取剂
二噁英	1	0	3×10^{-8}	化工生产、有机物焚烧、除草剂
环氧氯丙烷	2A	0	TT	水处理试剂、环氧树脂、涂料
二溴乙烯	2A	0	0.05μg/L	含铅汽油添加剂、烟熏消毒剂
七氯	2B	0	0.0004	杀白蚁剂
环氧七氯	NR	0	0.0002	七氯
六氯代苯	2B	0	0.001	农药生产副产品
多环芳香烃	2A	0	0.0002	煤焦油涂料、有机物焚烧、火山爆发、化石燃料
多氯联苯	2A	0	0.0005	冷却油、塑化剂
苯二酸盐	2B	0	0.006	PVC及其他塑料
西玛津	NB	0.004	0.004	除草剂
四氯乙烯	2A	0	0.005	化学干洗剂和其他溶剂
八氯莰烯	2B	0	0.003	杀虫剂
4. 其他				
α射线	NR	0	15⑤	自然界放射性物质衰减

续表

污染物名称	IARC 分类	最高目标值 /（mg/L）①	最高允许值 /（mg/L）	污染物来源
砷	1	0.05	0.05	自然界沉积物、冶炼厂、玻璃、电子垃圾、果树
β射线	NR	0	4⑥	自然或人工制造放射性物质
综合放射性（226/228）	NR	0	5⑦	自然沉积物
总三卤甲烷	NR	0	0.10	饮用水氯消毒副产物

① 除特殊注明以外，所有浓度单位均为mg/L。
② NR为国际癌症研究会目前尚未对其致癌性进行分类。
③ 石棉浓度单位为每升百万根纤维。
④ TT即该污染物需特殊处理。
⑤ α射线的计算单位为pCi/L。
⑥ β射线的计算单位为mrem/a。
⑦ 反射性镭的单位为pCi/L。

6.11　制水氯消毒可能产生的致癌和致突变物有哪些?

氯作为广泛使用的饮水消毒剂，在控制水致传染病方面起到了巨大作用。但是当氯投入量过大或水中有机物、腐殖质含量高时，氯会与这些前体反应生成具有致癌性的氯化消毒副产物。

氯化消毒副产物为有机氯，十分稳定不易降解。而且这些氯代有机物具有亲脂性（即容易进入脂肪），因此当它们通过食物和饮水进入人体后极易在脂肪内积累。

氯化消毒副产物种类多达500种以上，目前集中研究的只有21种（三氯甲烷4种、卤乙腈4种、卤酮2种、卤乙酸5种、氯酚1种、醛2种、其他3种），其中最常见的也是最引人关注的是三卤甲烷和卤乙酸。

6.12　什么是饮用水水质的化学物风险?

所谓饮用水水质的化学物风险是指水中含有的有毒无机物、有毒有机物、消毒副产物、新型环境污染物等微污染化学物质，通过饮用水引起各种疾病，严重危害人体健康。

其中有毒无机物主要包括有毒金属元素（如铅、铬等重金属）及其化合物。有毒有机化合物主要指人工合成有机物（如杀虫剂、除草剂、苯并[a]芘等）。内源有机物主要来自水体中生物群体（藻类、细菌、水生植物等）所产生的有机物和水体底泥释放的有机物。消毒副产物主要包括三卤甲烷、卤乙酸等。新型环境污染物主要指内分泌干扰物，如多氯联苯，双酚A等，以及导致生物地球化学性疾病的氟、砷、碘等。这些污染物主要来自工业废水和生活污水，因未达标排放而污染水体。

微污染饮用水中的有毒化学物质会危害人体健康。饮用水水质的化学风险一般是慢性的，而微生物风险一般是急性的。

6.13　农药是如何通过水体引起人体中毒的?

农药是一类特殊的化学品，一方面造福于人类，另一方面也给人类赖以生存的环境造成危害。农药利用率一般为10%，约90%残留在环境中，造成对环境的污染。大量散失的农药挥发到空气中，流入水体中，沉降聚集在土壤中，污染农畜渔果产品，并通过食物链的富集作用转移到人体，对人体产生危害，引起慢性中毒。高效剧毒的农药毒性大，且在环境中残留的时间长，当人畜食用了含有残留农药的食物，就会造成积累性中毒。农药对人体的危害主要表现为三种形式：急性中毒、慢性危害和"三致"危害。

（1）急性中毒。农药经口、呼吸道或接触而大量进入人体内，在短时间内表现出的急性病理反应为急性中毒。急性中毒往往造成大量个体死亡，成为最明显的农药危害。

（2）慢性危害。长期接触或食用含有农药的食品，可使农药在体内不断蓄积，对人体健康构成潜在威胁。农药在人体内不断积累，短时间内虽不会引起人体出现明显急性中毒症状，但可产生慢性危害，如有机磷和氨基甲酸酯类农药可抑制胆碱酯酶活性，破坏神经系统的正常功能。农药慢性危害虽不能直接威胁人体生命，但可降低人体免疫力，从而影响人体健康，致使其他疾病的患病率及死亡率上升。

（3）"三致"危害。实验确证18种广泛使用的农药具有明显的致癌性。目前国外颁布了5批农药安全使用标准，规定10类农药禁止在农业上使用。其中二溴氯丙烷可引起男性不育，对动物有致癌、致突变作用；二溴乙烷可使人畜致畸、致突变；杀虫脒对人有潜在的致癌威胁，对动物有致癌作用。

有机农药（如除草剂、杀虫剂）属于水中内分泌干扰物，是近年来引起人们关注的另一类化学污染物。世界性的统计资料显示，在过去的50年间，一些水栖动物的雌性化、男子精子数目减少、乳癌、子宫膜症等生殖器官发生异常，可能是受近似生物激素的化学物质所引起的，直接关系到人类的繁衍生息。

6.14　饮用水中哪些物质影响胚胎发育?

类雌性激素化合物也叫环境内分泌干扰物，是指外源性的干扰生物与人体正常内分泌机能的化学物质。它们具有类似雌性激素的作用，主要随人类生产和生活活动排放到环境中。

最新的研究证明，类雌性激素化合物的最大危害是对胚胎发育的有害影响，包括性行为和性偏爱、男女性别特征、性器官发育和精子数、生殖能力和生殖欲望等。这些情况的发生，主要是通过饮用水为这些类雌性激素化合物进入人体提供了途径。

6.15 水中污染物会对人体生殖和遗传产生哪些负面影响？

当某些化学物质从水中进入人体时，对生殖发育起损害作用，这些化学物质具有生殖毒性。生殖毒性包括雄性生殖毒性和雌性生殖毒性。化学物质的雄性生殖毒性直接表现为影响睾丸功能，间接表现为脑垂体受影响。化学物质的雌性生殖毒性表现在许多方面，如有机苯、甲苯、二甲苯、林丹等都会影响妇女的生殖功能。有些化学物质还会诱发或增加遗传物质的改变，引起遗传变异，如苯、染料、亚硝胺、亚硝酸及其盐类等。

6.16 饮用水中引起烈性中毒的化学物质有哪些？

化学中毒是化学毒性物质进入肌体后发生毒性作用，使组织细胞或其功能遭受损害而引起的毒性效应病理现象。水中所含剧毒化学物质主要是工业排放的"三废"物质污染了水环境所致。根据水质监测，我国多数主要河流受到镉、汞、铬、氰化物、酚等有毒化学物质的污染，对人体健康构成严重威胁。

6.17 镉引起的中毒特点是什么？

我国现行《生活饮用水卫生标准》规定镉的含量限值为0.005mg/L。

镉经消化道引起的急性中毒主要表现为急性发作的恶心、呕吐和腹泻。较严重者伴有头痛、眩晕、大汗和上肢感觉障碍，甚至抽搐，一般症状恢复较快。

长期摄入过量镉可引起慢性镉中毒，被称为日本第一号公害病的"痛痛病"就是典型的慢性镉中毒病。其主要症状是全身疼痛，初期多从腰背开始，然后发展到肩、膝、髋关节疼痛，逐渐扩至全身。疼痛性质为刺痛，特点是安静时不痛，活动时加剧。由于髋关节活动受限，患者步态呈鸭状步，行走困难。四肢屈曲变形，严重者身长可比健康时缩小10～30cm，咳嗽或轻微外伤都可以引起病理性骨折。

6.18 六价铬引起的中毒特点是什么？

水中六价铬可经消化道吸收（吸收率为2.6%～5.5%），进入血液后可抑制尿素酶、磷酸酯酶等的活性，也可与含铁球蛋白和血红蛋白相结合，使血液失去携氧功能，产生内窒息。急性中毒的临床表现主要是刺激和腐蚀消化道，引起恶心、呕吐、上腹部烧灼痛、腹泻、血水样便等。慢性中毒的主要症状有头痛、消瘦、腹部不适和腹泻，还可以出现中毒性肝炎、肾炎和铬性贫血。

6.19　氰化物引起中毒的特点是什么?

氰化物是剧毒物质,我国现行《生活饮用水卫生标准》规定氰化物的含量限值为0.05mg/L。

氰化物易被消化道吸收,摄入量超过毒理阈值浓度可引起中毒。急性中毒的毒理作用是氰基与体内微量金属的酶(主要是细胞色素氧化酶的含铁辅基血红蛋白A)结合,使之不能传递电子,阻断细胞内的氧化代谢过程,造成细胞内窒息。慢性中毒的毒理作用主要是由于体内硫氰酸盐增多,抑制甲状腺的聚碘功能,干扰碘的有机结合过程,减少体内碘的贮备,使甲状腺机能低下,致使脑垂体前叶代偿性地增加分泌促甲状腺素,导致甲状腺组织增生肿大。

6.20　化学毒剂引起中毒的特点是什么?

战争时,能使水源染毒的毒剂主要有神经性毒剂、糜烂性毒剂和失能性毒剂等。

(1)神经性毒剂(沙林、梭曼、VX)。是有机磷化物,属致死性毒剂。沙林能与水任意互溶,梭曼和VX在水中的溶解度分别为1.5%和2.5%,它们都能使水源染毒。但此类毒剂在水中会发生水解反应,使其毒性降低,水解产物均无毒。一般在毒剂浓度高时水解快,温度升高,pH值增大也能使水解速率加快。

(2)糜烂性毒剂。主要有芥子气和路易氏剂,属致伤性毒剂。可使水源长期受到污染。溶于水中的毒剂水解很快,但芥子气的水解反应是可逆的,不易彻底水解。路易氏剂水解产物为固体氯乙烯氧砷,仍然有糜烂性,但可用过滤去除。

(3)失能性毒剂。是非致死性毒剂,作用于中枢和周围神经系统,引起运动、思维和感觉等功能障碍,4～8h达到高峰。

6.21　水污染性疾病有什么特点?

医学工作者和环保人员经过深入的研究发现,水污染性疾病有渐进性、体内积累发病以及污染物不同引起的疾病不同的特点。

(1)渐进性。各种有毒物质在体内缓慢积累直到发病,因时间长不易觉察,更具隐蔽性。

(2)体内积累发病。重金属一旦进入体内与人体蛋白质结合,形成难以代谢掉的化合物。大多数毒性有机物及所有重金属在体内无法分解和代谢掉,只能在人体内长期滞留,不断积累。

(3)污染物不同引起的疾病不同。水中的污染物不同,所致人体疾病的表现也不同。如污染水中的亚硝酸化合物、三氯甲烷可引起癌症;工业废水及农药所含的毒性有机物、重金属可引起肝病;过高硬度的水可引起结石;金属铝含量过高可诱发老年痴呆症；高含量的无机盐可引起心血管疾病；重金属过高可引起血液病；毒性有机物、高含量的无机盐、重金属等可导致内分泌紊乱。

6.22 通过饮水可传播哪些肠道疾病?

通过饮水可传播的肠道疾病主要包括：霍乱弧菌感染引起的霍乱、伤寒杆菌和副伤寒杆菌感染分别引起的伤寒和副伤寒、甲型和戊型肝炎病毒感染分别引起的甲型和戊型肝炎、脊髓灰质炎病毒感染引起的脊髓灰质炎、痢疾杆菌和阿米巴病毒感染分别引起的细菌性痢疾和阿米巴痢疾、炭疽、布鲁氏菌病、急性胃肠炎，以及除以上微生物以外的其他致病微生物引起的感染性腹泻，如肠致泻性大肠杆菌、沙门氏菌、轮状病毒、柯萨奇病毒或鞭毛虫等病原体引起的感染性腹泻。

通过饮水传播的传染病称为介水传染病，其流行强度取决于水源类型、供水范围、水受污染的强度及频度、病原体在水中存活时间的长短、饮水卫生管理是否完善及居民卫生习惯等。

第7章
水源水的性质、类别及污染情况

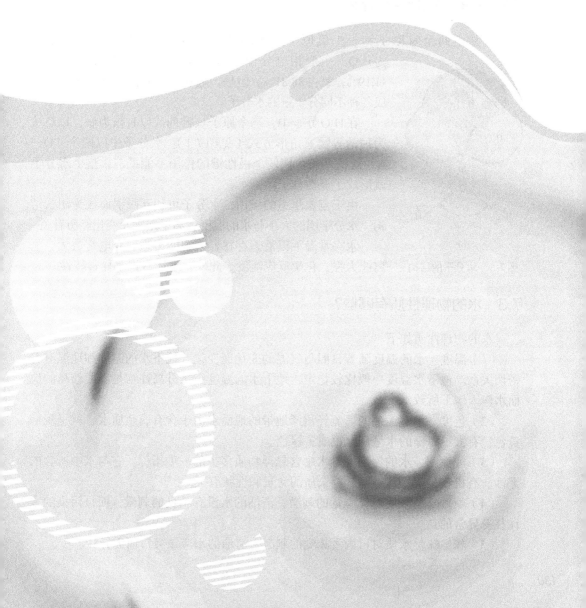

7.1　水的性质是什么？

水是氢和氧的最普遍的化合物，化学式为 H_2O。水在自然界中以固、液、气三种聚集状态存在。

在常温常压下，纯水是无色、无臭、无味的液体。在1个大气压下，冰点为0℃，沸点为100℃。在4℃时密度最大（ $1g/cm^3$ ）。在一切固、液态物质中，水的热容量最大。水能溶解许多物质，是最重要的溶剂。

大多天然水中含有悬浮物质、胶体物质和溶解物质。

水是动植物机体所不可缺少的组成部分。

7.2　水的结构特点是什么？

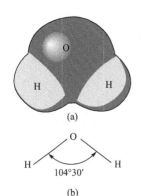

图7-1　水分子的结构

水是由两个氢原子和一个氧原子组成的分子化合物，其最简单的化学式为 H_2O。一般相对分子质量为18.016。在水分子中，氢占11.19%，氧占88.81%。但是，氢和氧都有同位素，所以会形成各种不同分子量的水分子。

在 H_2O 分子中，三个原子核排列成以H核为底，以O核为顶的等腰三角形方式（见图7-1）。水分子中以两个"O—H"键的夹角，使两个极性键的作用不能抵消，整个水分子就形成了极性分子。

由于范德华力的作用，水分子可相互吸引而成为团状结构。水分子团的大小与水的温度、离子浓度及变化经历有关。

水在常温下以液态存在，溶解能力强、介电常数大、电离能力强、化学反应活泼。此外，水还有许多异常特性。

7.3　水的物理性质有哪些？

水的物理性质如下。

（1）温度。水的温度随着日照与气温的变化而变化，地下水的温度和地温有着密切关系。地下水温度一般比较稳定，地下水的温度突然升高往往是温度较高的地面水渗入地下所致。

（2）色度。水是无色的。流经沼泽地带的地面水由于含有腐殖质水，就呈现棕黄色；有大量海藻的水呈现绿色或黄绿色。

（3）浑浊度。水的浑浊度是水中含悬浮物质多少的一项指标。它与水中所含的泥沙、有机物、矿物盐类等悬浮杂质的含量和性状有关。

（4）嗅。嗅是水质对鼻嗅觉的刺激。清洁的水没有不良的刺激，而被污染的水往往有异常的臭味。

（5）味。味是水质对口内舌味觉的刺激。清洁的水应该爽口而无异味。

7.4　水的化学特性有哪些?

水的化学特性如下。

（1）水的酸碱度（pH值）。水的酸碱度是指水质呈现出的酸性和碱性的特征，计量单位用pH表示，以1～14表示为酸、碱度的记数，7为中性值，小于7为酸性的水质，大于7为碱性的水质。

（2）水的总固体。水的总固体是水中悬浮性物质和溶解性物质的总称。它是由有机物、无机物及各种浮游生物组成。总固体越少，水质越清。悬浮物质包括土壤颗粒、岩石颗粒、动植物浮游生物及其腐败产生物等。

（3）水的氯化物。氯化物以钠、钙及镁盐形式存在于天然水中。在水中形成无机阴离子氯离子（Cl^-）和相应的阳离子（Na^+、Ca^{2+}、Mg^{2+}等）。Cl^-广泛分布于天然水中，几乎所有的地表水中都存在Cl^-，但含量差别很大，某些河水中的Cl^-含量为几毫克每升，如我国东北三江平原河水中的Cl^-背景值仅为1177mg/L。海水中的Cl^-含量高达19000mg/L。未被污染的河流、湖泊、地下水等的Cl^-含量一般为10～20mg/L，超过50mg/L的情况非常少。因此，当水体中的氯化物浓度突然升高时，就应考察水体是否受到某种污染。

7.5　水的异常特性有哪些?

水的异常特性如下。

（1）水的三态变化。水的冰点为0℃，沸点为100℃，在常温下为液体。在自然环境中水也可以固体存在，并有相当部分成为蒸汽，从而可以实现水的自然循环。生产中常应用水的三态变化来转换能量。

（2）温度-体积效应。水在4℃时密度最大，为1g/cm³。与一般物质不同，水在结冰时体积膨胀。由于这个特性，才能在天然水体形成冬季冰盖，水下生物得以生存。

（3）热容量最大。在所有液体和固体物质中，水具有最大的比热值，同时有很大的蒸发热和溶解热。这使天然水体可以调节气候温度，同时工业生产水也成为冷却其他物体或者储存及传递热量的优良载体介质。

（4）溶解及反应能力极强。水作为一种溶剂，是其他物质都不能与之相比的。水的溶解能力极强，而且由于介电常数很大，使溶质离解的能力也极强。水可以作为许多化学反应的溶剂和催化剂，本身可与许多活泼金属、金属氧化物、非金属氧化物等发生反应。

（5）界面特性突出。在所有常温下的液体中，除汞以外，水具有最大的表面张力。水的各种界面特性如湿润、吸附等都是很突出的，这在各种物理化学及自然界机体生命活动中起着显著影响。

（6）有机物和生命物质中氢元素的来源。生物从水分解中取得氢元素，花费的能量最少，生命与水是不可分开的。没有水及其异常特性也就没有现在的自然环境和人类社会。

7.6 什么是小分子团水?

研究证明，自然界的水不是以单一水分子的形式存在的，而是以分子团的结构存在的，即由若干水分子通过氢键作用而聚合在一起，形成水分子簇，俗称水分子团。

小分子团水指组成水分子簇的单个水分子数较少的水分子团。例如有研究认为，水分子簇的半幅宽≤100Hz时，为最宜饮用的小分子团水。在长期静止的情况下，水可形成多达几十个水分子团的团簇。这些大分子团是随机的、无定形的链状线团，其溶解能力、渗透力都很低，不易被动植物和人吸收（也就是说，分子团越小的水，越容易被人体细胞吸收）。不过，这些无定形结构的分子簇可以经一定的物理化学技术处理，成为较小的分子簇。

7.7 自然界中水的类别有哪些?

从不同角度，按不同方法，可将自然界中的水分为不同的类别和名称。按照自然界中水所处的地域空间位置，水的分类和名称见图7-2。

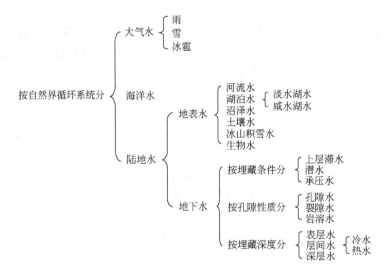

图7-2　水的分类和名称（从自然循环角度出发）

另外，自然界的水是分布在大气层（大气圈）、地表（水圈）和地壳（岩石圈）中的，所以自然界的水也可分为大气水、地表水（包括海洋水和陆地水）及地下水三大类别。

7.8 地球上的淡水有哪些类别?

对于水的社会循环系统,可按照水质情况及使用功能,对地球上的淡水进行分类和命名,水的分类和名称见图7-3。

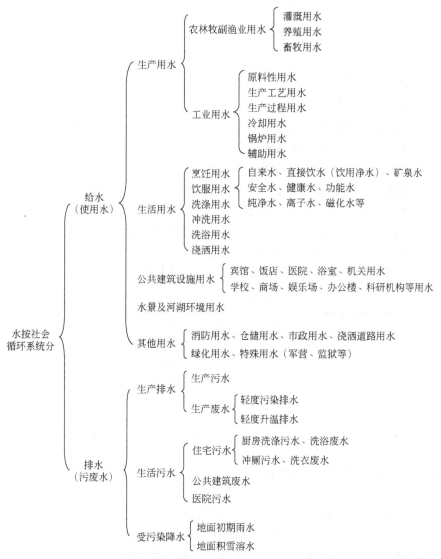

图7-3 水的分类和名称(从社会循环角度出发)

7.9 按水中矿物质含量划分水的纯度类型有哪些?

水的纯度常以水中含盐量或水的电阻率来衡量。理论上的纯水在25℃时的电阻率为$18.3 \times 10^6 \Omega \cdot cm$。根据各行业部门对水质的不同要求，水的纯度类型可以分为4种（见表7-1）。

表7-1 水的纯度类型

序号	类型	含盐量/（mg/L）	电阻率（25℃）/Ω·cm
1	淡化水	<1000	>800
2	脱盐水	1.0～5.0	（0.1～1.0）×10^6
3	纯水	<1.0	（1.0～10）×10^6
4	高纯水	<0.1	>10×10^6

（1）淡化水。是指将高含盐量的水，经过局部除盐处理后而变成可用于生产和生活的淡水。例如，海水或苦咸水淡化可得淡化水。

（2）脱盐水。相当于普通蒸馏水，水中强电解质大部分已经被去除。

（3）纯水。也叫去离子水，水中绝大部分强电解质已经被去除，同时诸如硅酸、碳酸等弱电解质也去除到一定程度。

（4）高纯水。又称超纯水，水中电解质几乎全部去除，而水中的胶体微粒、微生物、溶解气体和有机物也去除到最低程度。

另外，也可根据水中含盐量划分出水的苦咸程度见表7-2。

表7-2 水的苦咸类型

含盐量/（g/L）	类型	含盐量/（g/L）	类型
<1	淡水	10～25	盐水
1～3	弱咸水	25～30	浓盐水
3～5	咸水	>50	强盐水
5～10	苦咸水		

7.10 水中有哪些天然有机物？

饮用水源中的有机物，除了人工合成的有机物外，还有一种天然有机物（NOM）。天然有机物也称为自然环境的代谢物，包括腐殖质、微生物分泌物、溶解的动物组织和动物的废弃物，因此也称为耗氧有机物或传统有机物。天然有机物不超过10～20种。天然水体中的传统有机物一般是指有机腐殖质。这些有机物质大部分呈胶体颗粒状，部分呈悬浮物状，还有一部分呈溶液体状。其中腐殖质在地面水源中含量最高，约占有机物含量的60%～90%，它在饮用水处理中则是主要的去除对象。腐殖质中50%～60%是碳水化合物及其相关物质，10%～30%是木质素及其衍生物，1%～3%是蛋白质及其衍生物。

7.11 天然水中含有哪些杂质?

天然水体（河流、湖泊、水库等）中的水并不是理论上的纯水，而是溶有各种杂质成分的水溶液。水中杂质的种类如下。

（1）按杂质颗粒大小分类。按水中杂质的尺寸大小，可分为溶解物（0.1～1.0nm）、胶体颗粒（1.0～100nm）和悬浮物（100nm～1.0mm）三种，天然水中的基本成分见图7-4。

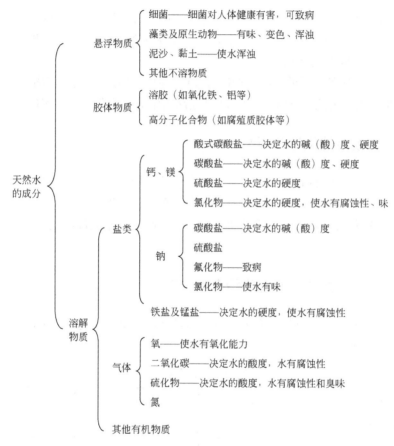

图7-4　天然水中的基本成分

（2）按杂质化学结构分类。从化学结构上可以将水中杂质分为无机杂质、有机杂质和生物杂质三类。

① 无机杂质。天然水体中的无机杂质主要是溶解性的离子、气体及悬浮性的泥沙。溶解离子有 Ca^{2+}、Mg^{2+}、Na^+ 等阳离子和 HCO_3^-、SO_4^{2-}、Cl^- 等阴离子。离子的存在使天然水表现出不同的含盐量、硬度、pH值和电导率特性，进而表现出不同的物理化学性质。

② 有机杂质。常见的有机杂质为腐殖质类以及蛋白质等。腐殖质是土壤的有机组分，植物与动物残骸在土壤分解过程中的产物，属于亲水的酸性物质。腐殖质本身一般对人体无直接毒害作用。

③ 生物（微生物）杂质。这类杂质包括原生动物、藻类、细菌、病毒等。它们会使水产生异臭异味，增加水的色度和浑浊度。

7.12 什么是水的硬度?

硬度是水质指标之一，原指沉淀肥皂的程度。洗衣服时，肥皂用量多而又不起泡沫，说明水的硬度大。肥皂消耗主要是由于水中的钙、镁离子，此外，铁、铝、锰、锶和锌也有同样的作用。

硬度可将上述各离子的浓度相加进行计算。但一般情况下钙、镁离子以外的其他金属离子的浓度都很低。所以，水的硬度是指水中钙离子和镁离子含量的总和。

7.13 水中硬度的类型有哪些?

水的总硬度可按照造硬物质组成中阳离子的不同，分为钙硬度和镁硬度；也可按其阴离子种类的不同，分为碳酸盐硬度和非碳酸盐硬度。另外，碳酸盐硬度在水煮沸后可沉淀去除，故又叫作暂时硬度；非碳酸硬度在水煮沸时仍难沉淀去除，故又称为永久硬度。

7.14 按水的硬度划分水的类型有哪些?

硬度的常用计量单位是每升水中以碳酸钙计的毫克数，记作$CaCO_3mg/L$。按硬度划分水的类型，见表7-3。

表7-3 水的硬度类型

硬度/（$CaCO_3mg/L$）	类型	硬度/（$CaCO_3mg/L$）	类型
0～72	很软水	288～576	硬水
72～144	软水	＞576	很硬水
144～288	中等硬水		

7.15 为什么说水源保护是城市供水的基本保证?

城市给水的主要特点是集中性强、保证率高、水质稳定性好、安全可靠性大。水源保护旨在维护城市给水水源持续利用，防止水源地水量衰竭和水质恶化。因此，水源保护是实现城市可持续发展的重要基础。

7.16　饮用水面临哪些挑战？

国内外饮用水都面临着严重的挑战，主要是淡水储量少、淡水资源匮乏、淡水供需矛盾突出、水污染严重、水质量下降、常规水处理工艺有局限性、饮用水深度处理尚未普及、水传染疾病日渐增多。

地球上总储水量约为 $1.38 \times 10^{12} m^3$，其中海水占96.5%，淡水储量只占2.53%，实际上可供人类生活和工农业生产使用的淡水资源还不到地球上淡水储量的万分之一。

国内外饮用水面临着包括淡水量少和浪费严重在内的水"量"型缺水（即资源型缺水）挑战，而且也会因水污染而面临水"质"型缺水的挑战及对污染水进行常规处理存有局限性挑战。面临这些挑战，饮用水深度处理必然备受关注，将会得到迅速发展。

7.17　影响水源水水质变化的因素有哪些？

了解影响原水水质变化的因素非常重要，因为它会影响水处理工艺的要求、处理效率以及最终产出饮用水的健康安全性。通常，原水水质受天然因素和人为因素两方面的影响。主要的天然因素包括野生动植物、气候、地形、地质和植被等情况。人为因素包括点源（如废水排放）和非点源（如地表径流）。例如，市政废水排放是病原体的重要来源；城市径流和家畜养殖可以带来大量的微生物污染；人类休闲娱乐活动是粪便污染的来源；以及含有农用化学品和肥料的农业径流，都会增加水处理工作的难度。

7.18　什么是水污染？

水污染是指水体因某种物质的介入，而导致其化学、物理、生物或者放射性等方面特征的改变，从而影响水的有效利用，危害人体健康或者破坏生态环境，造成水质恶化的现象。

在水污染中，以有机化合物（简称有机物）污染最为突出。有机物是含碳化合物或碳化合物及其衍生物的总称。部分有机物来自动植物，但大多数是人工合成有机物，其数目多达几百万种。水体的污染程度常用五日生化需氧量（BOD_5）、化学需氧量（COD）、总有机碳（TOC）、氨氮、酚等含量的大小来表示。被污染的水体中溶解氧减小，水质变差、变坏，其中还包括一些自来水厂的取水水源。这些有机污染物不利于人体健康，对人们生活质量有一些影响。因此，人们对水体污染，特别是取水水源的污染十分关切。

7.19 什么是工业废水污染?

工业废水是天然水体最主要的污染源之一，其废水种类多、排放量大、污染物种类繁多、组成复杂、毒性大、污染严重、危害大、不易净化、难于处理。工业废水主要特点有：悬浮物含量高；生化需氧量（BOD_5）和化学需氧量（COD_{Cr}）较高；酸碱度变化大，pH值一般为2～13；温度高，容易造成热污染；含有多种有毒有害成分，如油、酚、农药、染料、多环芳烃等。据统计，目前约有400多万种有机物，人工合成有机物在10万种以上，并且还在递增。它们通过各种途径进入环境，约有2221种化学污染物和1441种有毒藻类、细菌、病毒等进入水体，导致水质下降，造成一些水源不适合用作饮用水水源，形成水质性缺水。工业废水是造成水污染的主要污染途径。

7.20 饮水安全保障体系有哪些?

饮水安全是人类健康和生命安全的基本保障，是国家安全、社会稳定的基石。保障饮水安全是国家的基本国策，是社会进步与文明的标志，是人类生存的基本权利。

我国政府对大众饮水安全高度重视。饮水安全不仅是政府、企业的事，我们每个人都要有饮水自我安全保护的认识和措施。饮水安全包括饮用水水源、饮用水水质和饮用水获得方便程度等内容。饮水安全保障体系由饮用水水源安全保障体系、城镇供水安全保障体系、家庭饮水自我安全保障体系组成。

7.21 饮用水水源地保护有规定吗?

对饮用水水源的保护是饮用水安全的第一步。中华人民共和国水污染防治法、生活饮用水卫生监督管理办法均规定，禁止向生活饮用水地表水源一级保护区的水体排放污水，从事旅游、游泳和其他可能污染生活饮用水水体的活动；禁止新建、扩建与供水设施和保护水源无关的建设项目。

7.22 饮用水水源地的防护要求是什么?

（1）地表水水源防护要求。取水点周围半径100m的水域内，严禁捕捞、网箱养殖、停靠船只、游泳和从事其他可能污染水源的任何活动。取水点上游1000m至下游100m的水域不得排入工业废水和生活污水；其沿岸防护范围内不得堆放废渣，不得设立有毒、有害化学物品仓库、堆栈，不得设立装卸垃圾、粪便和有毒有害化学物品的码头，不得使用工业废水或生活污水灌溉及施用难降解或剧毒的农药，不得排放有毒气体、放射性物质，不得从事放牧等有可能污染该段水域水质的活动。

（2）地下水水源防护要求。在井的影响半径范围（30m）内，不得使用工业废水或生活污水灌溉和施用难降解或剧毒的农药，不得修建渗水厕所、渗水坑、不得堆放废渣或铺设污水渠道，并不得从事破坏深层土层的活动。人工灌溉的水质应符合生活饮用水水质要求。

7.23 饮用水水源分为几级？

依据饮用水水源、水量以及水质特点，对饮用水源进行分级如下。

（1）一级。来自无污染水源的高海拔天然雪山冰川矿泉水，矿物质含量丰富均衡，资源珍稀，满足人体健康饮水需求，为优质天然矿泉水，水质符合国家饮用天然矿泉水标准。

（2）二级。普通天然矿泉水，含有矿物质，给消费者带来健康、便利。水资源相对较多，无污染或微污染，水质符合国家饮用天然矿泉水标准。

（3）三级。水源较丰富，可能微污染或轻度污染，加工工艺较复杂，以满足人们日常饮水方便需求。水质大部分属于饮用净水。

（4）四级。经过人工处理的非包装水，水源丰富，轻度污染或污染。属于安全水的范畴，满足消费者基本生活需求。

以上分级所涉及的水的种类，均属于中国居民常见饮用水类别，除此之外，还有一些通过小区自动售水机、家用净水器等对自来水进行二次深度处理的饮用水。

7.24 什么是地表水？

地表水也称地面水，是降水的天然汇集，存在于地壳表面，暴露于大气的水。来自不同地点的降水，顺着地表径流，沿着地势高的地方向地势低的地方流动，最后汇集到当地的河流、冰川、湖泊、沼泽中而形成流域，又从一个流域流动到另一个流域，最后流入大海。所以，地表水是河流、冰川、湖泊、沼泽四种水体的总称，亦称陆地水。

地表水主要来自天空降水，其冲刷作用可将地面大量的污物溶入水中。水在江河中流速很快，浑浊度也很大，细菌含量较高。但相对来说，水质比较软，矿物盐类的含量比较少，水中的溶解氧相对较高，稀释和自然净化的能力比较强，容易被人们重新利用。

地表水的特征：除海洋含盐量极高以外，其他地表水的含盐量极低；与地下水相比，硬度较低，污染物质较多。

7.25 河流地表水污染特征有哪些？

河流地表水体污染特征与河流自身特征密切相关。河流污染机会与途径很多，污染物来源广，而且污染物种类复杂，危害大。河流地表水污染特征主要如下。

①污染物进入河流先呈带状分布，然后逐渐扩散、混合，到一定距离后便均匀分布。②河流自净能力强。③河流污染比较容易控制。④污染程度随径流量变化，污染程度与径污比有关。⑤污染物扩散速度快，主要是紊流扩散，与水流流速和水深有关。⑥河流污染影响大。

河流污染直接影响其下游、湖泊、水库、地下水和海洋水污染。河水中有毒污染物可直接杀死水生生物，一般污染物因分解耗氧而造成水中缺氧，导致水生生物死亡。河流污染可直接通过城市饮用水及生物系统食物链而影响人体健康。

7.26 水库、湖泊地表水污染特征有哪些？

湖泊是陆地上水交换过程缓慢的水体。湖泊或水库污染源主要有工业废水、生活污水、湖面降水、湖区径流、船只排污、养殖投饵等。来自面源的污染物占入湖总量的17%左右，湖泊污染与河流、海洋有所不同，主要特征如下。

（1）污染源广、途径多、种类复杂，面源污染物超过点源污染物。

（2）湖水稀释和迁移污染物能力弱，湖泊和水库（人工湖泊）污染大多属于污染物质循环中易于沉积的封闭类型，湖水复氧作用降低，自净能力减弱。

（3）湖泊生物降解、积累和转化污染物能力强，有些生物能将一些毒性不大的无机物转化成毒性大的有机物且在食物链中传递浓缩，加重污染危害。湖泊水质污染比河道水质污染严重。

湖泊污染具有两个典型特征，即湖泊富营养化污染和底泥二次污染，前者是自养型生物（主要是浮游植物）在水中建立优势的过程，使水质变坏发臭；后者主要是消耗水中溶解氧，向水体释放氮、磷等沉积物再悬浮，引起二次污染。

7.27 什么是地下水？

广泛埋藏于地表以下的各种状态的水，统称为地下水。地下水的主要来源是渗入地下的降水和通过河床而渗入地下的地面水。此外，由进入土壤的水蒸气凝结而成的水也能形成地下水。地下水可分为浅层地下水、深层地下水和泉水。浅层地下水是指潜藏在地表下第一个不透水层以上的地下水，水量直接由下渗的降水补给；深层地下水是指在第一个不透水层以下的地下水；泉水是通过地表缝隙自行涌出的地下水。

7.28 地下水污染特征有哪些？

人类生活用水、生产用水主要来自地表水和地下水。除自然灾害外，大多因为工农业生产和其他社会活动造成地下水污染。地下水污染源分为两类，其一为点污染源，其二为面污染源。其中点污染源主要有地下储罐及其输送管线泄漏、工业废水注入地下、地质勘探与自然资源开发时污染、工业和城市垃圾污染、被污染地点的地下水渗入地下污染等。面源污染主要有化肥和农药、海水入侵、被污染的地表水体等。地下水污染途径主要是地表水渗漏、污水灌溉、渗井渗坑、粪便排污渗漏、固体废弃物淋滤下渗、工厂跑冒滴漏、大气污染物干湿沉降、地下水超采等。地下水污染特征主要是污染物多、污染途径广、污染程度重、污染隐蔽性大、对人体危害严重。

7.29 我国"水中优先控制污染物"的共同特点是什么？

1989年4月我国环保局提出了适合中国国情的水中优先控制污染物名单，俗称"黑名单"，包括14类68种有毒化学污染物，其中12类58种为有机毒物（见表7-4）。

表7-4 我国水中优先控制污染物中的有机毒物

有机毒物类型	有机毒物
挥发性氯代烃	二氯甲烷（C）、三氯甲烷（C）、四氯化碳（C）、1,2-二氯乙烷（C）、1,1,1-三氯乙烷（T）、1,1,2-三氯乙烷（C）、1,1,2,2-四氯乙烷（C）、三氯乙烯（C）、四氯乙烯、三溴甲烷（C）
苯系物	苯（C）、甲苯（T）、乙苯（T）、邻二甲苯、间二甲苯、对二甲苯
氯代苯类	氯苯（T/C）、邻二氯苯（T）、对二氯苯（T）、六氯苯（C）
多氯联苯	多氯联苯（C）
酚类	苯酚（C/T）、间甲酚（O）、2,4-二氯酚（C/T）、2,4,6-三氯酚（C/O）、五氯酚（C/O）、对硝基酚
硝基苯类	硝基苯（T/O）、对硝基苯、2,4-二硝基苯（C）、三硝基苯、对三硝基苯、三硝基甲苯
苯胺类	苯胺、二硝基苯胺、对硝基苯胺、二氯硝基苯胺
多环芳烃类	萘、荧蒽（T）、苯并［b］荧蒽、苯并［k］荧蒽、苯并［a］芘（C）、茚并［1,2,3-c,d］芘、苯并［g,h,i］芘（C）
酞酸酯类	邻苯二甲酸二甲酯、邻苯二甲酸二丁酯、邻苯二甲酸二辛酯
农药	六六六（C）、敌敌畏（T）、乐果（T）、对硫磷（T）、甲基对硫磷（T）、除草醚（T）、敌百虫（T）
丙烯腈	苯烯腈（C）
亚硝胺类	N-亚硝基二乙胺、N-亚硝基二正丙胺

这些水中优先控制的危险物的共同特点：①均具有毒性，与人体健康密切相关；②在环境中有长效性，对环境和人体健康的危害具有不可逆性；③有机氯化物居多，且难生物降解；④在水中含量低，一般为μg/L，甚至ng/L数量级。

7.30 什么是饮用水的嗅味？

嗅味是人们评价饮用水质量最早也是最直接的参数。嗅味是水中的致嗅化合物作用在人的鼻、口、舌等感觉末梢上形成的一种神经刺激综合信号。根据嗅味，借助上述三种人体感觉器官将水的嗅味分成三类：嗅（气味）、味（味道）和口感，以嗅的问题为主。当人感知到饮用水嗅味后，绝大多数饮用者倾向于认为散发嗅味的水具有毒害而避免饮用。

7.31 饮用水嗅味分类的方法是什么？

地球上的化合物多达数百万种，其中约1/5的化合物具有各种气味，已知的能被人感知到的嗅味化合物有4000多种，除氨、硫化氢等少数无机嗅味化合物外，绝大多数致嗅物为有机物。有机嗅味化合物常含有羟基、羧基、氨基、羰基、巯基等官能团，组成酚、醛、胺、酮、硫醇、硫醚等化合物。

目前，国内外普遍认可和采用的嗅味分类法是Suffet等提出的嗅味轮图法，该方法以人的感官感觉区别为判断依据，对嗅味进行分类并绘制成轮状图。嗅味轮图将嗅味划分为三大类13种，分别为味4种、嗅8种和口/嗅感1种，同时列举了各嗅味类型对应的化合物。其中土臭素和二甲基异莰醇常见于富营养水体，是近来较常见的水体嗅味化合物。

7.32 水中气味的来源是什么？

水中气味的形成原因是多种多样的，主要有以下几方面。

（1）水源水中的天然有机物。水经过常规水处理工艺处理，水中有机物虽然被大量吸附除去，但一些残留有机物具有低嗅阈值，仍能发生明显的气味。

（2）工农业废水和生活污水。工业废水中的化学物质，如酚等不仅影响自来水厂净化效果，而且处理过程中可能又会产生新的有机物质，产生臭味和其他刺激性气味。

（3）微生物活动的代谢产物和消毒副产物等是水体异味的主要原因。

此外，如水源水体中的人工水产养殖，能增加水体的有机物含量及有机体的腐殖质等，使水体异味增加。

7.33 什么是水的滋味？

通常，我们把味道、气味和口感三者的综合感觉称为滋味。气味、味道、口感，这三者的作用是相辅相成的。但是，在水的滋味的组成中，气味所占的比例很小，味道次之，最重要的是口感。口感是一个复杂的综合作用的结果。

（1）气味。在一般情况下，水的气味很淡，但是如果水中含有大量的硫化氢，就会造成水有臭鸡蛋味。当然，在水被污染的情况下，不同的污染物也会造成水带有不同的气味。

（2）味道。水的味道主要受水源地的地层结构和地质状态的影响。美国食品药物管理局对矿泉水的定义为：水中溶解性总固体的含量应该大于250mg/L，如果溶解性总固体的含量高于500mg/L或者更高时，矿物质的组成和含量对水的味道影响较大。

（3）口感。口感是水的滋味中最主要的指标，饮水中可以感觉到的各种各样的味道，可能是由于有机物或无机物的综合构成的。另外，水分子团的大小对口感也有一定的影响。一般来讲，水分子团小的水，口感比较好，入口后有甜味；而分子团比较大的水，口感较差。水的口感受到多种因素的影响，例如人的感觉，灵敏度的不同，可能会造成不同人有口感不同的感觉。因此，很难对口感制定出一个统一的标准。

7.34 什么是水的味道？

当人们对不同的水进行品尝时，会发现不同成分的水，味道有所区别。

（1）咸味。水中钙、钠含量明显地影响水的味道。当水中的钙含量为5mg/L以下时，水很淡；而含有10～30mg/L时，水的味道就会比较润滑。在我国北方有些地区，水的硬度高，有些家庭就用钠离子交换树脂对水进行处理，用钠来置换水中的钙离子，从而降低水的硬度。这种水喝起来就感觉到有咸味，由于水中的钠离子浓度高，不适合饮用；可将其用于洗浴，还可防止管道的结垢。

（2）苦味。许多地下水，特别是水温比较高的水，通常含的硫酸盐比较高，这种水就有一些苦味。当用含有硫化氢较高的水去冲咖啡、茶和调制一些有色的饮料时，不仅影响到这些饮料的味道，而且会造成这些有色的饮料脱去颜色。另外，这种水在加热时，会产生一种臭鸡蛋的味道。

（3）涩味。水的pH值对滋味也有影响。在自然状态下水的一般pH值为7～8，如果pH值到8.5以上后，水就有涩味。

（4）铁锈味。有些矿泉水源水中铁的含量很高，这种水喝起来就有一股铁锈味。

7.35 水体中藻类产生异味的原因是什么？

水藻过度滋生繁衍是水资源污染的重要因素之一。水藻覆盖水面，阳光难以进入，严重抑制深层水体的光合作用，降低了水中溶解氧，造成好氧生物死亡，散发嗅味，影响水质。部分藻类还能分泌藻毒素并产生异味。

活藻可产生许多挥发性的和非挥发性的有机物质。这些有机物或者是简单的光合作用的产物，或者是由较简单的化合物合成为较复杂的化合物，变成异养有机体（如细菌和真菌）的食物。给水系统中，这种细胞外的产物会引起异嗅和异味。而且藻类的细胞外物质分解是另外一个潜在的引起嗅味的源泉。大部分产生嗅味的有机化合物是活藻释放的，包括小分子量和大分子量物质。

死藻可以通过两个途径引起异嗅和异味。其一，死亡藻类（特别是无纤维素细胞壁藻类）细胞的解体，使得细胞内物质进入水中，释放出嗅味化合物；其二，死藻可作为放线菌等细菌的食物，放线菌可产生嗅味化合物。腐烂的蓝绿藻可以产生各种各样的嗅味硫化物，包括甲烷硫醇、异丁硫醇、*n*-丁基硫醇、二甲基硫醚、三硫酸二甲酯。活藻会释放代谢物。当藻腐烂时，藻的代谢产物就会释放出来。许多产物会引起嗅味，特别是蓝绿藻产生的酚类化合物。但不是所有的产物都会引起嗅味，蓝绿藻产生挥发性化合物，其中许多会引起嗅味。

7.36　水中的发臭物质有哪些？

水中溶解了臭味物质是水变得难喝的主要原因，下面介绍其中的几种发臭物质。

（1）酚类氯化物。水中存在的酚类物质在水处理的过滤工序中不能被除去，而在消毒工序中则与氯发生反应，就变为恶臭味很强的有机氯化物——氯代苯酚。

（2）环己胺类氯化物。环己胺是一种人工甜味剂的原料，它一旦混入自来水中，就会与氯发生反应，生成环己胺的氯化物而发出难闻的臭味。

（3）土臭素与2-甲基异冰片。在富营养化的水体中，微生物在代谢过程中会释放出土臭素与2-甲基异冰片，这2种物质具有霉味和泥腥味。这些难闻物质一旦混入自来水水源，会使自来水产生霉味而变得难喝。

（4）硫化氢。硫化氢的气味常被人们称为臭鸡蛋味，臭鸡蛋味其实是腐败的胺臭味，比硫化氢的臭味更强。

（5）油类。从加油站、石油公司等部门排出的废水中都含有一定量的油类，加上有时发生泄漏现象，如果这部分废油渗入地下，就会混入附近的水源中，使水中溶解氧减少，造成臭味，使水难以饮用。

7.37　应急饮用水处理方法有哪些？

当水源受到物理性和微生物污染时，可采用以下方法进行水处理。

（1）粗滤。将水通过一块干净的棉布、纱布倒入容器中，可除去相当数量的悬浮物、泥沙等。要注意一定要用干净的棉布、纱布。水中寄生虫流行的地区（如血吸虫疫区等）应用纤维网、丝网效果更好。

（2）通气。向水中持续通入空气，增加水中的含氧量，可将水中挥发性物质如硫化氢、甲烷等除去，改善口感。减少水中二氧化碳的含量，溶解在水里的矿物质铁、镁等被氧化形成沉淀而被除去。

（3）存放和沉淀。水存放和沉淀至少48h后，悬浮的颗粒和一些病菌会沉到容器底部。用于储水的容器要有盖，防止水的再次污染。沉淀好的水要从容器顶部倒出。

（4）过滤。被污染的水流过多孔的介质，类似于天然土壤的净化过程。简单沙滤可去除水中沉淀物，但不能有效去除水中的病菌，经这样过滤后的水必须消毒或存放48h后使用。木炭过滤器可以去除一些异味、臭味和颜色。陶瓷过滤器可去除水中的悬浮颗粒物，过滤后的水必须烧开或用其他消毒方法消毒后才能饮用。

（5）消毒。消毒应是水处理的最后一个步骤，它是保证饮用水中没有有害生物和病原体的处理过程。烧开水消毒可以有效消灭各种病原体，水应至少保持烧滚30s。氯消毒可以杀死病毒和细菌，但有些原生动物、寄生虫对氯有抵抗力。必须加入足够量的氯才能消灭微生物，但又不能加太多以免影响水的味道。化学药剂必须与水中的病原体有充分的接触时间（氯消毒至少要30min）。阳光消毒通常用于抑制和杀灭水中的病原体。在透明的塑料容器中加满水并将其完全暴露于太阳光下5h，就会产生综合了辐射和热处理的消毒效果。如果水温能达到50℃以上，1h就足够了。阳光消毒对清水是有效的。

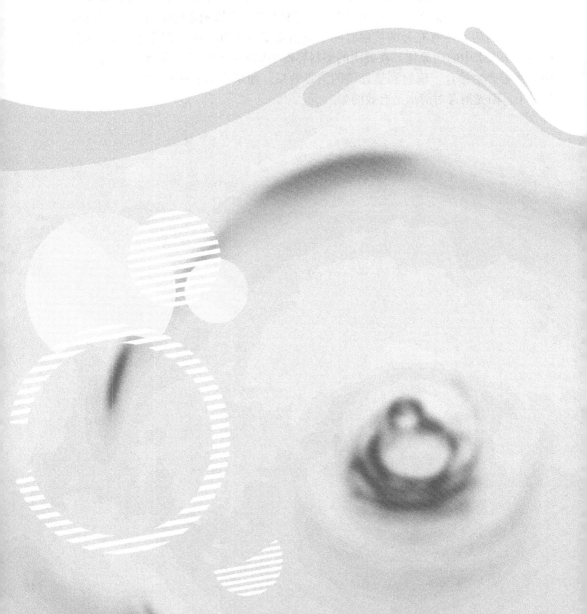

第8章
安全饮用水有哪些主要水质标准

8.1 饮水安全标准是什么?

标准就是以科学、技术和实践经验的综合成果为基础,经有关部门协商一致,由主管机构批准,以特定形式发布,作为共同遵守的准则和依据。通常所说的饮水安全,是指饮用水达到国家生活饮用水标准。

饮水安全标准就是对饮水过程(包括取水、供水、二次供水、饮水等)、饮水管理(包括监测、考核、评价等)、饮水产品(包括器皿、设备、管材等),涉及饮水安全与卫生的事务所做的统一规定。饮水安全标准是评价饮水质量优劣程度和供水企业、供水工程供水水质好坏程度的尺度,也是水利、卫生、城建等部门和相关行业、单位进行水质和卫生管理、监督执法的基础依据。

目前,饮水安全方面的标准包括国家标准、行业标准、地方标准与企业标准以及团体标准。

8.2 国际上主要饮用水标准有哪些?

由于水与人类健康密切相关,因此,饮水的每个环节其安全质量要素都必须严格控制。为有效地监测和控制饮水的安全质量要素,世界卫生组织(WHO)、欧盟、美国、日本等发达国家,以及我国政府都先后颁布和制定了适合区域特色和各国国情的饮用水水质(卫生)标准(准则/指令/规范)。

目前,全世界具有国际权威和代表性的饮用水水质标准有三部,即世界卫生组织(WHO)的《饮用水水质标准》、欧盟(EC)的《饮用水水质指令》以及美国环保局(USEPA)的《国家饮用水水质标准》。其他国家和地区的饮用水标准,大都以这三种标准为基础或重要参考,制定本国的国家标准。

8.3 我国饮用水水质标准的内容是什么?

我国现行的《生活饮用水卫生标准》(GB 5749—2006)是由卫生部、建设部、水利部、国土资源部和国家环保总局提出,在中国国家标准化管理委员会组织领导下制定的,由中国疾病预防控制中心环境所负责起草,由卫生部归口管理的国家标准,于2006年12月29日由国家标准委和卫生部联合发布,2007年7月1日在全国正式实施。

新标准对原有标准(GB 5749—85)做了大量修订,水质检验项目由35项增加至106项,增加了71项,修订了8项。其中对健康有影响的指标(如铅、砷、农药、微生物等)约占81%,感官和一般化学性指标(如色、嗅、浊度、硬度、COD等)约占19%。

新标准的基本特点是符合我国国情,与国际先进水平接轨。该新标准属于强制性国家标准。其检测项目分为常规检测项目(42项)和非常规检测项目(64项)

两类。前者反映水质的基本情况，后者是根据地区、时间或特殊情况需要确定的标准。但在对饮用水水质评价时，非常规检验项目具有同等作用，均属于强制执行的项目。此外，新标准还删除了原标准中水源选择和水源卫生防护两部分，简化了供水部门的水质检测规定，并增加了资料性附录，供生活饮用水水质安全评价时参考，是非强制性部分。

《生活饮用水卫生标准》（GB 5749—2006）具体指标见表8-1～表8-5。

表8-1　水质常规指标及限制

指标	限值
1. 微生物指标[①]	
总大肠菌群/（MPN/100mL 或 CFU/100mL）	不得检出
耐热大肠菌群/（MPN/100mL 或 CFU/100mL）	不得检出
大肠埃希氏菌/（MPN/100mL 或 CFU/100mL）	不得检出
菌落总数/（CFU/mL）	100
2. 毒理指标	
砷/（mg/L）	0.01
镉/（mg/L）	0.005
铬/（mg/L）	0.05
铅/（mg/L）	0.01
汞/（mg/L）	0.001
硒/（mg/L）	0.01
氰化物/（mg/L）	0.05
氟化物/（mg/L）	1.0
硝酸盐（以N计）/（mg/L）	10 地下水源限值时为20
三氯甲烷/（mg/L）	0.06
四氯化碳/（mg/L）	0.002
溴酸盐（使用臭氧时）/（mg/L）	0.01
甲醛（使用臭氧时）/（mg/L）	0.9
亚氯酸盐（使用二氧化氯消毒时）/（mg/L）	0.7
氯酸盐（使用复合二氧化氯消毒时）/（mg/L）	0.7
3. 感官性状和一般化学指标	
色度（铂钴色度单位）	15
浑浊度（散射浑浊度单位）/NTU	1 水源与净水技术条件限制时为3
嗅和味	无异嗅、异味
肉眼可见物	无
pH值	不小于6.5且不大于8.5

续表

指标	限值
铝/（mg/L）	0.2
铁/（mg/L）	0.3
锰/（mg/L）	0.1
铜/（mg/L）	1.0
锌/（mg/L）	1.0
氯化物/（mg/L）	250
硫酸盐/（mg/L）	250
溶解性总固体/（mg/L）	1000
总硬度（以$CaCO_3$计）/（mg/L）	450
耗氧量（COD_{Mn}法，以O_2计）/（mg/L）	3 水源限制，原水耗氧量＞6mg/L时为5
挥发酚类（以苯酚计）/（mg/L）	0.002
阴离子合成洗涤剂/（mg/L）	0.3
4. 放射性指标[②]	指导值
总α放射性/（Bq/L）	0.5
总β放射性/（Bq/L）	1

① MPN表示最大可能数，CFU表示菌落形成单位。当水样检出总大肠菌群时，应进一步检验大肠埃希氏菌或耐热大肠菌群；水样未检出总大肠菌群，不必检验大肠埃希氏菌或耐热大肠菌群。

② 放射性指标超过指导值时，应进行核素分析和评价，判定能否饮用。

表8-2　饮用水中消毒剂常规指标及限值

消毒剂名称	与水接触时间	出厂水中限值/（mg/L）	出厂水中余量/（mg/L）	管网末梢水中余量/（mg/L）
氯气及游离氯制剂（游离氯）	≥30min	4	≥0.3	≥0.05
一氯胺（总氯）	≥120min	3	≥0.5	≥0.05
臭氧（O_3）	≥12min	0.3	—	0.02 如加氯，总氯≥0.05
二氧化氯（ClO_2）	≥30min	0.8	≥0.1	≥0.02

表8-3　水质非常规指标及限值

指标	限值
1. 微生物指标	
贾第鞭毛虫/（个/10L）	＜1
隐孢子虫/（个/10L）	＜1
2. 毒理指标	
锑/（mg/L）	0.005
钡/（mg/L）	0.7

续表

指标	限值
铍/（mg/L）	0.002
硼/（mg/L）	0.5
钼/（mg/L）	0.07
镍/（mg/L）	0.02
银/（mg/L）	0.05
铊/（mg/L）	0.0001
氯化氰（以CN⁻计）/（mg/L）	0.07
一氯二溴甲烷/（mg/L）	0.1
二氯一溴甲烷/（mg/L）	0.06
二氯乙酸/（mg/L）	0.05
1,2-二氯乙烷/（mg/L）	0.03
二氯甲烷/（mg/L）	0.02
三卤甲烷（三氯甲烷、一氯二溴甲烷、二氯一溴甲烷、三溴甲烷的总和）	该类化合物中每种化合物的实测浓度与其各自限值的比值之和不超过1
1,1,1-三氯乙烷/（mg/L）	2
三氯乙酸/（mg/L）	0.1
三氯乙醛/（mg/L）	0.01
2,4,6三氯酚/（mg/L）	0.2
三溴甲烷/（mg/L）	0.1
七氯/（mg/L）	0.0004
马拉硫磷/（mg/L）	0.25
五氯酚/（mg/L）	0.009
六六六（总量）/（mg/L）	0.005
六氯苯/（mg/L）	0.001
乐果/（mg/L）	0.08
对硫磷/（mg/L）	0.003
灭草松/（mg/L）	0.3
甲基对硫磷/（mg/L）	0.02
百菌清/（mg/L）	0.01
呋喃丹/（mg/L）	0.007
林丹/（mg/L）	0.002
毒死蜱/（mg/L）	0.03
草甘膦/（mg/L）	0.7
敌敌畏/（mg/L）	0.001
莠去津/（mg/L）	0.002

指标	限值
溴氰菊酯/（mg/L）	0.02
2,4-滴/（mg/L）	0.03
滴滴涕/（mg/L）	0.001
乙苯/（mg/L）	0.3
二甲苯（总量）/（mg/L）	0.5
1,1-二氯乙烯/（mg/L）	0.03
1,2-二氯乙烯/（mg/L）	0.05
1,2-二氯苯/（mg/L）	1
1,4-二氯苯/（mg/L）	0.3
三氯乙烯/（mg/L）	0.07
三氯苯（总量）/（mg/L）	0.02
六氯丁二烯/（mg/L）	0.0006
丙烯酰胺/（mg/L）	0.0005
四氯乙烯/（mg/L）	0.04
甲苯/（mg/L）	0.7
邻苯二甲酸二（2-乙基己基）酯/（mg/L）	0.008
环氧氯丙烷/（mg/L）	0.0004
苯/（mg/L）	0.01
苯乙烯/（mg/L）	0.02
苯并［a］芘/（mg/L）	0.00001
氯乙烯/（mg/L）	0.005
氯苯/（mg/L）	0.3
微囊藻毒素-LR/（mg/L）	0.001
3.感官性状和一般化学指标	
氨氮（以N计）/（mg/L）	0.5
硫化物/（mg/L）	0.02
钠/（mg/L）	200

表8-4 小型集中式供水和分散式供水部分水质指标及限值

指标	限值
1.微生物指标	
菌落总数/（CFU/mL）	500
2.毒理指标	
砷/（mg/L）	0.05

续表

指标	限值
氟化物/（mg/L）	1.2
硝酸盐（以N计）/（mg/L）	20
3.感官性状和一般化学指标	
色度（铂钴色度单位）	20
浑浊度（散射浑浊度单位）/NTU	3 水源与净水技术条件限制时为5
pH值	不小于6.5且不大于9.5
溶解性总固体/（mg/L）	1500
总硬度（以CaCO₃计）/（mg/L）	550
耗氧量（COD$_{Mn}$法，以O₂计）/（mg/L）	5
铁/（mg/L）	0.5
锰/（mg/L）	0.3
氯化物/（mg/L）	300
硫酸盐/（mg/L）	300

表8-5　生活饮用水水质参考指标及限值

指标	限值
肠球菌/（CFU/100mL）	0
产气荚膜梭状芽孢杆菌/（CFU/100mL）	0
二（2-乙基己基）己二酸酯/（mg/L）	0.4
二溴乙烯/（mg/L）	0.00005
二噁英（2,3,7,8-TCDD）/（mg/L）	0.00000003
土臭素（二甲基萘烷醇）/（mg/L）	0.00001
五氯丙烷/（mg/L）	0.03
双酚A/（mg/L）	0.01
丙烯腈/（mg/L）	0.1
丙烯酸/（mg/L）	0.5
丙烯醛/（mg/L）	0.1
四乙基铅/（mg/L）	0.0001
戊二醛/（mg/L）	0.07
甲基异莰醇-2/（mg/L）	0.00001
石油类/（mg/L）	0.3
石棉（>10μm）/（×10⁴个/L）	700
亚硝酸盐（mg/L）/（mg/L）	1
多环芳烃（总量）/（mg/L）	0.002

指标	限值
多氯联苯（总量）/（mg/L）	0.0005
邻苯二甲酸二乙酯/（mg/L）	0.3
邻苯二甲酸二丁酯/（mg/L）	0.003
环烷酸/（mg/L）	1.0
苯甲醚/（mg/L）	0.05
总有机碳（TOC）/（mg/L）	5
β-萘酚/（mg/L）	0.4
丁基黄原酸/（mg/L）	0.001
氯化乙基汞/（mg/L）	0.0001
硝基苯/（mg/L）	0.017

8.4 水中致病微生物的国家标准内容是什么？

目前饮用水常规指标中微生物指标有四项：菌落总数、总大肠菌群、耐热大肠菌群、大肠埃希氏菌。

（1）菌落总数。反映饮水的净化消毒效果，每毫升水中不得超过100CFU，菌落总数增多，说明水被有机物污染。

（2）总大肠菌群。饮用水中不得检出总大肠菌群，若水中存在大肠菌群，说明水受到粪便污染，且可能存在病原菌。

（3）耐热大肠菌群和大肠埃希氏菌。水中不得检出。

8.5 世界卫生组织《饮用水水质准则》的内容是什么？

世界卫生组织（WHO）出版的《饮用水水质准则》是各国制定饮用水水质标准的指导性文件，代表着联合国系统在饮用水水质和健康问题上的立场。

WHO在1983年、1993年和2004年先后出版了三个版本的《饮用水水质准则》，2011年又更新至完整的第四版。这版新准则进一步发展了早期版本中介绍的概念、方法和信息，同时要考虑到如下几个方面的问题。

（1）饮用水安全。包括必备程序、特定准则值及其使用方法。

（2）建立准则及准则值的方法。

（3）微生物危害。这在发展中国家和发达国家均为首要关注的问题。经验已经表明系统性方法对于微生物安全防护的价值。新版本以第三版介绍的通过多种防护方式确保饮用水微生物安全的预防性原则为基础，强调了水源保护的重要性。

（4）气候变化。这会引起水温和降雨模式的改变，加剧旱灾或洪水、破坏水质或引起水缺乏，要认识到将这些影响作为水管理政策一部分进行管理的重要性。

（5）饮用水中的化学污染。增加了之前未曾提及的化学品，诸如用于饮用水中传播媒介控制的杀虫剂；修正了现有的化学品表，加入了新的科学信息；在某些情况下，新信息建议降低优先级的地方准则的覆盖范围缩小了。

（6）对于通过饮用水接触会造成大规模健康影响的关键化学品。本准则提供了相关指导，帮助确认地区化学品优先级及其管理方法，这些化学品包括砷、氟化物、铅、硝酸盐、硒以及铀。

（7）许多不同利益相关者在确保饮用水安全方面的重要作用。新版准则中深入介绍了第三版中提及的关键利益相关者在确保饮用水安全中的作用和责任。

（8）对传统社区供水或公用事业管理以外情形。如雨水收集、其他非管道供水或双管道系统的指导。

WHO第四版《饮用水水质准则》与我国现行标准比较，限值不同的有21项，但其中也有部分指标比我国标准更严。同时，WHO第四版对36项我国标准中没有的指标设定了准则值。可以说WHO第四版反映了世界最新的水质管理理念和水质控制目标，提示我们今后在修订新标准、选择水质指标时，必须准确、全面评估我国经济社会发展现状和水资源、水环境变化情况，既要充分考虑饮用水水质的安全性，也要符合我国国情和水质管理技术水平。

8.6 美国《饮用水水质标准》的内容是什么？

现行的美国《饮用水水质标准》（2006年版）分为两级，共计113项水质指标。其中一级标准98项，二级标准15项。一级标准是法定强制性的标准，用于公共给水系统，限定了饮用水中有害污染物质的浓度，以保护公众健康。二级标准为非强制性准则，用于控制水中对美容（皮肤、牙齿变色）或对感官（如嗅、味、色）有影响的污染物浓度。美国环保局推荐二级法规但未规定强制执行，各州可选择性采纳加作强制性指标。具体来说，一级标准包括以下4方面的指标。

（1）无机物指标。22项。

（2）有机物指标。64项。

（3）核素指标。5项，即总α活性、β粒子和光子、^{226}镭和^{228}镭、氡、铀。

（4）微生物指标。7项，即贾第鞭毛虫、隐孢子虫、军团菌、异养菌平板计数（HPC）、总大肠杆菌、浊度和病毒。

8.7 美国《饮用水水质标准》的特点有哪些？

美国的《饮用水水质标准》与其他国家的标准相比有以下几个特点。

（1）各项指标均有最大浓度值（MCLs）及最大浓度目标值（MCLGs），

MCLGs是非强制性目标值，侧重于对人体健康的影响，并不涉及污染物的检出限和水处理技术，因此供水系统常常达不到MCLGs的要求；具体执行时，采用的是MCLs，这是供水系统供给用户时的水中污染物的最大允许浓度。

（2）把一般认为是感官性指标的浊度与微生物指标归为同一类。这是因为高浊度通常与高浓度的致病微生物（如病毒、寄生虫和一些细菌）相关联。

（3）对微生物的人体健康风险给予高度重视。微生物指标共有7项，其中贾第鞭毛虫、隐孢子虫、军团菌、病毒等指标在其他国家水质标准中并不常见，体现出美国对致病微生物的研究深入与细致。

（4）对消毒副产物十分重视。早在20世纪70年代初，就率先开展了消毒副产物方面的研究，确认了加氯消毒产生有机卤代物的健康风险，并专门制定了《消毒与消毒副产物条例》。

（5）标准在一个完整的法律体系下制定、完善和执行。《安全饮用水法》及其修正案奠定了保证饮用水安全的法律框架。

8.8 我国《包装饮用水》的内容是什么？

在我国《包装饮用水》（GB 19298—2014）规定中，瓶装饮用纯净水的生产水源必须符合GB 5749各项技术要求，感官要求应符合表8-6的规定，理化指标应符合表8-7的规定，污染物限量指标应符合表8-8的规定，微生物指标应符合表8-9的规定。

表8-6　感官指标

项目		要求	
		饮用纯净水	其他饮用水
色度/度	≤	5	10
浊度/NTU	≤	1	1
状态		无正常视力可见外来异物	允许有极少量的矿物质沉淀、无正常视力可见外来异物
滋味、气味		无异味、无异嗅	

表8-7　理化指标

项目		指标
余氯（游离氯）（Cl^-）/（mg/L）	≤	0.05
四氯化碳/（mg/L）	≤	0.002
三氯甲烷/（mg/L）	≤	0.02

续表

项目		指标
耗氧量（以O_2计）/（mg/L）	≤	2.0
溴酸盐/（mg/L）	≤	0.01
挥发酚类[1]（以苯酚计）/（mg/L）	≤	0.002
氰化物（以CN^-计）[2]/（mg/L）	≤	0.05
阴离子合成洗涤剂[3]/（mg/L）	≤	0.3
总α放射性[3]/（Bq/L）	≤	0.5
总β放射性[3]/（Bq/L）	≤	1

① 仅限于蒸馏法加工的饮用纯净水、其他饮用水。
② 仅限于蒸馏法加工的饮用纯净水。
③ 仅限于以地表水或地下水为生产用源水加工的包装饮用水。

表8-8　污染物限量指标

项目		指标
铅/（mg/L）	≤	0.01
镉/（mg/L）	≤	0.005
总砷/（mg/L）	≤	0.01
亚硝酸盐（以NO_2^-计）/（mg/L）	≤	0.005

表8-9　微生物指标

项目	采样方案[1]及限量		
	n	c	m
大肠菌群[2]/(CFU/mL)	5	0	0
铜绿假单胞菌/(CFU/250mL)	5	0	0

① 样品的采样及处理按GB 4789.1执行。
② 采用滤膜法时，大肠菌群的单位为CFU/100mL。
注：n—同一批产品应采集的样品件数。
　　c—最大允许可超出m值的样品数。
　　m—微生物指标可接受水平的限量值（CFU）。

8.9　我国《饮用天然矿泉水》的内容是什么？

我国《饮用天然矿泉水》（GB 8537—2018）水质标准中，感官要求应符合表8-10的规定，界限指标应有一项（或一项以上）指标符合表8-11的规定，限量指标应符合表8-12的规定，污染物指标应符合表8-13的规定，微生物要求应符合表8-14的规定。

表8-10　感官要求

项目		要求
色度/度	≤	10(不得呈现其他异色)
浑浊度/NTU	≤	1
滋味、气味		具有矿泉水特征口味，无异味、无异嗅
状态		允许有极少量的天然矿物盐沉淀，无正常视力可见外来异物

表8-11　（理化指标）界限指标

项目		要求
锂/(mg/L)	≥	0.20
锶/(mg/L)	≥	0.20（含量在0.20～0.40mg/L时，水源水水温应在25℃以上）
锌/(mg/L)	≥	0.20
偏硅酸/(mg/L)	≥	25.0（含量在25.0～30.0mg/L时，水源水水温应在25℃以上）
硒/(mg/L)	≥	0.01
游离二氧化碳/(mg/L)	≥	250
溶解性总固体/(mg/L)	≥	1000

表8-12　（理化指标）限量指标

项目	指标	项目	指标
硒/(mg/L)	0.05	硼酸盐（以B计）/(mg/L)	5
锑/(mg/L)	0.005	氟化物（以F^-计）	1.5
铜/(mg/L)	1.0	耗氧量（以O_2计）	2.0
钡/(mg/L)	0.7	挥发酚（以苯酚计）	0.002
总铬/(mg/L)	0.05	氰化物（以CN^-计）	0.010
锰/(mg/L)	0.4	矿物油/(mg/L)	0.05
镍/(mg/L)	0.02	阴离子合成洗涤剂/(mg/L)	0.3
银/(mg/L)	0.05	镭放射性/(Bq/L)	1.1
溴酸盐/(mg/L)	0.01	总β放射性/(Bq/L)	1.50

表8-13　饮用天然矿泉水污染物限量指标

项目		指标
铅/(mg/L)	≤	0.01
汞/(mg/L)	≤	0.001
亚硝酸盐（以NO_2^-计）/(mg/L)	≤	0.1
镉（mg/L）	≤	0.003
砷/(mg/L)	≤	0.01
硝酸盐（以NO_3^-计）/(mg/L)	≤	45

表8-14　饮用天然矿泉水微生物限量指标

项目	采样方案①及限量		
	n	c	m
大肠菌群②/(MPN/100mL)	5	0	0
粪链球菌/(CFU/250mL)	5	0	0
铜绿假单胞菌/(CFU/250mL)	5	0	0
产气荚膜梭菌/(CFU/50mL)	5	0	0

① 样品的采样及处理按GB 4789.1执行。
② 采用滤膜法时，大肠菌群的单位为CFU/100mL。
注：n—同一批产品应采集的样品件数。
　　c—最大允许可超出m值的样品数。
　　m—微生物指标可接受水平的限量值（CFU）。

8.10　我国《饮用净水水质标准》的内容是什么？

符合我国《饮用净水水质标准》（CJ 94—2005）（见表8-15）的水，可作直接饮用的管道直饮水。它是将自来水或优质水源水作为原水，经再净化而成。

表8-15　饮用净水水质标准限值

项目		标准
感官性状	色度	5度
	浑浊度	0.5NTU
	嗅和味	无异嗅、异味
	肉眼可见物	无
一般化学指标	pH值	6.0 ～ 8.5
	总硬度（以碳酸钙计）	300mg/L
	铁	0.2mg/L
	锰	0.05mg/L
	铜	1.0mg/L
	锌	1.0mg/L
	铝	0.20mg/L
	挥发性酚类（以苯酚计）	0.002mg/L
	阴离子合成洗涤剂	0.20mg/L
	硫酸盐	100mg/L
	氯化物	100mg/L
	溶解性总固体	500mg/L
	耗氧量（COD_{Mn}，以氧计）	2.0mg/L

续表

项目		标准
毒理学指标	氟化物	1.0mg/L
	硝酸盐氮（以N计）	10mg/L
	砷	0.01mg/L
	硒	0.01mg/L
	汞	0.001mg/L
	镉	0.003mg/L
	铬（六价）	0.05mg/L
	铅	0.01mg/L
	银（采用载银活性炭时测定）	0.05mg/L
	氯仿	0.03mg/L
	四氯化碳	0.002mg/L
	亚氯酸盐（采用ClO_2消毒时测定）	0.70mg/L
	氯酸盐（采用ClO_2消毒时测定）	0.70mg/L
	溴酸盐（采用O_3消毒时测定）	0.01mg/L
	甲醛（采用O_3消毒时测定）	0.90mg/L
细菌学指标	细菌总数	50CFU/mL
	总大肠菌群	每100mL水样中不得检出
	粪大肠菌群	每100mL水样中不得检出
	余氯	0.01mg/L（管网末梢水）*
	臭氧（采用O_3消毒时测定）	0.01mg/L（管网末梢水）*
	二氧化氯（采用ClO_2消毒时测定）	0.01mg/L（管网末梢水）* 或余氯0.01mg/L（管网末梢水）*

注：表中带"*"的限值为该项目的检出限，实测浓度应不小于检出限。

8.11 我国饮用水水质标准的历史沿革情况是什么？

我国饮用水水质标准的制定，是随着社会的发展和科学技术的进步而不断与时俱进的。在20世纪初期，饮用水水质标准主要包括水的外观和预防水致传染病方面的项目。此后开始重视重金属离子的危害，20世纪80年代开始侧重于有机污染物的防治。90年代以来更加重视工业废水排放及农药使用的有机污染物，以及消毒副产物和某些致病微生物等方面的危害。

我国不同时期的《饮用水水质标准》和规定见表8-16。

表8-16 我国不同时期的《饮用水水质标准》和规定

实施时间	发布部门	标准名称（文号）	级别	指标项目数（项）		
				总数	常规项目数	非常规项目数
1927	上海市	上海市饮用水清洁标准	地方			
1937	北京市自来水公司	水质标准表	企业	11		
1950	上海市	上海市自来水水质标准	地方	16		
1955.5	卫生部	自来水水质暂行标准	行标	15		
1956.12	国家建委、卫生部	饮用水水质标准	国标	15		
1959.11	建工部、卫生部	生活饮用水水质标准	国标	17		
1976.12	国家建委、卫生部	生活饮用水卫生标准（TJ 20—76）（试行）	国标	23		
1986.10	卫生部	生活饮用水卫生标准（GB 5749—85）	国标	35		
1989.7.10	国家环保总局、卫生部、建设部、水利部、地矿部	饮用水水源保护区污染防治管理规定	—	27条		
1991.5.3	全国爱卫会、卫生部	农村实施《生活饮用水卫生标准》准则	国标	21		
1992.11	建设部	2000年水质目标	行标	89（一类水司）51（二类水司）35（三、四类水司）		
1995.5.1	建设部	城市供水水质管理规定	—	28条		
1996.7.9	建设部、卫生部	生活饮用水卫生监督管理办法	—	31条		
1999.2	国家质量技术局、建设部	城市给水工程规划规范（GB 50282—98）生活饮用水水质标准	国标	89（一级）51（二级）		
2000.3.1	建设部	饮用净水水质标准（CJ 94—1999）	行标	39		
2001.9.1	卫生部	生活饮用水卫生规范	行标	96	34	62
2005.6.1	建设部	城市供水水质标准（CJ/T 206—2005）	行标	101	42	59
2005.10.1	建设部	饮用净水水质标准（CJ 94—2005）	行标	38		
2007.7.1	卫生部、国家标准委	生活饮用水卫生标准（GB 5749—2006）	国标	106	42	64

8.12 欧共体《饮用水水质指令》的内容是什么?

1998年修订的《饮用水水质指令》(98/93、EEC)列出48项水质标准,分为微生物学指标(2项),化学物质指标(26项),指示指标(18项),放射性指标(2项)几类,见表8-17~表8-20。以此作为欧共体(现欧盟)各国制定本国水质标准的重要参考,并要求各成员国在2003年12月25日前,确保饮用水水质达到该指令的规定(溴仿、铅和三氯甲烷除外)。

表8-17 微生物学参数

指标	指标值/(个/mL)
埃希氏大肠杆菌	0
肠道球菌	0

表8-18 用于瓶装或桶装饮用水指标

指标	指标值/mL
埃希氏大肠杆菌	0/250
肠道球菌	0/250
铜绿假单胞菌	0/250
细菌总数(22℃)	100
细菌总数(37℃)	20

表8-19 化学物质参数

指标	指标值	单位	备注
丙烯酰胺	0.10	μg/L	注1
锑	5.0	μg/L	
砷	10	μg/L	
苯	1.0	μg/L	
苯并[a]芘	0.010	μg/L	
硼	1.0	mg/L	
溴酸盐	10	μg/L	注2
镉	5.0	μg/L	
铬	50	μg/L	
铜	2.0	mg/L	注3
氰化物	50	μg/L	
1,2-二氯乙烷	3.0	μg/L	
环氧氯丙烷	0.10	μg/L	注1

指标	指标值	单位	备注
氟化物	1.5	mg/L	
铅	10	μg/L	注3和注4
汞	1.0	μg/L	
镍	20	μg/L	注3
硝酸盐	50	mg/L	注5
亚硝酸盐	0.50	mg/L	注5
农药	0.10	μg/L	注6和注7
农药（总）	0.50	μg/L	注6和注8
多环芳烃	0.10	μg/L	特殊化合物的总浓度，注9
硒	10	μg/L	
四氯乙烯和三氯乙烯	10	μg/L	特殊指标的总浓度
三卤甲烷（总）	100	μg/L	特殊化合物的总浓度，注10
氯乙烯	0.50	μg/L	注1

注：1. 参数值是指水中的剩余单体浓度，并根据相应聚合体与水接触后所能释放出的最大量计算得出。

2. 如果可能，在不影响消毒效果的前提下，成员国应尽力降低该值。

3. 该值适用于由用户水嘴处所取水样，且水样应能代表用户一周用水的平均水质. 成员国必须考虑到可能会影响人体健康的峰值出现情况。

4. 该指令生效后5～15年，铅的参数值为25μg/L。

5. 成员国应确保［硝酸根］/50+［亚硝酸根］/3≤1，方括号中为以mg/L为单位计的硝酸根和亚硝酸根浓度，且出厂水亚硝酸盐含量要小于0.1mg/L。

6. 农药是指：有机杀虫剂、有机除草剂、有机杀菌剂、有机杀线虫剂、有机杀螨剂、有机除藻剂、有机杀鼠剂、有机杀黏菌和相关产品及其代谢副产物、降解和反应产物。

7. 参数值适用于每种农药。对艾氏剂、狄氏剂、七氯和环氧七氯，参数值为0.030μg/L。

8. 农药总量是指所有能检测出和定量的单项农药的总和。

9. 具体的化合物包括：苯并［b］呋喃、苯并［k］呋喃、苯并［g,h,i］芘、茚并［1,2-c,d］芘。

10. 如果可能，在不影响消毒效果的前提下，成员国应尽力降低下列化合物值：氯仿、溴仿、二溴一氯甲烷和一溴二氯甲烷。该指令生效后5～15年，总三卤甲烷的参数值为150μg/L。

表8-20　指标参数

指标	指标值	单位	备注
色度	用户可以接受且无异味		
浊度	用户可以接受且无异味		注7
嗅	用户可以接受且无异味		
味	用户可以接受且无异味		
氢离子浓度	6.5～9.5	pH单位	注1和注3
电导率	2500	μs/cm（20℃）	注1
氯化物	250	mg/L	注1

指标		指标值	单位	备注
硫酸盐		250	mg/L	注1
钠		200	mg/L	
耗氧量		5.0	mgO_2/L	注4
氨		0.5	mg/L	
TOC		无异常变化		注6
铁		200	μg/L	
锰		50	μg/L	
铝		200	μg/L	
细菌总数		无异常变化		
产气荚膜梭菌		0	个/100mL	注2
大肠杆菌		0	个/100mL	注5
放射性参数	氚	100	Bq/L	
	总指示用量	0.10	mSv/年	

注：1.不应具有腐蚀性。

2.如果原水不是来自地表水或没有受地表水影响，则不需要测定该参数。

3.若为瓶装或桶装的静止水，最小值可降至4.5pH单位，若为瓶装或桶装水，因其天然富含或人工充入二氧化碳，最小值可降至更低。

4.如果测定TOC参数值，则不需要测定该值。

5.对瓶装或桶装的水，单位为个/250mL。

6.对于供水量小于$10000m^3/d$的水厂，不需要测定该值。

7.对地表水处理厂，成员国应尽力保证出厂水的浊度不超过1.0NTU。

8.13 日本《生活饮用水水质标准》的内容是什么？

日本最新的水质基准于2015年4月1日正式实施。该标准包括如下3类指标。

（1）根据日本自来水法第4条规定必须要达到的标准，即法定标准，共51项。

（2）可能在自来水中检出，水质管理上需要留意的项目，即水质目标管理项目，共26项，其中农药类项目含120种。

（3）需要检讨的项目47项。因为这些指标的毒性评价还未确定，或者自来水中的存在水平还不大清楚，所以还未被确定为水质基准项目或者水质目标管理项目。

8.14 几个国家和组织的饮用水标准指标项目数的情况是什么？

中国、世界卫生组织（WHO）、美国环保局（USEPA）、欧共体（现欧盟，EEC）、俄罗斯、日本对饮用水水质标准中水质指标项目数的比较，列于表8-21。

表8-21 国际组织和几个国家的饮用水水质标准项目数的比较

国家或国际组织		标准颁布或实施时间	水质标准项目数
中国	现行国标（GB 5749—2006）	2006.12.29	106项
	旧国标（GB 5749—85）	1985	35项
	卫生部的规范	2001.9	96项
	建设部的标准 CJ	2005.6	103项
美国		2006	113项（强行98项，二级15项）
欧共体（现欧盟）		1998.11	51项
俄罗斯		2002.1	52项
日本		2015	94项（法定50项）
世界卫生组织		2011	健康意义81项 感官28项 病原体28项

8.15   我国《地表水环境质量标准》的内容是什么？

我国《地表水环境质量标准》（GB 3838—2002）共计109项，其中地表水环境质量标准基本项目24项，见表8-22；集中式生活饮用水地表水源地补充项目5项，见表8-23；集中式生活饮用水地表水源地特定项目80项，见表8-24。

表8-22   地表水环境质量标准基本项目标准限值　　　　单位：mg/L

序号	项目		分类				
			I 类	II 类	III 类	IV类	V 类
1	水温/℃		人为造成的环境水温变化应限制在： 周平均最大温升≤1 周平均最大温降≤2				
2	pH值（无量纲）		6～9				
3	溶解氧	≥	饱和率90% （或7.5）	6	5	3	2
4	高锰酸盐指数	≤	2	4	6	10	15
5	化学需氧量（COD）	≤	15	15	20	30	40
6	五日生化需氧量（BOD_5）	≤	3	3	4	6	10
7	氨氮（NH_3-N）	≤	0.15	0.5	1.0	1.5	2.0
8	总磷（以P计）	≤	0.02 （湖、库 0.01）	0.1 （湖、库 0.025）	0.2 （湖、库 0.05）	0.3 （湖、库 0.1）	0.4 （湖、库 0.2）
9	总氮（湖、库、以N计）	≤	0.2	0.5	1.0	1.5	2.0

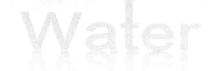

序号	项目		分类				
			I 类	II 类	III 类	IV 类	V 类
10	铜	≤	0.01	1.0	1.0	1.0	1.0
11	锌	≤	0.05	1.0	1.0	2.0	2.0
12	氟化物（以 F$^-$ 计）	≤	1.0	1.0	1.0	1.5	1.5
13	硒	≤	0.01	0.01	0.01	0.02	0.02
14	砷	≤	0.05	0.05	0.05	0.1	0.1
15	汞	≤	0.00005	0.00005	0.0001	0.001	0.001
16	镉	≤	0.001	0.005	0.005	0.005	0.01
17	铬（六价）	≤	0.01	0.05	0.05	0.05	0.1
18	铅	≤	0.01	0.01	0.05	0.05	0.1
19	氰化物	≤	0.005	0.05	0.2	0.2	0.2
20	挥发酚	≤	0.002	0.002	0.005	0.01	0.1
21	石油类	≤	0.05	0.05	0.05	0.5	1.0
22	阴离子表面活性剂	≤	0.2	0.2	0.2	0.3	0.3
23	硫化物	≤	0.05	0.1	0.2	0.5	1.0
24	粪大肠菌群/（个/L）	≤	200	2000	10000	20000	40000

表8-23　集中式生活饮用水地表水源地补充项目标准限值　　单位：mg/L

序号	项目	标准值
1	硫酸盐（以 SO$_4^{2-}$ 计）	250
2	氯化物（以 Cl$^-$ 计）	250
3	硝酸盐（以 N 计）	10
4	铁	0.3
5	锰	0.1

表8-24　集中式生活饮用水地表水源地特定项目标准限值　　单位：mg/L

序号	项目	标准值	序号	项目	标准值
1	三氯甲烷	0.06	9	1,2-二氯乙烯	0.05
2	四氯化碳	0.002	10	三氯乙烯	0.07
3	三溴甲烷	0.1	11	四氯乙烯	0.04
4	二氯甲烷	0.02	12	氯丁二烯	0.002
5	1,2-二氯乙烷	0.03	13	六氯丁二烯	0.0006
6	环氧氯丙烷	0.02	14	苯乙烯	0.02
7	氯乙烯	0.005	15	甲醛	0.9
8	1,1-二氯乙烯	0.03	16	乙醛	0.05

序号	项目	标准值	序号	项目	标准值
17	丙烯醛	0.1	49	苦味酸	0.5
18	三氯乙醛	0.01	50	丁基黄原酸	0.005
19	苯	0.01	51	活性氯	0.01
20	甲苯	0.7	52	滴滴涕	0.001
21	乙苯	0.3	53	林丹	0.002
22	二甲苯①	0.5	54	环氧七氯	0.0002
23	异丙苯	0.25	55	对硫磷	0.003
24	氯苯	0.3	56	甲基对硫磷	0.002
25	1,2-二氯苯	1.0	57	马拉硫磷	0.05
26	1,4-二氯苯	0.3	58	乐果	0.08
27	三氯苯②	0.02	59	敌敌畏	0.05
28	四氯苯③	0.02	60	敌百虫	0.05
29	六氯苯	0.05	61	内吸磷	0.03
30	硝基苯	0.017	62	百菌清	0.01
31	二硝基苯④	0.5	63	甲萘威	0.05
32	2,4-二硝基甲苯	0.0003	64	溴氰菊酯	0.02
33	2,4,6-三硝基甲苯	0.5	65	阿特拉津	0.003
34	硝基氯苯⑤	0.05	66	苯并[a]芘	2.8×10^{-6}
35	2,4-二硝基氯苯	0.5	67	甲基汞	1.0×10^{-6}
36	2,4-二氯苯酚	0.093	68	多氯联苯⑥	2.0×10^{-5}
37	2,4,6-三氯苯酚	0.2	69	微囊藻毒素-LR	0.001
38	五氯酚	0.009	70	黄磷	0.003
39	苯胺	0.1	71	钼	0.07
40	联苯胺	0.0002	72	钴	1.0
41	丙烯酰胺	0.0005	73	铍	0.002
42	丙烯腈	0.1	74	硼	0.5
43	邻苯二甲酸二丁酯	0.003	75	锑	0.005
44	邻苯二甲酸二（2-乙基己基）酯	0.008	76	镍	0.02
45	水合肼	0.01	77	钡	0.7
46	四乙基铅	0.0001	78	钒	0.05
47	吡啶	0.2	79	钛	0.1
48	松节油	0.2	80	铊	0.0001

① 二甲苯指对二甲苯、间二甲苯、邻二甲苯。

② 三氯苯指1,2,3-三氯苯、1,2,4-三氯苯、1,3,5-三氯苯。

③ 四氯苯指1,2,3,4-四氯苯、1,2,3,5-四氯苯、1,2,4,5-四氯苯。

④ 二硝基苯指对二硝基苯、间二硝基苯、邻二硝基苯。

⑤ 硝基氯苯指对硝基氯苯、间硝基氯苯、邻硝基氯苯。

⑥ 多氯联苯指PCB-1016、PCB-1221、PCB-1232、PCB-1242、PCB-1248、PCB-1254、PCB-1260。

8.16 我国《生活饮用水水源水质标准》的内容是什么?

我国《生活饮用水水源水质标准》（CJ/3020—93）的内容见表8-25。

表8-25 生活饮用水水源水质标准值

序号	项目	标准限值	
		一级	二级
1	色度	色度不超过15度，并不得呈现其他异色	不应有明显的其他异色
2	浑浊度/度	≤3	
3	嗅和味	不得有异嗅、异味	不应有明显的异嗅、异味
4	pH值	6.5～8.5	6.5～8.5
5	总硬度（以碳酸钙计）/（mg/L）	≤350	≤450
6	溶解铁/（mg/L）	≤0.3	≤0.5
7	锰/（mg/L）	≤0.1	≤0.1
8	铜/（mg/L）	≤1.0	≤1.0
9	锌/（mg/L）	≤1.0	≤1.0
10	挥发酚（以苯酚计）/（mg/L）	≤0.002	≤0.004
11	阴离子合成洗涤剂/（mg/L）	≤0.3	≤0.3
12	硫酸盐/（mg/L）	＜250	＜250
13	氯化物/（mg/L）	＜250	＜250
14	溶解性总固体/（mg/L）	＜1000	＜1000
15	氟化物/（mg/L）	≤1.0	≤1.0
16	氰化物/（mg/L）	≤0.05	≤0.05
17	砷/（mg/L）	≤0.05	≤0.05
18	硒/（mg/L）	≤0.01	≤0.01
19	汞/（mg/L）	≤0.001	≤0.001
20	镉/（mg/L）	≤0.01	≤0.01
21	铬（六价）/（mg/L）	≤0.05	≤0.05
22	铅/（mg/L）	≤0.05	≤0.07
23	银/（mg/L）	≤0.05	≤0.05
24	铍/（mg/L）	≤0.0002	≤0.0002
25	氨氮（以氮计）/（mg/L）	≤0.5	≤1.0
26	硝酸盐（以氮计）/（mg/L）	≤10	≤20
27	耗氧量（KMnO$_4$法）（mg/L）	≤3	≤6
28	苯并［a］芘/（μg/L）	≤0.01	≤0.01

续表

序号	项目	标准限值	
		一级	二级
29	滴滴涕/（μg/L）	≤1	≤1
30	六六六/（μg/L）	≤5	≤5
31	百菌清/（mg/L）	≤0.01	≤0.01
32	总大肠菌群/（个/L）	≤1000	≤10000
33	总α放射性/（bq/L）	≤0.1	≤0.1
34	总β放射性/（bq/L）	≤1	≤1

注：1.一级水源水水质良好。地下水只需消毒处理，地表水经简易净化处理（如过滤）、消毒后即可供生活饮用者。

2.二级水源水水质受轻度污染。经常规净化处理（如絮凝、沉淀、过滤、消毒等），其水质即可达到GB 5749规定，可供生活饮用者。

3.水质浓度超过二级标准限值的水源水，不宜作为生活饮用水的水源。若限于条件需加以利用时，应采用相应的净化工艺进行处理。处理后的水质应符合GB 5749规定，并取得省、市、自治区卫生厅（局）及主管部门批准。

8.17 地表水水域环境功能如何划分？

地表水按水域功能高低依次划分为五类。

（1）Ⅰ类。主要适用于源头水、国家自然保护区。

（2）Ⅱ类。主要适用于集中式生活饮用水地表水水源地一级保护区、珍稀水生生物栖息地、鱼虾类产卵场、仔稚幼鱼的索饵场。

（3）Ⅲ类。主要适用于集中式生活饮用水地表水水源地二级保护区、鱼虾类越冬区、洄游通道、水产养殖区等渔业水域及游泳区。

（4）Ⅳ类。主要适用于一般工业用水区及人体非直接接触的娱乐用水区。

（5）Ⅴ类。主要适用于农业用水区及一般景观要求区域。

8.18 我国对地下水的分类是什么？

《地下水质量标准》（GB/T 14848—2017）参照生活饮用水、工业、农业等用水质量要求，依据地下水质量状况和人体健康风险，规定了地下水分为五类。

（1）Ⅰ类。地下水化学组分含量低，适用于各种用途。

（2）Ⅱ类。地下水化学组分含量较低，适用于各种用途。

（3）Ⅲ类。地下水化学组分含量中等，以GB 5749—2006为依据，主要适用于集中式生活饮用水水源及工农业用水。

（4）Ⅳ类。地下水化学组分含量较高，以农业和工业用水质量要求以及一定水平的人体健康风险为依据，适用于农业和部分工业用水，适当处理后可作生活饮用

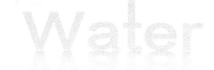

水质量要求。

（5）V类。地下水化学组分含量高，不宜作为生活饮用水水源，其他用水可根据使用目选用。

8.19 我国《地下水质量标准》的内容是什么？

标准中水质指标分为常规指标和非常规指标，共有93项，其分类及限值分别见表8-26和表8-27。

表8-26 地下水质量常规指标及限值

序号	指标	Ⅰ类	Ⅱ类	Ⅲ类	Ⅳ类	Ⅴ类
感官性状及一般化学指标						
1	色（铂钴色度单位）	≤5	≤5	≤15	≤25	>25
2	嗅和味	无	无	无	无	有
3	浑浊度/NTU[①]	≤3	≤3	≤3	≤10	>10
4	肉眼可见物	无	无	无	无	有
5	pH值	6.5≤pH≤8.5			5.5≤pH<6.5 8.5<pH≤9.0	pH<5.5或 pH>9.0
6	总硬度（以$CaCO_3$计）/（mg/L）	≤150	≤300	≤450	≤650	>650
7	溶解性总固体/（mg/L）	≤300	≤500	≤1000	≤2000	>2000
8	硫酸盐/（mg/L）	≤50	≤150	≤250	≤350	>350
9	氯化物/（mg/L）	≤50	≤150	≤250	≤350	>350
10	铁/（mg/L）	≤0.1	≤0.2	≤0.3	≤2.0	>2.0
11	锰/（mg/L）	≤0.05	≤0.05	≤0.10	≤1.50	>1.50
12	铜/（mg/L）	≤0.01	≤0.05	≤1.00	≤1.50	>1.50
13	锌/（mg/L）	≤0.05	≤0.5	≤1.00	≤5.00	>5.00
14	铝/（mg/L）	≤0.01	≤0.05	≤0.20	≤0.50	>0.50
15	挥发性酚类（以苯酚计）/（mg/L）	≤0.001	≤0.001	≤0.002	≤0.01	>0.01
16	阴离子表面活性剂/（mg/L）	不得检出	≤0.1	≤0.3	≤0.3	>0.3
17	耗氧量（COD_{Mn}法，以O_2计）/（mg/L）	≤1.0	≤2.0	≤3.0	≤10.0	>10.0
18	氨氮/（mg/L）	≤0.02	≤0.10	≤0.50	≤1.50	>1.50
19	硫化物/（mg/L）	≤0.005	≤0.01	≤0.02	≤0.10	>0.10
20	钠/（mg/L）	≤100	≤150	≤200	≤400	>400

序号	指标	Ⅰ类	Ⅱ类	Ⅲ类	Ⅳ类	Ⅴ类
微生物指标						
21	总大肠菌群/（MPN[2]/100mL 或 CFU[3]/100mL）	≤3.0	≤3.0	≤3.0	≤100	>100
22	菌落总数/（mg/L）	≤100	≤100	≤100	≤1000	>1000
毒理学指标						
23	亚硝酸盐（以N计）/（mg/L）	≤0.01	≤0.1	≤1.00	≤4.80	>4.80
24	硝酸盐（以N计）/（mg/L）	≤2.0	≤5.0	≤20.0	≤30.0	>30.0
25	氰化物/（mg/L）	≤0.001	≤0.01	≤0.05	≤0.1	>0.1
26	氟化物/（mg/L）	≤1.0	≤1.0	≤1.0	≤2.0	>2.0
27	碘化物/（mg/L）	≤0.04	≤0.04	≤0.08	≤0.50	>0.50
28	汞/（mg/L）	≤0.0001	≤0.0001	≤0.001	≤0.002	>0.002
29	砷/（mg/L）	≤0.001	≤0.001	≤0.01	≤0.05	>0.05
30	硒/（mg/L）	≤0.01	≤0.01	≤0.01	≤0.1	>0.1
31	镉/（mg/L）	≤0.0001	≤0.001	≤0.005	≤0.01	>0.01
32	铬/（mg/L）	≤0.005	≤0.01	≤0.05	≤0.10	>0.10
33	铅/（mg/L）	≤0.005	≤0.005	≤0.01	≤0.10	>0.10
34	三氯甲烷/（μg/L）	≤0.5	≤6	≤60	≤300	>300
35	四氯化碳/（μg/L）	≤0.5	≤0.5	≤2.0	≤50.0	>50.0
36	苯/（μg/L）	≤0.5	≤1.0	≤10.0	≤120	>120
37	甲苯/（μg/L）	≤0.5	≤140	≤700	≤1400	>1400
放射性指标[4]						
38	总α放射性/(Bq/L)	≤0.1	≤0.1	≤0.5	>0.5	>0.5
39	总β放射性/(Bq/L)	≤0.1	≤1.0	≤1.0	>1.0	>1.0

① NTU 为散射浊度单位。

② MPN 表示最可能数。

③ CFU 表示菌落形成单位。

④ 放射性指标超过指导值，应进行核素分析和评价。

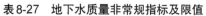

表8-27 地下水质量非常规指标及限值

序号	指标	Ⅰ类	Ⅱ类	Ⅲ类	Ⅳ类	Ⅴ类
	毒理学指标					
1	铍/（mg/L）	≤0.0001	≤0.0001	≤0.002	≤0.06	>0.06
2	硼/（mg/L）	≤0.02	≤0.10	≤0.50	≤2.00	>2.00
3	锑/（mg/L）	≤0.0001	≤0.0005	≤0.005	≤0.01	>0.01
4	钡/（mg/L）	≤0.01	≤0.10	≤0.70	≤4.00	>4.00
5	镍/（mg/L）	≤0.002	≤0.002	≤0.02	≤0.10	>0.10
6	钴/（mg/L）	≤0.005	≤0.005	≤0.05	≤0.10	>0.10
7	钼/（mg/L）	≤0.001	≤0.01	≤0.07	≤0.15	>0.15
8	银/（mg/L）	≤0.001	≤0.01	≤0.05	≤0.10	>0.10
9	铊/（mg/L）	≤0.0001	≤0.0001	≤0.0001	≤0.001	>0.001
10	二氯甲烷/（µg/L）	≤1	≤2	≤20	≤500	>500
11	1,2-二氯乙烷/（µg/L）	≤0.5	≤3.0	≤30.0	≤40.0	>40.0
12	1,1,1-三氯乙烷/（µg/L）	≤0.5	≤400	≤2000	≤4000	>4000
13	1,1,2-三氯乙烷/（µg/L）	≤0.5	≤0.5	≤5.0	≤60.0	>60.0
14	1,2-二氯丙烷/（µg/L）	≤0.5	≤0.5	≤5.0	≤60.0	>60.0
15	三溴甲烷/（µg/L）	≤0.5	≤10.0	≤100	≤800	>800
16	氯乙烯/（µg/L）	≤0.5	≤0.5	≤5.0	≤90.0	>90.0
17	1,1-二氯乙烯/（µg/L）	≤0.5	≤3.0	≤30.0	≤60.0	>60.0
18	1,2-二氯乙烯/（µg/L）	≤0.5	≤5.0	≤50.0	≤60.0	>60.0
19	三氯乙烯/（µg/L）	≤0.5	≤7.0	≤70.0	≤210	>210
20	四氯乙烯/（µg/L）	≤0.5	≤4.0	≤40.0	≤300	>300
21	氯苯/（µg/L）	≤0.5	≤60.0	≤300	≤600	>600
22	邻二氯苯/（µg/L）	≤0.5	≤200	≤1000	≤2000	>2000
23	对二氯苯/（µg/L）	≤0.5	≤30.0	≤300	≤600	>600
24	三氯苯（总量）/（µg/L）[①]	≤0.5	≤4.0	≤20.0	≤180	>180
25	乙苯/（µg/L）	≤0.5	≤30.0	≤300	≤600	>600
26	二甲苯（总量）/（µg/L）[②]	≤0.5	≤100	≤500	≤1000	>1000
27	苯乙烯/（µg/L）	≤0.5	≤2.0	≤20.0	≤40.0	>40.0
28	2,4-二硝基甲苯/（µg/L）	≤0.1	≤0.5	≤5.0	≤60.0	>60.0
29	2,6-二硝基甲苯/（µg/L）	≤0.1	≤0.5	≤5.0	≤30.0	>30.0
30	萘/（µg/L）	≤1	≤10	≤100	≤600	>600
31	蒽/（µg/L）	≤1	≤360	≤1800	≤3600	>3600
32	荧蒽/（µg/L）	≤1	≤50	≤240	≤480	>480

序号	指标	Ⅰ类	Ⅱ类	Ⅲ类	Ⅳ类	Ⅴ类
毒理学指标						
33	苯并 [b] 荧蒽/（μg/L）	≤0.1	≤0.4	≤4.0	≤8.0	>8.0
34	苯并 [a] 芘/（μg/L）	≤0.002	≤0.002	≤0.01	≤0.50	>0.50
35	多氯联苯（总量）/（μg/L）③	≤0.05	≤0.05	≤0.50	≤10.0	>10.0
36	邻苯二甲酸二（2-乙基己基）酯/（μg/L）	≤3	≤3	≤8.0	≤300	>300
37	2,4,6-三氯酚/（μg/L）	≤0.05	≤20.0	≤200	≤300	>300
38	五氯酚/（μg/L）	≤0.05	≤0.90	≤9.0	≤18.0	>18.0
39	六六六(总量)/（μg/L）④	≤0.01	≤0.50	≤5.00	≤300	>300
40	γ-六六六（林丹）/（μg/L）	≤0.01	≤0.20	≤2.00	≤150	>150
41	滴滴涕(总量)/（μg/L）⑤	≤0.01	≤0.10	≤1.00	≤2.00	>2.00
42	六氯苯/（μg/L）	≤0.01	≤0.10	≤1.00	≤2.00	>2.00
43	七氯/（μg/L）	≤0.01	≤0.04	≤0.40	≤0.80	>0.80
44	2,4-滴/（μg/L）	≤0.1	≤6.0	≤30.0	≤150	>150
45	克百威/（μg/L）	≤0.05	≤1.40	≤7.00	≤14.0	>14.0
46	涕灭威/（μg/L）	≤0.05	≤0.60	≤3.00	≤30.0	>30.0
47	敌敌畏/（μg/L）	≤0.05	≤0.10	≤1.00	≤2.00	>2.00
48	甲基对硫磷/（μg/L）	≤0.05	≤4.00	≤20.0	≤40.0	>40.0
49	马拉硫磷/（μg/L）	≤0.05	≤25.0	≤250	≤500	>500
50	乐果/（μg/L）	≤0.05	≤16.0	≤80.0	≤160	>160
51	毒死蜱/（μg/L）	≤0.05	≤6.00	≤30.0	≤60.0	>60.0
52	百菌清/（μg/L）	≤0.05	≤1.00	≤10.0	≤150	>150
53	莠去津/（μg/L）	≤0.05	≤0.40	≤2.00	≤600	>600
54	草甘膦/（μg/L）	≤0.1	≤140	≤700	≤1400	>1400

① 三氯苯（总量）为1,2,3,-三氯苯、1,2,4-三氯苯、1,3,5-三氯苯3种异构体加和。
② 二甲苯（总量）为邻二甲苯、间二甲苯、对二甲苯3种异构体加和。
③ 多氯联苯（总量）为PCB28、PCB52、PCB101、PCB118、PCB138、PCB153、PCB180、PCB194、PCB206 9种多氯联苯单体加和。
④ 六六六（总量）为α-六六六、β-六六六、γ-六六六、δ-六六六4种异构体加和。
⑤ 滴滴涕（总量）为o,ρ'-滴滴涕、ρ,ρ'-滴滴伊、ρ,ρ'-滴滴滴、ρ,ρ'-滴滴涕4种异构体加和。

8.20 国际饮用水水质标准的发展趋势是什么？

（1）对微生物指标重要性的认识越来越深刻。饮用水中微生物引起的危害被普遍认为是威胁饮水安全的首要问题，控制微生物对饮用水安全的影响极其重要。世界卫生组织（WHO）制定的《饮用水水质准则》（第3版）中明确提出：无论在发展中国家还是发达国家，与饮用水有关的安全问题大多来自微生物，并将微生物问题列为首位，其后依次是消毒、化学物质问题、放射性问题和可接受性问题。

在水质指标方面，虽然隐孢子虫、贾第鞭毛虫、军团菌、病毒等指标在许多国家水质标准中还不常见，但在美国、英国等少数发达国家已将其列为重要的控制项目。此外，美国还把浑浊度列为微生物学指标，主要是从控制微生物风险方面来考虑的。

（2）对消毒剂及其副产物对人体健康的影响越来越重视。世界卫生组织的《饮用水水质准则》中将消毒问题列于第2位，仅次于微生物问题，优先于化学物问题、放射性问题和可接受性问题。美国的饮用水水质标准中明确规定：饮用水必须经过消毒。在饮用水处理上，消毒对多种病原体，尤其是细菌，作用显著。但是越来越多的研究表明，在杀死病菌、保证微生物安全的同时，消毒又带来了新的问题，那就是消毒过程中所产生的副产物对人体健康的影响问题。美国早在20世纪70年代初就率先开展了消毒副产物方面的研究工作，确认了加氯消毒会产生有机卤化物的健康风险，并专门制定了《消毒与消毒副产物条例》，对饮用水的消毒过程中可能存在的健康风险进行处理。

（3）对指标的规定越来越全面而严格。从各国的标准发展历程可以看出，饮用水标准的修订过程也是一个指标数量不断递增的过程。以美国饮用水标准为例，1914年的标准仅包括2项细菌学指标，2006年的标准中指标数量已经增加到113项。

除了指标数量的大幅增加外，指标限值要求也越来越严格。如美国已将砷的限值由1975年的$50\mu g/L$降至$10\mu g/L$。欧盟的《饮用水水质指令》中将铅的限值从1980年的$50\mu g/L$降至$10\mu g/L$，并要求在2013年12月以前更换含铅配水管。

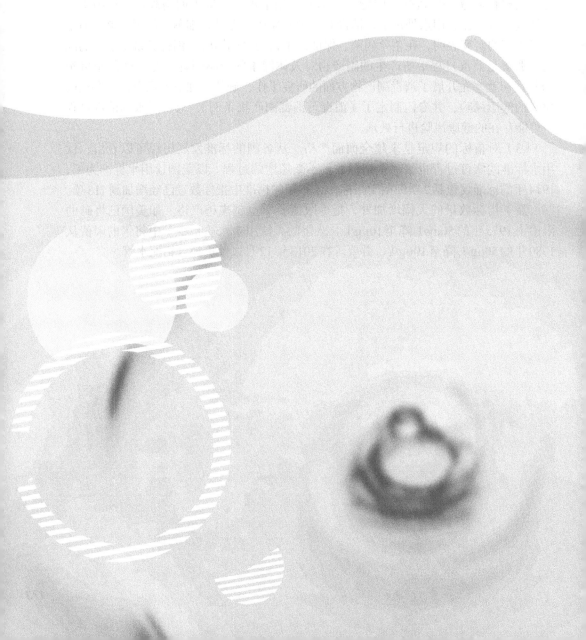

第9章
自来水及其消毒的意义

9.1 自来水的意义是什么?

自来水兴起在城市,它是城市公共供水的通俗叫法或别称。城市公共供水(或称城市供水)是指城市供水企业,以公共供水管道及其附属设施,向单位和居民的生活、生产及其他各项建设提供合乎要求的用水。由于使用者只需方便地打开水龙头(或阀门)即有水自动流出,所以人们形象地叫它自来水。

自来水是水工业的产品,不仅可直接用于生活和生产,还可作为原料水进一步加工处理成各种特殊生产用水和商品瓶装饮用水等。

9.2 自来水应满足哪些基本要求?

城市供水的任务是向城市连续提供水量充足、水质可靠、水压适宜的用水,这些要求既是自来水的基本功能,也是用水者向供水者提出的三项基本要求,其中水质是核心。

9.3 自来水的生产工艺是什么?

自来水绝非可以"自来"。自来水是由天然水源的原水经过各种工程设施运输和加工之后,才变成合格的自来水。

(1)工程设施。自来水工程(供水工程)一般包括水源地取水工程、输水工程、水处理工程、调蓄工程、加压提升工程以及遍布城市地下的配水管网工程等。

(2)处理工艺。自来水处理的目的是使其水质达到《饮用水水质标准》的要求,由于水源种类及其原水水质的不同,其处理方法和工艺也各不相同。

地下水源水由于原水水质较好,故处理工艺较简单,一般只需消毒处理即可。若原水中含铁、锰或氟超标时,还需要进行除铁、除锰或除氟处理。

地表水源水的成分比较复杂。当原水水质较好时,一般采用常规处理工艺即可,见图9-1。

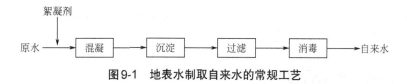

图9-1 地表水制取自来水的常规工艺

当地表水源受到微污染时,需要在常规工艺之前和之后分别加预处理和深度处理,最后加消毒处理才行,见图9-2。

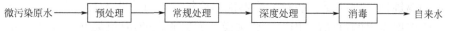

图9-2 微污染水源水制取自来水的特种工艺

9.4　给水净化应满足生活饮用水哪些要求？

给水净化应改善以下三个方面的水质指标。

（1）改善水质的外观性状。去除水中的悬浮杂质、异味、降低浑浊度、色度，使之符合生活饮用水标准中的感官性状指标的要求。

（2）改善水中可溶性组分。去除水中可溶性杂质及有害物质，使之符合生活饮用水标准中的一般化学指标和毒理学指标的要求。

（3）改善水质卫生条件。杀灭水中细菌、大肠菌及其他致病菌等，并抑制其复苏、繁殖，使之符合生活饮用水标准中的细菌学指标的要求。

9.5　如何保证自来水厂水质？

自来水厂主要通过以下两个方面来保证水质。

（1）工艺运行维护。根据原水水质调整优化处理工艺的运行，在尽可能去除目标物的同时不产生副产物。

（2）水质监测。①强化对水源的监控力度。利用在线监测仪、生物监测、实验室定期监测等方式，对水源水质进行监控。②各工艺段及出厂水水质监测。对水源水、出厂水、管网终端用户水进行全过程的水质监控，保证自来水水质达到106项国家《生活饮用水卫生标准》。同时，水厂还要接受第三方卫生部门对水源水、出厂水和管网水的定期和不定期监督检测。③设置管网终端水质监测点。在用户集中区域和一些重点区域设置管网终端水质公共监测点，定期检测水质。

9.6　什么是管道分质供水？

管道分质供水是指自来水或其他原水经过深度处理，达到《饮用净水水质标准》后，通过独立封闭的循环管网系统，供给居民可直接饮用的优质水。一般在生活社区、住宅区、办公楼宇、学校、公共场所内可建设双管道供水系统，即采用原来的市政集中式供水作为清洁、冲洗、洗涤、洗衣等生活用水；采用专设管道将经深度处理的优质水作为日常饮水。

9.7　常用的净水剂有哪些？

生产自来水常用的净水剂主要有：硫酸铝、明矾、碱式氯化铝、硫酸亚铁、三氯化铁等。净水剂必须储存在干燥、阴凉的地方，防止潮解失效。其中三氯化铁具有一定的腐蚀性，因此要求装存的容器能耐腐蚀。每种净水剂均有其适宜的pH值范围，要根据原水的pH值选用。一般来说，如果原水的pH值偏低，宜选用碱式氯化铝；反之则宜选用其他净水剂。

9.8 饮用水水质在输送过程中有变化吗?

城市给水管网由于采用钢筋混凝土管或水泥砂浆衬里的铸铁管等管材,除余氯稍有降低,浑浊度、溶解性总固体略有升高外,其他指标与出水厂相比无明显差异。但有些使用年限长且无衬里的管道和涂沥青类物质内衬的管道,由于内壁腐蚀、结垢,导致水中铁、锰、铅、锌等金属物质和各种细菌、藻类、苯类、挥发性酚类指标的含量增大。

9.9 管网输送时的污染有哪些?

经水厂净化生产的水需要通过复杂庞大的给水管道系统输送到用户,包括配水管网和水量调节构筑物等。水厂至用户途经的管线长度可达数百公里,水在管网中的滞留时间有时可达数日,庞大的管网就如同一个大型的反应器。水在这样的反应器内发生着复杂的物理、化学、生物变化,使管网结构完整性被破坏,从而导致水质发生变化,造成管网污染。对国内45个城市调研的结果(平均值)显示,管网水浊度比出厂水增加0.38 NTU,色度增加0.45度,铁增加0.04mg/L,细菌增加18个/mL,管网末端余氯下降到0.015mg/L,大肠杆菌增加0.4个/L,水质合格率平均下降到83.4%。

9.10 什么是自来水的二次污染?

自来水的二次污染是指:原水经水厂净化处理后,这些水质合格的出厂水,通过向用户供水过程中的输送、储存,以及二次供水等一系列中间环节,使供给用户的水质不合格或者水质明显下降的过程或现象。

9.11 如何防止自来水二次污染?

防止自来水二次污染需注意以下几点。

(1)在配水管网系统内,保持一定浓度的剩余氯消毒剂;

(2)利用高位水箱二次加压供水时,每隔半年要对水箱进行一次清洗和消毒,并要密封水箱并保持其周围清洁;

(3)不要随便改动家庭中的自来水管线,如果非改不可,则应请专业人员,根据总体管线设计方案进行作业;

(4)居民住宅的二次供水设施应统一管理。

9.12 什么是二次供水?

所谓二次供水,是指集中式供水在入户前经再度储存、加压和消毒或者深度处理后，通过管道或者容器输送给用户的供水方式。二次供水设施包括：无塔供水、高位水箱、水塔、蓄水池、抽升设备等储存、加压设备。

9.13 如何防止二次供水污染?

为了有效地防止二次供水污染，应注意以下几点。

（1）水池（箱）在设计上需注意的问题。生活、消防蓄水池宜采用分建方式。确保水池（箱）壁坚固、光洁、不渗漏，水池（箱）加盖且密封性能好，必要时上锁。

二次供水设施周围10m范围内，不能设置渗水厕所、化粪池，水池（箱）周围2m内不得有污水管线及污染物。

（2）水池（箱）在管理维护方面需注意的问题。二次供水设施的管理人员、保洁维修的专业人员，必须经预防性健康体检，取得卫生行政部门核发的健康证。

二次供水水池（箱）至少半年要清洗消毒一次。定期对水池（箱）水采样并送水质化验中心进行水质检验，保证水质的各项指标均能符合国家生活饮用水规定。

（3）建立相应地方性法规。建设部已于1999年1月发布了第67号《城市供水水质管理规定》，其中明确了含城市二次供水水质在内的相关管理规定。该规定赋予了各级城市建设主管部门对违反规定者的处罚权，同时也为城市二次供水实施依法管理提供了依据。

建立健全城市二次供水管理机制，应尽快制定相应的二次供水地方性法规，防患于未然，从根本上杜绝二次供水污染的发生。二次供水是城市供水的一个重要组成部分，解决好城市二次供水中存在的问题，保证正常供水是关系到社会稳定、经济发展和市民安居乐业的大事。

9.14 二次供水系统在管理上存在什么问题?

《二次供水设施卫生规范》（GB 17051—1997）对二次供水设施的设计审查、竣工验收和水质检验，以及过滤消毒设备等都有规定，主要的管理部门是卫生部门，但实际上全国有大量的二次供水设施，划归某一部门管理很难。

基于能耗以及管网受压强度等问题的考虑，按照城市供水设计规范，一般六层以上建筑的供水都使用的是二次供水。所以，小城市由于楼层不高，二次供水量占少数，但像北京、上海等大城市，约60%的人口都在饮用二次供水。

对于目前受到广泛关注的二次供水水质问题，很大程度上是由于管理体制不完善引起的。目前，二次供水设施管理比较混乱，一些地方归卫生部门管理，一些地方归自来水公司管理，更多的则是由小区物业的产权单位来管理。

9.15 自来水为什么有时会浑浊发黄?

（1）短期浑浊发黄的可能原因。区域内或附近管道施工或管道闸门启闭，引起管道水流速的突然变化或流向的突然变化，将管道内长期形成的附着物冲下，导致水浑浊发黄；当管道施工时，管道冲刷不净，或者管道爆管抢修时带入少量泥沙，也会造成供水区域内用户的水质浑浊发黄。

（2）长期水质浑浊发黄的可能原因。庭院管网严重老化锈蚀。由于一些庭院管网采用低质量管材，长时间使用，管道严重老化、锈蚀，使区域内水质一直处于浑浊状态。当用水量较大时，水在管道内停留时间较短，混浊现象会稍轻一些。当用水量较小时，水在管道内停留时间较长，浑浊现象会重一些。这种现象就造成了产生的浑浊时重时轻。

二次供水储水池污染。当用户使用二次供水时，因储水池未按时清洗或储水池锈蚀严重，会造成水质浑浊。使用二次供水的用户一般是高层用户，因低层往往是管网直接供水，高层（一般五层以上）使用二次供水。如果高层用户反映水混浊的情况较多，而低层正常时，一定是二次供水在储存输送过程中产生了问题。

（3）解决的方案。形成的水质发黄浑浊现象，会由于影响的区域、管径和用水量的大小不同而持续的时间不同，一般会持续几小时或几天。解决的方案是放水，放水至水质洁净即可，或由物业、后勤部门进行水箱清洗解决水质浑浊发黄问题。

9.16 自来水为什么有时会发白?

自来水发白的原因主要是供水管网中溶入了空气，经压力作用分解成微小气泡（肉眼观察不到），水流出龙头后，压力降低，空气从水中逐渐溶出，气泡的紧密排列就会感觉到流出的水呈乳白色。当在容器中静置数分钟后，随着气泡消失，水就会变清。气体溶入水中的主要途径有两种。

（1）井水提升或二次加压时，气体在泵叶轮的高速混合和压力作用下，气体便溶入水中。

（2）输送自来水至用户时，为维持管线压力稳定，须在局部高处设置排（吸）气阀。这样，在用水量变化太大致使压力与流量不稳时，可能由于吸入空气稳压以避免破管，而使得气体溶入水中。

9.17 自来水为什么有时会呈蓝色?

为保持卫生间洁具洁净，所住单元的用户经常会在卫生间冲洗水箱内放入洁厕灵（蓝色），水箱内的储水即呈现蓝色。如果放洁厕灵水箱中的逆止阀损坏或失灵了，一旦停水或水压变低时，该水箱给水管内会产生负压力，导致蓝色的水箱水顺着水管倒抽回楼层内供水管道中。此时一旦有人用水，蓝色的水就会顺着给水管道流出。

9.18 自来水为什么有时会是热的?

夏季出现此现象，可能是由于自家或邻居家的太阳能热水器没安装逆止阀或逆止阀失效，遇到水压突然降低的情况，水箱中的热水就会回流，此时，自来水管中的水就成热水了，这种情况造成的自来水变热不会持续太久。

冬季出现此现象，则可能由于个别用户在热力公司暖气管道上私接冷热水交换装置，或将自来水管与暖气管道直接连接，供热压力往往大于供水压力，则导致供热水进入自来水管道，造成局部水变热和水质污染。

9.19 供水管道出现红水现象的原因是什么?

（1）出厂水中含铁、锰较高，这类物质在管网中一经氧化则易形成红水。

（2）水在管内流动的过程中，由于腐蚀等原因，使铁管内产生铁锈沉积，特别是在流速偏低或滞留水的管网末端。这类铁锈沉积严重，一旦管内水压不稳或流速改变时就易引起红水。

9.20 供水管道出现黑水现象的原因是什么?

管网中出现黑水现象通常和红水现象同时发生，主要是由于出厂水中含锰高。锰由于余氯的作用，在配水管中慢慢被氧化，生成二氧化锰，所析出的微粒附着在管壁上，形成粒膜状泥渣，一旦流向或流速突变，剥离下起来就形成黑水。

9.21 自来水为何有时会有咸、涩、苦味?

（1）咸味成分：Cl^- 和 SO_4^{2-}。食盐是 Cl^- 和 Na^+ 的结合物。食盐的水溶液（盐水）在水中电离成 Cl^- 和 Na^+，使水具有咸味。Na^+ 与 SO_4^{2-} 的水溶液实际上也是咸的。所以，咸味不只是 Cl^-，SO_4^{2-} 也有咸味。但也并非是说 Cl^- 与所有的金属离子结合的化合物都有咸味，如 $MgCl_2$ 和 $CaCl_2$ 就没有咸味。

如果将 Na^+ 与 Cl^- 或 SO_4^{2-} 同时置于舌头上，就能感觉出咸味。而钾与钠同样是碱金属，但 KCl 的味道却是稍带苦味的咸，与食盐的咸味不同。

城市的饮用水水源有的是取自河水。如果河流的上游有工厂废水排入，在饮用水中 Na^+ 与 Cl^- 或 SO_4^{2-} 的含量就可能较高，就会使人感觉到咸味。对于敏感的人，Cl^- 的浓度达到200mg/L时能感觉出咸味，Cl^- 浓度在100mg/L左右的水就没有咸味。

（2）重金属（铁、铜、锌等）。重金属离子有涩味。铁离子的浓度在0.5～2.0mg/L时，会让人感到有涩味。若将含有二价铁的水放置一段时间，其中的 Fe^{2+}

就会被空气氧化，生成茶色的氢氧化铁沉淀。如果用这种水沏茶，茶中的单宁就会与铁离子反应，使茶水发黑。

快速电热水器的热交换部分，大多使用的是镀锡的铜管。长期使用后，镀锡剥落，铜就会缓慢被热水溶入水中，经过一夜的浸泡，储存于热水器中的水就有很高的含铜量，如果直接饮用，就能感觉到铜离子的涩味。人能感觉到其涩味的浓度是1.5mg/L以上。

新竣工的楼房的配水管道如使用镀锌铁管，早上放出来的自来水有时会呈现白色混浊。这是因为镀锌被自来水腐蚀后形成了不溶于水的氢氧化锌。水中锌的浓度在5～20mg/L时就会使人感到涩味。

（3）镁和锰。水中含有镁离子和锰离子时，会使人感到有苦味。锰的浓度在0.5～2.0mg/L时，镁的浓度在50～150mg/L时，就会使人感觉出有苦味。

9.22　自来水煮沸后白色漂浮物或者水垢影响健康吗？

天然水中一般存在硬度，主要成分是钙和镁，以碳酸氢钙或者碳酸氢镁形式存在。水被加热后，水中矿物质发生化学反应，变成碳酸镁、碳酸钙悬浮或者沉淀物。水垢主要是水中不易溶解的矿物质加热沉淀形成的，主要成分为钙、镁的碳酸盐。以地下水作为水源的自来水中，钙、镁离子含量较高，但是只要在国家规定标准内，对人体均是无害的。

9.23　自来水水质不安全的因素有哪些？

水是生命之源，我们每天都离不开水。现在全世界大多数人们的饮用水源就是自来水，但是随着社会的发展，自来水的一些不安全因素开始显现。

（1）自来水的水源污染越来越重。江河湖泊由于工农业及生活污水的污染，源头越来越不好，原来很多自来水的水源还是二类水、三类水，现在有的甚至是五类水。

（2）自来水生产工艺落后。全国4000多家水厂，80%～90%还基本上采用混凝、沉淀、过滤、消毒这些工艺，这些工艺是一百年前的老净水工艺。

（3）输水管网的二次污染问题。因为很多输水管网是早期修建的，时间较长，有些还是解放初期修建的，管网破裂、锈蚀，长距离的输水都会带来二次污染。

（4）现在自来水普遍采用的消毒剂是氯制剂。氯会与自来水中的有机物在一定条件下结合形成一些副产物，研究证明这些产物很多是对人体有害的，甚至是致癌的，比如三卤甲烷。

所以，现在自来水对人体健康的安全隐患我们不可小视，过滤不净和二次污染带来的泥沙、铁锈能导致结石和肠炎；有机物和农药残留在体内累积造成慢性中毒；重金属铅、汞等破坏神经系统引发心血管疾病；水中的余氯对人体健康的致癌危害都值得我们重视起来。

9.24 为什么用自来水洗菜时不要另加合成洗涤剂？

符合标准的自来水由于含有一定量的剩余氯，它本身就具有一定的杀菌能力，因而用自来水洗菜，可在一定程度上杀灭蔬菜表面的病原菌。但是，由于人们对自来水的安全程度越来越不放心，唯恐用自来水洗不干净，所以有些人在洗菜时也开始使用洗洁精等合成洗涤剂来清洗蔬菜，这是不合适的。这是因为蔬菜表面都有一层蜡质层，是其在生长过程中自然产生的一种保护机制（屏障）。用合成洗涤剂清洗蔬菜时，蔬菜表面的蜡质层会吸附洗涤剂的分子，再用水清洗蔬菜时，被吸附的洗涤剂分子也很难被洗掉。如果每天食用这种吸附着洗涤剂的蔬菜，天长日久，就会对身体造成诸多不利影响。所以，洗蔬菜时最好还是用不加合成洗涤剂的自来水。

9.25 二次供水的储水箱有什么卫生要求？

饮用水箱（或蓄水池）应专用，不得渗漏；水箱入孔位置和大小要满足水箱内部清洗消毒工作的需要，并加盖上锁；溢水管与泄水管均不得与下水管道直接连通；水箱的材质和内壁涂料应无毒无害；水箱的容积设计不得超过用户48h的用水量；水箱不得与市政供水管道直接连通；水箱管道不得与非饮用水管道连接。

9.26 什么是水质常规指标？

水质常规指标是指能反映生活饮用水水质基本状况的水质指标。我国饮用水水质标准中的42项常规指标属于水质监测有普遍意义的项目。

常规指标并不需要全部检验，如果采用氯气消毒，则臭氧和二氧化氯及其副产物的相关指标就没有必要检验。在一般情况下，需要检验的常规指标约为34项。

9.27 什么是水质非常规指标？

非常规指标是指根据地区、时间或特殊情况需要实施的生活饮用水水质指标。非常规指标是相对局限存在于某地区或者不经常被检出的指标项目，可根据具体情况，降低检测频率和有选择地进行检测。我国饮用水水质标准中的非常规指标共包括64项。

非常规指标并不是不重要或不太重要，有可能该指标反映的是当地最关键的问题，只不过当前还不是全国普遍存在的问题，非常规指标超标了，应该与常规指标同样对待，同样是不被允许的。

9.28　自来水采用铜质管材有益健康吗?

现代科学研究证明：饮用水中微量的铜对人体是有益的，可补充人类食物中铜的不足，同时，铜能够起到杀灭自来水中某些细菌的作用。国外医学专家也证明，使用铜水管可以对饮用水中的一些致病生物体（尤其是大肠杆菌）具有抑制作用，这一研究结论说明铜及其合金是有益于人体健康的供水管材，长期使用有益于人体健康。

人类对铜的摄入绝大部分来自食物，而非饮用水。一般来讲，地表水和地下水中的铜含量均非常低，小于0.01mg/L。城市自来水中的微量铜含量取决于输水管材和水在管道中的驻留时间。如果铜水管用于城市自来水供水系统，水中的微量铜会有所增加，但对饮用水而言这个量是安全的。

9.29　自来水消毒的目的是什么?

饮用水消毒的目的是杀灭水中对人体健康有害的绝大部分病原微生物，其中包括细菌、病毒、原生动物等，以防止通过饮用水传染疾病。由于消毒处理并不能完全杀灭水中所有微生物，所以消毒处理是在达到饮用水水质微生物学标准的条件下，将饮用水导致的水介传染病的风险降到最低，达到完全可以接受的水平。

9.30　自来水消毒方法有哪些?

自来水消毒方法有物理法和化学法两类。物理法有加热法、冷冻法、机械过滤法、紫外线法、超声波法、辐射法等；化学法是利用各种化学药剂包括氯及其化合物、各种卤素、臭氧、重金属离子以及其他杀生剂等进行消毒。

常用于消毒的含氯药剂有氯气、液氯、漂白粉、漂粉晶、次氯酸钠、氯胺和二氧化氯等。由于氯价格便宜，消毒效果可靠，应用最广，我国城市给水处理普遍采用氯消毒。

9.31　什么是氯化消毒副产物?

原水中存在各种类型的有机物，在自来水厂净化处理过程中，采用氯杀菌消毒会产生多种副产物。特别是传统的预氯化工艺，高浓度的氯与原水中较高浓度的有机污染物直接反应，生成氯化副产物的浓度会更高。挥发性三卤甲烷（THMs）和难挥发性卤乙酸（HAAs）被认为是两大类主要氯化消毒副产物，它们对人体都具有潜在致癌性和一定的致突变性，是对人体危害最大的两类副产物。其在水中的生成量取决于有机前驱物质的种类、浓度、投氯量、氯化时间、水的pH值、水的温度、氨氮及溴化物浓度等。三卤甲烷和卤乙酸的前驱物质主要是腐殖酸、富里酸、藻类和一些具有活性的碳原子（小分子有机物）。

饮用水中三卤甲烷（THMs）主要有4种：三氯甲烷（即氯仿）、三溴甲烷（即溴仿）、一氯二溴甲烷、一溴二氯甲烷。卤乙酸（HAAs）主要有5种：一氯乙酸、二氯乙酸、三氯乙酸、一溴乙酸和二溴乙酸。水中pH值升高，三卤甲烷生成量增大，但卤乙酸生成量降低。有氨氮存在时，折点加氯前三卤甲烷产率最低，折点加氯后，即有自由性余氯时，三卤甲烷生成量明显增加。近几年来人们发现溴代三卤甲烷对人们的潜在危害更大。当水中有溴化物存在时，溴离子（Br^-）被次氯酸（HOCl）氧化成次溴酸（HOBr），而次溴酸比次氯酸更容易与前驱物作用，生成溴代三卤甲烷和溴代卤乙酸，从而对人体造成潜在的危害。

此外，从自来水中检测出多种其他氯化消毒副产物，如卤代酚、卤乙腈、卤代酮、卤乙醛、卤代硝基甲烷等。Ames试验结果均呈阳性，均属"三致"物质。

9.32　氯化消毒副产物在管网中的变化是什么？

一个城市的供水是由供水系统及不同直径管道组成的管网输送的。从自来水厂出水到用户，近则几十米、几百米，远则几千米至几十千米。

管网中的氯化消毒副产物如三卤甲烷等会不会增加，主要取决于两个条件：一是水中是否仍存在余氯；二是水中是否存在产生三卤甲烷的前驱物（有机物）。水在庞大的管网系统，特别是屋顶水箱和旧管道中流动，为防止微生物的滋生繁殖和二次污染，要求管网中必须要有一定量的余氯，用来继续杀菌消毒。水质标准规定：水厂出水的余氯必须≥0.3mg/L；管网末梢的余氯必须≥0.05mg/L。可见第一个条件是存在的。水中存在耗氧量（COD_{Mn}），表明存在有机物，故水厂出水中仍存在产生三卤甲烷的前驱物。同时管网中存在微生物所需要的各种营养物，有利于微生物繁殖生长，微生物的新陈代谢、分泌物和残体也是氯消毒副产物的前驱物，因此第二个条件也是存在的。第一个条件和第二个条件相互作用，即氯在管网继续氧化前驱物，与前驱物进行不断反应，使三卤甲烷等氯化副产物不断增加，造成三卤甲烷等消毒副产物的总量高于水厂出水时的总量。因此，管网中的水质是变化的，三卤甲烷等消毒副产物是增加的，管网中的水质比水厂出水差。

9.33　为什么自来水产生消毒副产物是不可避免的？

水中或多或少存在一定量的有机物（即消毒副产物的前驱物），而目前我国99.5%的水厂采用氯消毒，因此产生氯化消毒的副产物是不可避免的。我国《生活饮用水卫生标准》（GB 5749—2006）标准中对消毒剂规定为4种：氯、一氯胺、臭氧、二氧化氯。臭氧是强氧化剂，杀菌消毒效果比氯好，但臭氧易挥发，在水中难以保留，无余氯作用，因此水厂出水时还得加氯，以保证供水管网中的余氯量而得以继续杀菌消毒。

9.34 氯化消毒的副产物对人体健康有什么影响?

1974年荷兰Rook和美国Beller首次在鹿特丹自来水厂发现预氯化和氯消毒的水中存在三卤甲烷(THMs)、氯酚等消毒副产物(DBPs),并且具有致癌、致突变作用。20世纪80年代中期,人们又发现另一类DBPs卤乙酸(HAAs),致癌风险更大,例如二氯乙酸(DCA)和三氯乙酸(TCA)的致癌风险分别是三氯甲烷的50倍和100倍。迄今,人们已在水源水中检测出2221种有机污染物,而在饮用水中发现765种。表9-1列出了氯化消毒副产物对人体健康的影响。

表9-1 氯化消毒副产物对人类健康的影响

副产物种类	毒理作用
三卤甲烷	致癌、肝中毒、肾中毒
二氯一溴甲烷,二溴一氯甲烷	肝中毒、肾中毒
溴仿	肝中毒、肾中毒
氯乙腈	基因中毒
二氯乙腈,三氯乙腈	诱变、基因中毒
溴氯乙腈	诱变、基因中毒
二溴乙腈	基因中毒
二氯乙酸	代谢紊乱、神经中毒、眼损伤、不产生精子,增加肝的过氧化物
三氯乙酸	胎儿中毒、肿瘤促进剂
氯代酚:2-氯代酚、2,4-二氯酚、2,4,6-三氯酚	胎儿中毒,肿瘤促进剂,致癌
氯代酮:1,1-二氯丙酮、1,1,1-三氯丙酮、1,1,3,3-四氯丙酮	诱变

9.35 降低消毒副产物有哪些方法?

氯化消毒产生副产物是不可避免的,那么我们的任务和目标就是要想方设法减少和降低副产物的种类和含量,使其小于水质标准中规定的限值。目前主要有以下三种途径和方法。

(1)先进行预氯化,然后直接去除已经生成的三卤甲烷等副产物;

(2)直接去除加氯后可能生成三卤甲烷等副产物的前驱物质;

(3)用活性炭吸附已生成的氯化副产物。

第一种使用少,目前研究和使用较多的是后两种。第二种就是在水厂常规处理之前把原水进行生物处理等预处理,去除水中大部分氨氮、磷及部分有机物,这样可大幅度地减少氯化副产物的前驱物。第三种是在水厂常规处理后采用活性炭等深度处理,吸附去除已生成的氯化副产物。此法效果很好,根据活性炭吸附去除氯化副产物卤乙酸的试验研究证明:卤乙酸中的三氯乙酸去除98.49%,二氯乙酸去除

98.01%。目前生物预处理和活性炭深度处理已在新水厂设计和老水厂改造中被广泛采用。

9.36 常用的氯消毒制剂有哪些优缺点？

常用的氯制剂有液氯（Cl_2）、漂白粉 $[Ca(OCl)_2]$ 和氯胺（NH_2Cl 或 $NHCl_2$）。

（1）液氯的优点是操作简单，投量准确，不需要庞大设备，便于贮存和运输；但使用时应注意安全，防止漏气。

（2）漂白粉的优点是设备简单，价格低廉；缺点是漂白粉含氯量只有20% ～ 30%，因而用量大，设备容量大，溶解和调制不方便。

（3）氯胺的优点是能延长管网中剩余氯的持续时间，防止管网中细菌的繁殖，可以降低加氯量，减轻氯消毒时所产生的氯味；缺点是杀菌作用比液氯和漂白粉进行得慢，要求接触时间长，需增添设备，操作麻烦。

9.37 为什么自来水中要有一定的消毒剂残留量？

消毒时消毒剂在水中的加入量可分为两部分：需量和余量。需量是指用于杀灭水中细菌和氧化有机物所消耗的量。而为了保证消毒的效果，抑制水中残存细菌的再度繁殖，消毒剂加入量必须超过水的需求量，使在氧化和杀菌后管网中能剩余一些消毒剂，这部分就是"余量"。以液氯消毒为例，饮水标准中要求出厂水余氯不低于0.3mg/L，管网末梢水不低于0.05mg/L。一般情况下，经过混凝、沉淀和过滤后的地面水或清洁的地下水，加氯量可采用1.0 ～ 1.5mg/L。仅经过混凝、沉淀而未过滤的地面水加氯量可采用1.5 ～ 2.5mg/L。

9.38 为什么自来水煮沸后继续煮沸数秒，口感更好？

用户在家中烧开水或者用自来水做饭，在水沸腾后，若将水继续在火上沸腾15 ～ 30s，水中的余氯等就会随着水蒸气一并挥发，这时候如果嗅水蒸气，会闻到刺鼻的味道，并逐渐淡化。沸腾后的水，不论是直接饮用还是做饭，口感、味道都会更好。

9.39 为什么水源是地下水时也需要消毒处理？

水源是地下水时，水质虽然较好，但也会受到不同程度的污染。尤其是在浅层地下水中，根据细菌的检验结果，一般都达不到生活饮用水标准。同时自来水在输送和贮存过程中可能会受到细菌污染，为了防止水致疾病的传播，必须采用消毒处理来保证水质。

9.40 饮用水净化技术的发展方向是什么？

（1）消毒技术。当前，饮用水中病原微生物污染仍是危害人类健康最大的问题之一。随着人们对饮用水水质要求的不断提高，新的病原微生物也不断被发现。为此，新的消毒技术如膜分离消毒、协同消毒、超声波消毒、氯化亚铁消毒、氯代异氰消毒等也不断涌现。但是，至今还未有一种理想的无副产物的消毒剂，只能依据消毒的对象和目的而选择合适的消毒剂，因此需要研究者不断地努力。

（2）深度处理技术。污染物尤其是有机污染物会通过不同的方式进入水体。传统的自来水工艺去除溶解性有机物的能力相对不足，而有机污染物经过加氯消毒会生成消毒副产物。因此，饮用水深度处理技术如化学氧化、光化学氧化、吸附技术、膜技术、超深技术等成了水质研究的一个重点及热点，以最大限度地去除水中的微量有机污染物、消毒副产物等。

（3）生物预警技术。对城市供水系统水质进行有效监测预警，对确保饮用水安全意义重大。因此，包括生物鱼识别技术、发光菌识别技术、藻类水环境监测技术、多维矢量水质综合预警等生物监测预警技术成为未来保障饮用水安全领域的研究热点和水质安全的重要方向。

第 10 章
如何科学选择和使用家用净水器

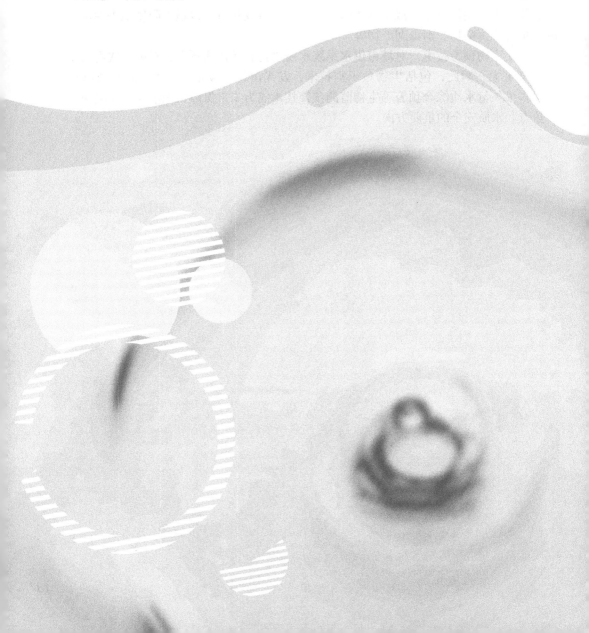

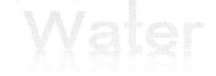

10.1　家用净水器的功能作用是什么？

　　家用净水器是对自来水进行深度处理的饮水装置，主要作用是去除水中的有害物质，它是家庭用水安全的自我保护措施。

　　随着现代人健康意识的提高，对饮用水水质的要求越来越高，普通自来水已经不能满足人们对饮用水的要求，净水器是对当前净水系统不足的重要补充，是水质保障的最后防线。使用净水器，首先是保障健康的需要，这是大多数人使用家用净水器的主要目的。

　　另外，随着生活节奏的加快，以及东西方文化的交融，越来越多的人，特别是年轻人，喜欢喝温度在 $10 \sim 30℃$ 之间的生水。在经济文化全球化浪潮中，越来越多的外国人来到我国学习、工作、考察、旅游。这些外国朋友也习惯喝生水。在炎热的夏季，喝生水，有利于防暑降温。有资料说，生水比开水生物活性更好，喝生水能促进全身的新陈代谢，更有利于健康。但是市政供水管道送来的自来水，即便水质符合标准，也不能生饮。使用家庭净水器，可以在保证健康的同时，满足部分人群的生活习惯。

10.2　家用净水器有哪些种类？

　　净水器的种类很多，可按以下三种分类标准划分。

　　（1）按净水机理分为吸附型（吸附剂有活性炭、精制硅藻土、高纯度铜锌合金、沸石、麦饭石、离子交换树脂）和膜过滤型净水器（微滤、超滤、纳滤、反渗透）。

　　（2）从结构形式上划分，目前市面上的家庭净水器有两种类型。一种是直接装在饮水机上，消费者只需将自来水装入净水器，就可以把自来水净化饮用，也可以再通过饮水机加热或者制冷后饮用。还有一种净水器是免维护型净水器，直接装在水龙头上，既可放于台上（台面式），也可置于橱柜中（台下式）。

　　（3）按功能分为软水机、活性炭滤水机、蒸馏水机和纯水机（即反渗透净水机）。

10.3　吸附型净水器的功能特点是什么？

　　吸附型净水器利用各种吸附材料对水中的有机物、重金属等有害物质吸附，使水得到净化，是净水器的基本类型。例如，活性炭和精制硅藻土可吸附有机物，高纯度铜锌合金（KDF）滤料可吸附重金属，沸石可吸附氨氮，麦饭石可吸附镉、铅及大肠杆菌，离子交换树脂可以吸附钙、镁离子使水软化等。

　　但是无论是何种吸附剂，经过一段时间的使用后都会吸附饱和而失效，活性炭在吸附了有机物后还会滋生细菌。污染或饱和后的吸附材料较难清洗，只能更换，如果不及时更换而继续使用，将会导致已吸附的有害物质解吸，使净水器出水的水质有时甚至比进水还要差。为了抑制细菌生长，有的净水器附加了消毒功能，例如用银消毒、紫外线消毒等。

10.4 膜过滤型净水器的功能特点是什么？

膜过滤型净水器采用膜分离技术去除水中的各种污染物和杂质，主要有微滤（MF）、超滤（UF）、纳滤（NF）和反渗透（RO）。

MF膜能滤除大肠杆菌等细菌及水中的悬浮物（如红虫、锈蚀物、尘埃）等微米级（10μm）的杂质。超滤膜允许小分子物质和矿物质等通过，同时将过滤掉胶体、蛋白质、微生物和大分子有机物。NF膜除了能滤除前述的这些有害物质外，还能滤除大的有机分子等纳米级（10nm）的污染物。

目前国内外市场上的膜分离滤芯主要是有机高分子材料制成的，这一类净水器最大的缺点是膜的污染、淤塞及由此造成的出水量的降低，而且很难清洗。RO膜能除去离子态的物质，如钠、钙、氯、硫酸根等离子和小的有机分子，一般需要增压设备，多用于海水淡化，用在家用净水器上价格昂贵、体积大。

10.5 超滤膜净水器的原理是什么？

每米长的超滤膜丝管壁上约有60亿个0.01μm的微孔，其孔径只允许水分子、水中的有益矿物质和微量元素通过，而最小细菌的体积都在0.02μm以上，因此细菌以及比细菌体积大得多的胶体、铁锈、悬浮物、泥沙、大分子有机物等都能被超滤膜截留下来，在超滤膜进行冲洗时排出，从而实现了净化过程。

10.6 影响超滤膜净水器产水量的因素有哪些？

（1）温度对产水量的影响。温度升高水分子的活性增强，黏滞性减小，故产水量增加，反之则产水量减少，因此即使是同一超滤系统在冬天和夏天的产水量的差异也是很大的。

（2）操作压力对产水量的影响。在低压段时超滤膜的产水量与压力成正比关系，即产水量随着压力升高而增加，但当压力值超过0.3MPa时，即使压力再升高，其产水量的增加也很小，主要是由于在高压下超滤膜被压密而增大透水阻力所致。

（3）进水浊度对产水量的影响。进水浊度越大，超滤膜的产水量越小，而且进水浊度大更易引起超滤膜的堵塞。

（4）流速对产水量的影响。流速的变化对产水量的影响不像温度和压力那样明显，流速太慢容易导致超滤膜堵塞，太快则影响产水量。

10.7 纳滤家用净水器的功能特点是什么?

作为一种新型分离技术,纳滤膜在其分离应用中表现出下列显著特征:一是其截留分子量介于反渗透膜和超滤膜之间;二是纳滤膜对无机盐有一定的截留率,因为它的表面分离层是由聚电解质所构成,对离子有静电相互作用;三是超低压大通量,即在超低压下(0.1MPa)仍能工作,并有较大的通量。纳滤膜分离过程无任何化学反应,无需加热,无相转变,不会破坏生物活性。

纳滤家用净水器通过几种组合制成适合家庭使用的净水器,采用纳滤膜过滤技术,能有效去除自来水中余氯、重金属、农药、有机物、细菌、微生物等。达到饮用净水标准要求,充分保留了水中对人体有益的矿物质和微量元素,使之成为健康直饮水。

10.8 结构型净水器的功能特点是什么?

结构型净水器是一种直接装在饮水机上,消费者只需将自来水装入净水器,就可以把自来水净化饮用,也可以再通过饮水机加热或者制冷后饮用。这种净水器需要定期更换滤芯。更换一次滤芯一般可过滤300桶水。

还有一种是免维护型净水器,直接装在水龙头上,既可放于台上(台面式),也可置于橱柜中(台下式),水龙头出水后就可直接饮用,十分方便。由于出水量大、成本低,可以满足用户在煮饭、淘米、烧菜都能使用上新鲜干净的水。但由于是装在厨房中,如需在客厅使用则显出不方便。

10.9 软水机净水器的功能特点是什么?

软水机是以降低水中钙、镁离子为主要目标,采用离子交换树脂进行离子交换,使水中的硬度降低到70mg/L以下,其主要功能是去除水碱和水垢。由于阳离子交换树脂对电荷多、分子量大的离子有较大的吸引力,因此软水机对水中离子态的重金属也有去除效果。

软水机的主要优点是:去除水垢、水碱效果好,同时流量大,基本上不降低水压。软水的清洁能力强,洗衣、淋浴、美容护肤效果佳,清洁程度高。使用软水可避免各种热水器结垢,防止堵塞,延长使用寿命,还能减轻能源消耗。同时也节约洗涤用品,降低家务强度。缺点是:不能去除细菌、病毒、有机物,不能直接饮用。

离子交换树脂的交换容量有限,因此接近饱和时,必须再生以确保交换能力。此外,使用钠离子交换树脂的软水机会使水中钠离子浓度增加,可能会影响人体循环系统。由于离子交换树脂软水机主要是以去除水中硬度为主,因此对于水中硬度比较高,常出现水垢的地区比较适用。

10.10　活性炭滤水机的功能特点是什么？

活性炭具有多孔性的结构，表面积很大，1g活性炭大约有好几个篮球场大的表面积，因此可使许多污染物停留在其表面上（称为吸附）。当自来水通过活性炭滤水机时，水中有机物（如农药、三卤甲烷、臭味分子等）均会被活性炭吸附而达到净水的功能。由于活性炭的表面积大，因此自来水中造成氯味的物质也会与炭表面反应而使氯味降低。另外在活化过程中，活性炭表面的非结晶部位生成了一些含氧官能团，这些基团使活性炭具有化学吸附和催化氧化、还原性能，因此能有效去除水中一些金属离子。

活性炭滤水机并非万能，例如对水中阴离子形态的污染物，如硝酸盐则无显著去除效果，对重金属的去除也有限，且细菌可附着于活性炭颗粒表面，生长成生物膜，反而造成滤芯中细菌数增加的情形。此外，对于水中硬度的去除，活性炭则无明显效果。活性炭滤水器最适用在氯味重及三卤甲烷、农药及臭味等有机物含量高的地区。

10.11　蒸馏水机的功能特点是什么？

蒸馏水机主要是利用加热煮沸的方法，将水蒸发后再凝结，以达到去除水中杂质的目的。因此，一般水中沸点比水高的污染物，例如重金属、农药及阴、阳离子（如造成硬度的金属离子）及溶解性固体等皆会留在蒸馏水机内部，不会随蒸馏水到收集桶中。在水煮沸的过程中，多数细菌也会被杀死。

蒸馏水机虽然对于大多数的水中污染物可有效去除，但对于部分沸点比水低的挥发性有机物，例如三卤甲烷等，可能会随着蒸馏水到收集桶中。此外，使用煮沸、冷凝的原理，其电力消耗往往比较高，且一般家用型蒸馏水机的产水速率大约为每天12L，与其他净水器相比，产水速率算是比较慢的。

10.12　纯水机的功能特点是什么？

纯水机即反渗透净水机，其优点是过滤精度高，适用于多种水质，净化后的水是纯净水，口感好，不含任何杂质，比较适用于冲咖啡、饮茶以及患有肝病、肾病、癌症、肿瘤患者应用；缺点是：每日制水量少，只能解决饮用和做饭；前置滤芯使用寿命短，需要定期更换；制纯净水时，同时产生2倍左右的废水。另外，纯净水不适宜长期作为直饮水，尤其是儿童和老人更不适宜长期饮用纯净水。

反渗透处理法虽然在各类净水器中是对水中污染物最全面的处理方法，但贮水桶至出水水龙头端为最易受微生物污染的位置，因此有厂商加装了紫外线杀菌灯，以避免病原微生物污染。反渗透法的维护也最复杂，每一段滤芯更新时间不一，系统造价也最为昂贵，且尚需消耗电力费用，此外每生产1L水就需排放2L废水，对水的浪费较大。

10.13　反渗透膜净水器的原理是什么?

当纯水和盐水被理想半透膜隔开，理想半透膜只允许水通过而阻止盐通过，此时膜纯水侧的水会自发地通过半透膜流入盐水一侧，这种现象称为渗透。若在膜的盐水侧施加压力，那么水的自发流动将受到抑制而减慢，当施加的压力达到某一数值时，水通过膜的净流量等于零，这个压力称为渗透压力。当施加在膜盐水侧的压力大于渗透压力时，水的流向就会逆转，此时，盐水中的水将流入纯水侧，上述现象就是水的反渗透（RO）处理的基本原理。

反渗透膜孔径小至纳米级（10nm），在一定的压力下，H_2O分子可以通过RO膜，而原水中的无机盐、重金属离子、有机物、胶体、细菌、病毒等杂质无法通过RO膜，从而使可以透过的纯水和无法透过的浓缩水严格区分开来。

10.14　多级过滤型净水器的功能特点是什么?

多级净水器主要有两种，一种是超滤净水器，一种是采用RO膜的反渗透纯水机，它们一般都是采用渐进式的过滤方式。

家庭用反渗透净水机一般包括2～3个前置过滤器。第一段为5μm的滤芯，第二段为活性炭滤芯，部分机型有第三段1μm的滤芯。部分机型在清水贮水桶到出水龙头前加装了后置性活性炭滤芯。

第一段滤芯主要用于去除水中泥、砂等杂质颗粒；第二级用颗粒活性炭滤芯去除水中有机物、臭味分子及氯等；第三级UF超滤膜或RO反渗透膜滤芯则可去除大多数水中溶解性的杂质；第四级用后置活性炭棒滤芯来进一步除去反渗透膜残留的污染物，来吸附余氯和异味改善口感。

10.15　如何选购家用净水器?

家用净水器的技术更新换代很快，目前市场上品种很多，使消费者目不暇接。选购一台理想实用的净水器，考虑的基本原则如下。

（1）选用的净水材料对进水水质应有针对性。家用净水器中常装填数层、数种净水材料，每种材料各有不同用途。每一种净水器均非万能，购买前应先了解净水器功能与当地自来水的水质状况，以免浪费金钱而又得不到预期的效果。

（2）体积尽量小、处理流程要合理。体积庞大的净水器不便于在家庭中安装。应针对水质，舍去不必要的处理单元。按照净水材料的功能，确定合理流程，依次将污染物除去。如果流程次序不当，将会影响去除效果。

（3）净水器能够防蚀、防菌。净水器的筒体、管路和连接材料应能够防蚀，也不会发生有害物质溶入水中的现象。不采用有利于微生物滋生的塑料。检测发现，许多微生物易在塑料表面繁殖。如果后续杀菌措施不力，出水中细菌将会超标。

（4）净水器的成型材料和净水材料的化学稳定性要好。材料应符合卫生部颁布的《生活饮用水水质处理器卫生安全规范》的各项要求。浸泡试验不合格者不得进入市场。

（5）净水材料要便于更换。任何净水材料其寿命都是有限的。如果进水水质较差，使用周期往往比设计的要短，因此要定期更换。

目前市面出售的净水器可谓五花八门，用户要选用经过权威部门鉴定和出水水质检测合格的净水器。

10.16　挑选家用净水器常见的四大误区是什么？

（1）产品滤芯越多越好。滤芯并不是越多越好，有些低端的净水产品，动不动就四个、五个滤芯，但是都采用简单过滤材料，过滤效果可能还不如一个高性能滤芯强。因此建议，饮用水的最后一道过滤，要尽可能采用抛弃式滤芯，可避免二次污染。

（2）只看牌子不考虑专业性。很多知名品牌是属于经营多种家用电器的商家，他们的目标是满足低中端市场的普通生活需求，只能生产低档的普通的净水设备。而家用净水尤其是直饮水其复杂程度是需要专业力量研发的团队，所以大家应尽量选择专业净水企业所做净水设备的品牌，不仅仅技术质量上会有好的保障，同时也会给你提供更专业的服务。

（3）活性炭过滤技术已经过时了。活性炭是自然界最好的过滤吸附材质。几乎所有净水器都要用到活性炭。如果不使用活性炭，无论宣称过滤精度多高，出水的口感都会打折扣。活性炭有颗粒状、粉末状和活性炭棒三种，前两种成本低廉，过滤经常不彻底，后者是更为安全的选择，可以做到100%完全过滤。

（4）滤芯可以长时间不换。其实，会堵塞的滤芯才是好滤芯，这也说明净水器确实有效。市面上宣称滤芯3～5年不用换的，往往是夸大其词。不要过分追求廉价的滤芯。净水器在国内还算是追求高端生活品质人群的需求，一般来讲价格高效果也会相对好些。另外，高品质滤芯的寿命以及净水量都会比较好，价格自然也就上去了。但总体计算下来还是划算的。

10.17　如何根据不同的需要选择不同类型的净水器？

（1）去除水垢。如果水质比较硬，烧出的水水垢较多，可以选用带有软化功能的净水器或软水机，也可以选用带有纳滤或反渗透膜的净水器，纳滤和反渗透膜可以去除水中大部分矿物质，包括使水硬度增高的钙镁离子。

（2）去除水中的氯味。活性炭可以吸附有机物、余氯等，如果希望降低水中的余氯或者有机消毒副产物，可以选择带有活性炭组件的净水器。

（3）降低水的浊度。聚丙烯（PP）棉、各种滤膜都能降低水中浊度，PP棉可截留水中的悬浮性物质，超滤等组件对水中的微小颗粒或者胶体性物质有很好的去除效果。

10.18 怎样配置家用净水器？

（1）只解决饮用水。如果当地的水质较好，尤其是较新的住宅小区，管网设施也相对较新，那么自来水的水质应该较好，为了满足日常生活饮水（包括煮饭、熬粥等用水），只要在厨房配置1台家用净水器就可以了。有条件的可以再加装1台壁挂式管线机，对纯净水进行加热或制冷，喝水就更方便了。

如果当地的水质不是很好，有杂质或者水的硬度较大等，最好选择安装前置过滤器，根据需要选择有除垢功能的家用净水器，如果家庭有小孩的，最好选择具有除余氯、除铅等重金属功能的家用净水器。

（2）全面解决生活用水问题（包括饮用水、洗澡、洗衣服等）。如果我们对健康有较高要求的话，卫生间的水质也必须是要考虑的。但是卫生间的水主要是用来洗刷，并不饮用，所以并不需要安装超滤净水器，可以考虑在卫生间配置家用软水机，在厨房单独配置家用净水器或纯水机。因此这种情况可以参考以下两种解决方案。

① 在总管路上配置前置过滤器或中央净水机，在厨房配置家用净水器。前置过滤器的滤芯是一种不锈钢微滤膜，过滤孔径较大，是用来过滤大颗粒的物质，比如泥沙、铁锈等，能够保护家里的管道和其他用水电器不受这些杂质的损害，不具备纯净水功能，不能直接饮用；中央净水器有的也是利用超滤膜来进行过滤，但是它的出水量更大，每小时至少500L以上，安装在家里的进水总管道，能够满足全家对净水的需要。虽然中央净水器不具备软化水的效果，但是价格比软水机便宜很多，处理过的水也可以达到直饮，用来洗漱、洗衣服也很好。但是它的净水效果不如厨房净水器，水的口感也不好，所以厨房最好再配置一台厨房净水器，这样饮用水的品质能都得到保证。

② 在总管路上配置前置过滤器或中央净水机，在卫生间配置软水机。经济条件好的朋友可以考虑这种配置，这种配置是在前面的配置的基础上增加卫生间软水机，因为软水机可以去除水中的钙镁离子，软化后的水细腻、柔滑，对皮肤有好处，洗衣服能减少洗衣粉、肥皂的用量，衣服也不会出现干硬的现象。当然软水也是不能直接喝的，而且软水机价格也比较昂贵，维护起来也有很多花费。

（3）租房的净水解决方案。很多青年朋友是租房居住，但是对饮水健康也十分注意，那么就可以选择水龙头净水器。这种净水器安装简单，价格便宜，当然功能也相对简单，有的只能过滤自来水中的泥沙铁锈等物质，有的采用中空超滤，对自来水有一定的改善作用。

10.19　不同家用净水器的优缺点有哪些?

选择什么样的净水器，主要根据居住处的水质、个人的饮水需求，以及处理效果来决定。目前市面上的净水器种类繁多，下面分析一下各种净水器的优缺点。

（1）滤芯式净水器。这种净水器采用的是滤芯结构，根据不同的需求，可以搭配不同的滤芯，优点是价格比较便宜，过滤精度比较高（含有超滤芯的）。缺点是滤芯寿命比较短（例如PP棉的寿命在3～5个月，活性炭寿命在半年左右，超滤寿命1～2年），出水量小，只适合饮用。

（2）纯水机。这种净水器采用的是RO反渗透技术，最早出现在航空事业中，是为航空员解决饮用水而研发的，优点是出水精度高（除了水分子，任何物质都过不去），缺点是净化后的水过于纯，缺少对人体有益的微量元素，平均出一杯纯水，要产生3杯废水，同时必须用电。

（3）离子水机。通过电解的方式，将水电解为酸碱两种水，碱性水用来饮用（因为人体是酸性结构，经常饮用碱性水，可以调节酸碱平衡，促进新陈代谢），酸性水用来洗浴（或者用来杀菌消毒），同时通过电解，改变水的分子团（将水改变为6个分子团的小分子团）。这种水机最早被用来做医疗器械，对于常见的皮肤病有一定的疗效。它的缺点是成本高，同时水的酸碱值也取决于电解程度，需要用电。

（4）磁化水机。优点：通过磁化，改变水的分子团，更利于人体吸收。缺点：有肠胃疾病的人慎用，因为磁化水对肠胃有一定的刺激。

（5）中央净水器。将净水器安装在家里的总进水管上，使家里的所有用水都净化，优点是滤料寿命长（最短的也有5年），操作方便，同时带有反冲洗功能，可以延长滤料寿命。缺点是净化精度不是很高，如果用来处理饮用水，效果不是特别好。

10.20　如何正确使用家用净水器?

为改善饮用水质，不少家庭和单位购置了净水器，但若净水器使用方法不对，不但达不到好的净化过滤效果，反而会使净化过了的水质不如自来水。正确使用净水器，应注意如下几个方面。

（1）用前先冲洗。在新使用吸附型净水器或净水单元时（包括活性炭净水器及阳离子交换树脂软水器）应先用清水浸泡至少15min以上，或以清水冲洗，以去除滤芯中的杂质。反渗透净水器在使用前，前置活性炭滤芯及反渗透膜各需使用20L左右的水冲洗，以去除碳粒粉末及反渗透膜的保存液，直至出水变清方可正式使用。

（2）选择恰当的接管。净水器和水龙头的连接需要一段管子，一般说采用聚乙烯塑料管或医用橡胶管较合适。因为有的橡胶管，尤其是再生橡胶管容易带入杂质，影响水质。

（3）控制适当的流量。由于目前大部分家用净水器中填放的是活性炭等吸附剂，它们的吸附能力是有限的，流速过大容易发生"漏穿"现象，使一部分杂质或污物来不及吸附、过滤就流出。因此，使用时可参照有关说明书的规定，控制水的流量。

（4）避免残留积水。净水器使用后，应将积水尽量排出，以免长时间积聚在净水器内，滋生细菌，并导致水中氨转化为亚硝酸盐，影响人体健康。因此，在开始收集出水时，为避免饮用残留在净水器内的积水，应先放空一部分水后再收集使用。

（5）防止容器的污染。受水容器要经常清洗，以保持清洁。一般不宜用体积很大的容器受水。因为净化后的水静置时间长了，容易滋生细菌引起污染。

（6）实行定期清洗。当家用活性炭净水器使用一定时期后，可打开净水器，将其中活性炭倒出，用清水漂洗，洗去黏附的杂质，并煮沸消毒。也可在水中加些食醋清洗，以提高活性炭的吸附效率和防止净水器的堵塞。

（7）注意吸附剂更换。活性炭净水器使用较长一段时间后，应更换一下活性炭，以保证净化水的质量。

（8）使用净水器时进水温度应避免过高，许多净水器或滤芯在温度高时，处理效果变差，材料也会受损并减少使用寿命。

10.21 如何对家用净水器进行自我检测?

净水器主要有两类，一类是超滤机，另一类是RO纯水机。对于普通家庭来说，能够经过简单点的办法来测验净水器的情况。

（1）超滤机检查。超滤机的中心是超滤膜，对超滤膜的检查最直观的办法就是调查对比法。具体做法是取两个相同无色透明的玻璃杯，挑选早上起来首次打开水龙头的时分，分别取自来水和过滤水比较其颜色和透明度，对比水质的色彩（经过一晚的堆积，当天首次打开水龙头流出来的水有细微的污染）。假如净水器出来的水也是有污染的，则说明净水器的超滤膜有破损（超滤膜的过滤精度高达0.01μm，有色物质都会被拦截下来）。

当然，最精准的检查方法仍是找当地经销商上门来，做净水器的水压测验，假如滤膜漏气则说明已损坏，就应替换机芯。

（2）RO机检查。RO机的中心是RO膜，RO机检查相对简单些，先买一支TDS测验笔，TDS测验笔主要是测水中导电离子的含量。水中的导电离子是水中最微小的物质之一，所以净水器TDS值能够用来检查RO膜是不是损坏。假如是完好无损的RO膜，TDS值在50mg/L以下，通常自来水的TDS值在200～1000mg/L之间。

除了TDS笔还能够用以下几种办法来判断纯水机是不是有问题。①假如纯水机出水太慢，也许前置过滤器滤芯或RO膜堵塞了，这时就应考虑替换前置滤芯或RO膜。②假如纯水机出水太快，那或许是RO膜破损了，水没经过过滤就直接出来了，这时就应考虑替换RO膜。③假如过滤出来的水口感突然不好了，就表明活性炭滤芯已达到饱和的状态。

饮水关乎身体健康，净水器呵护水质安全，净水器自我检查应时刻关注，如果发现异常，应第一时间告诉经销商上门检查。

10.22 如何维护家用净水器?

选购好家用净水器后，除科学使用外还需合理维护，方可延长净水器的寿命。净水器的寿命主要取决于滤芯。

（1）净水器滤芯的更换频率，可由厂商提供的操作维护手册中得知，但必须注意厂商所用的水质条件及产水量是在标准的状况下。使用者必须注意当地的水质状况及每天用水量是否与厂商资料相同。一般是原水中污染物浓度愈高，用水量愈大，更换滤芯的频率应越高。

（2）使用者必须特别注意，即使滤芯更换时间未到，但清水水质明显变化、口感变差或系统的产水量降低，则必须检查可能造成的原因，例如管线连接不当、管线或滤芯破裂，必要时必须更换管线或滤芯。此外，反渗透净水器前置滤芯的更换时机，除参照说明书之外，若由肉眼判断滤芯已严重变成土黄色时，应考虑更换。

（3）一般而言，自来水水质较硬的地区其清洗频率要比软水地区高。当提前出现运转异常情况时，应查找原因，采取应对措施，确保出水水质和流量。

（4）比较复杂的净水器，例如反渗透净水器系统，可委托厂商三个月至半年维护一次。自行维修或更换滤芯耗材时，拆下管线或零件，可先在管线或零件上做记号，以保证重新连接可以接到正确位置。新反渗透系统的机器或刚更换滤芯的机器，应打开水龙头，使水流出并排放掉一段时间，避免污染物进入贮水桶。自行更换滤芯时，取出滤芯后，放置滤芯的桶也应清洗，以免泥沙的累积。滤芯装回去后，应注意检查是否有漏水。

10.23 净水器出水有异味怎么办?

净水器出水有异味可能有以下几种原因，可依据其原因采取不同的措施。

（1）净水器刚安装时出现异味。这种情况多数是由于净水器中超滤膜的保护液没冲洗干净，解决方法是重新冲洗至出水无异味为止。

（2）净水器长期停用后出现异味。这种情况是由于净水器残存的死水没排除干净。当净水器停用一段时间，再次使用时一定要充分地反复冲洗，将净水器管道和滤筒中残留的水清除干净后方可使用。

（3）净水器长期没清洗，截留物沉积在滤芯表面导致出水有异味。这种情况发生时应按产品说明书的相关要求，进行充分的清洗并保证定期冲洗。

（4）滤芯使用寿命到了，没有净化效果，导致出水有异味。此时只要更换新的滤芯就可以了。

10.24　净水器出水量降低怎么办?

净水器出水量降低可能有以下几种原因,可依据其原因采取不同的措施。

(1)进水温度太低,导致出水量下降。这属于正常现象,无需紧张和理会。

(2)进水压力太低导致的出水量下降。待进水压力回升后,出水量即可恢复正常。

(3)原水水质较差,泥沙、铁锈等悬浮颗粒堵塞了滤芯,导致出水量降低。可对超滤膜增加冲洗频率或更换滤芯。

(4)管路或滤芯堵塞导致出水量降低。需疏通管路或更换滤芯。例如当停水或维修管路,停水后再来水时,必须先关闭净水器的入水口,将残留有泥沙、铁锈的水放掉后才能恢复净水器的使用,否则会造成净水器的堵塞。

10.25　如何启用长期停用的净水器?

净水器长期停用(3天以上),恢复使用前应对净水器进行反复冲洗,排出净水器内残存的水。因为长期停用后,净水材料长时间浸泡在不流通的水中可能引发细菌繁殖、亚硝酸盐浓度升高的风险。因此重新恢复使用前一定要对净水器充分地清洗,将滤筒和管道中残存的水冲洗干净,制取新鲜的净水使用。

10.26　家用净水器滤芯的过滤等级是怎样划分的?

随着家用净水器的普及率不断上升,出现的问题也不断增加。不少消费者买了前置过滤器或龙头净水器说不能过滤水垢;有的消费者买了粗滤净水器说无法过滤余氯。其实净水器的过滤精度是有着明确分级的。

(1)石英砂层:$100 \sim 200\mu m$,过滤对象是泥沙、悬浮物。

(2)不锈钢滤网:$40 \sim 150\mu m$,过滤对象是泥沙、颗粒物质。

(3)绕线滤芯:$5 \sim 20\mu m$,过滤对象是泥沙、颗粒物质。

(4)PPF棉:$5 \sim 20\mu m$,过滤对象是泥沙、颗粒物质。

(5)陶瓷滤芯:$0.3 \sim 1\mu m$,过滤对象是部分细菌。

(6)钛芯:$0.3 \sim 1\mu m$,过滤对象是部分细菌。

(7)折叠滤芯:$0.4 \sim 10\mu m$,过滤对象是部分细菌。

(8)中空纤维:$0.01 \sim 0.1\mu m$,过滤对象是大部分细菌、重金属。

(9)纳滤(脱盐50% ~ 60%):$0.001 \sim 0.01\mu m$,过滤对象是细菌和病毒。

(10)RO膜(脱盐90% ~ 99.3%):$0.0001\mu m$,过滤对象是细菌、病毒、有机物和重金属及离子。

不同过滤精度的净水器,其过滤的对象也是不同的。例如要完全过滤重金属离子,就必须选用RO膜级别的滤芯才能够完全滤除。水质较好的地方使用中空纤维滤芯就可以过滤99%以上的杂质，水质较差的地方就必须用RO膜过滤才行，如果水质非常差，则还需要安装前置过滤器才可以。

10.27 净水器按过滤功能分哪几种？

根据净水器的过滤功能作用不同，可将其分为单级、双级、三级、四级、五级，甚至十级过滤等。

单级过滤是用活性炭吸附去除水中异色异味物质，一般用在较优质水源水的自来水处理上，但出水不能直饮。

双级过滤还可去除水中大部分的余氯，可改善水的口感。双级过滤是用1μm或5μm PPF聚丙烯纤维滤芯加UDF椰壳颗粒活性炭滤粒去除水中大于5μm的浮游物及颗粒物，使水更加澄清。

三级过滤是在双级过滤基础上，加了用0.1μm CF全硅藻孔陶瓷滤芯，能去除水中的大肠杆菌、金黄色葡萄球菌等，出水可直接生饮。

四级过滤是在三级过滤基础上，用PPF聚丙烯纤维+UDF椰壳颗粒活性炭双级滤芯，能去除水中异色异味，使水有甘醇甜美新鲜的更好口感，并可生饮。

更高级别的过滤，多用于工业生产或科研实验用水等。

能量净水器是在滤芯的组成结构中，单独或复合添加了矿化石、活化石、小分子石、碱性球、磁化水等有益功能材料，使净化水含有益成分，有利于人体吸收而保健。

10.28 家用净水器的滤芯多久更换一次？

净水器的核心是滤芯，强大过滤功效主要是靠滤芯实现的，可能不少消费者听说过净水器滤芯使用一段时间后需要更换，因此人们比较关心净水器滤芯能用多久的问题，下面以家用净水器产品为例，看看在正常水质状况和家庭水处理量下，几种不同净水器滤芯的更换时间。

（1）直饮机。直饮机一般采用高精度的五级过滤工艺，初级过滤中的PPT棉滤芯主要用于过滤水中悬浮杂质、颗粒、污泥等。PPT棉一般变成咖啡色就要更换，在没装中央净水机的情况下，可能2～3个月就要更换一次，如果安装了中央净水机，大概6～9个月更换一次。

（2）前置过滤器。前置过滤器大多数采用不锈钢过滤钢网，通过自来水的压力，水从管道的内壁渗透到外壁，如泥沙、铁锈、红虫等杂质被膜孔截留。前置过滤器因自身有反冲洗功能，因此可以长期使用。

（3）净水机。净水机使用的滤芯为KDF滤芯和活性炭，KDF是一种高纯度的铜合金，能够有效去除水中的重金属与酸根离子。活性炭用了一段时间后吸附力会降低，这就需要及时更换。活性炭一般是1～2年更换一次，KDF滤芯一般2年左右更换一次。

（4）软水机。软水机使用的是树脂滤芯，在进行离子交换产生一定量的软水后，树脂吸附的硬度离子会达到饱和，这就需要进行树脂再生，通过再生材料（软水盐）置换树脂内的硬度离子，从而使软水机可以继续使用。

净水器滤芯更换时间具体还是要看家庭水处理量和当地水质状况，如果用户平时比较注重滤芯的保养，在使用过程中经常冲洗滤芯，有利于延长滤芯的使用寿命。此外，高质量的滤芯使用寿命通常要比低质量的产品长，选对好的品牌十分重要，选择售后服务好的商家也十分重要。

10.29　如何防止饮水机的二次污染？

饮水机污染主要是由于在放水的同时会进入空气。一般情况下，室内每立方米空气中约有4000个细菌，对人体影响不太大，但在疾病流行季节，一些病菌带入室内，在饮水机放水时随空气进入饮水机的储水桶，并在温度适宜的水桶内迅速繁殖，几天后储水桶水中菌落总数成千上万就不足为奇了，这对桶装水用户的健康带来了潜在危害。

专家认为，若净水器长期积水，加上日晒，便很容易生长一种叫藻类毒素的物质，这是促癌剂。这种毒素即使煮沸也无法破坏，漂白粉对其也只能产生一定的作用。所以，专家提醒使用净水器时应尽可能在每次使用完毕后，放出净水器内的积存水。另外，如果使用塑胶透明净水器，还应避免阳光照射。

解决饮水机的二次污染，目前常用的方法是清洗，对于消除污垢、杀灭细菌是很有效的。但从大量调查情况来看，因饮水机和水本身无任何灭菌措施，细菌仍然会迅速繁殖。

10.30　桶装水的弊端有哪些？

桶装水的弊端主要有：饮水机使用过程中的二次污染；桶装水在使用过程中的二次污染。

（1）桶装水使用过程中，每放出1L的水，必有1L的空气夹带着细菌和尘埃进入水瓶中，开瓶3天，水质就会受污染；

（2）水桶二次污染，水桶不卫生，没有对水桶定期清洗、消毒，回收和使用一些不合格的破旧水桶，甚至用社会上廉价的废旧塑料、报废光碟以及通过各种途径进口的塑料洋垃圾制桶，严重威胁人体健康，危害巨大。

10.31　使用小区内自动售水机应注意什么？

市民在使用自动售水机时，应注意仪器设备是否具备有效的卫生许可批件，是否公示有由第三方出具的水质检测报告及企业的水质自检报告。同时应注意自动售水机周围环境的卫生状况，观察是否存在污染源，设备的放置地点是否干燥、通风并避开阳光直射。

装现制现售水时，建议市民使用聚碳酸酯（PC）材质的自备水桶，且使用过程中要定期对水桶进行清洗，及时淘汰老化的水桶。

10.32　饮水机的开关一直不关闭好吗?

人们习惯用饮水机却不懂保养。为了随时可以喝到热水，很多家庭和单位的饮水机都是24h工作，从不关闭。要知道，饮水机一直处于"保温—加热—保温"这种连续启动的工作状态，就如同"千滚水"，里面含有镁、亚硝酸盐等物质，常喝这种水，容易导致腹泻、腹胀等症状。

10.33　饮水机应怎样清洗和消毒?

（1）切断饮水机电源，取下水桶，放空饮水机腔内的剩余水，特别注意要打开饮水机背后的排污管，将剩余水彻底排净。

（2）用中性清洁剂清洗机体表面和托盘等部件，用镊子夹住酒精棉花，仔细擦洗饮水机机芯和盖子的内外侧。

（3）将专业消毒剂按照其使用要求溶解到水中，充盈饮水机腔体，留置10～15min。

（4）打开饮水机的所有开关，包括排污管和饮水开关，排净消毒液，并用清水连续冲洗饮水机整个腔体，打开所有开关排净冲洗液体，反复冲洗多次，直至没有异味后即可恢复使用。

消毒时，消毒液的浓度、消毒时间十分重要。消毒液浓度不应过高或者过低，应按合格产品的使用说明进行。消毒液有效成分多为二氧化氯、双氧水。使用二氧化氯消毒时，用50～100mg/L的浓度消毒5min，即可达消毒目的；使用双氧水消毒时，用1.5%左右的浓度消毒5min也能满足要求。此类方法可有效杀灭大肠杆菌、金黄色葡萄球菌、白色念珠菌、枯黄杆菌黑色变种芽孢。

另外，也可利用臭氧的杀菌作用来达到清洗消毒饮水机的目的。将臭氧从饮水机上部的入水口注入，大约经过20min的熏蒸即可以杀灭大部分的有害细菌。此方法消毒效果很好，且成本较低，但没有清洗水垢等杂质的作用，消毒过程中挥发出的臭氧对人体也有不利的影响。

饮水机消毒清洗的其他方法还有加压过滤法。将清洗机的一端接到饮水机的入水口，另一端接入饮水机下部的排水口，形成一个闭路循环，采用双氧水作为消毒介质。该方法利用清洁机自身的循环压力，不但可以充分达到清洗目的，而且还可以通过机械压力将被清洗出来的水垢和杂质完全排出。该方法因采用的是双氧水消毒清洗剂，经化学反应后生成物为水和氧气，对人无毒无害。

参考文献

[1] 林杰梁. 水是百药之王. 台北：元气斋出版社. 1992.

[2] 袁西恩. 饮用水与健康. 北京：中国农业科技出版社. 1999.

[3] 袁仁涛，谢森. 饮水的安全与开发. 上海：上海交通大学出版社. 2001.

[4] （美）Martin Fox,Ph.D., 罗敏，周蓉译. 健康的水. 北京：中国建筑工业出版社. 2001.

[5] 王会，李佃贵. 喝水美容治病260例. 北京：中华工商联合出版社. 2002.

[6] （美）约瑟华I•巴兹勒，温克勒G•威葆格，J•威廉•依莱，刘文君译. 饮用水水质对人体健康的影响. 北京：中国环境科学出版社. 2003.

[7] 崔玉川. 纯净水与矿泉水处理工艺及设施设计计算. 北京：化学工业出版社. 2003.

[8] 李永存，李伟，吴建华. 饮用水健康与饮用水处理技术问答. 北京：中国石化出版社. 2004.

[9] 王占忠，郑美文. 生命之水纵谈水资源. 北京：中国环境科学出版社. 2004.

[10] 汪小宁，范敏. 我要变水灵：喝水新主张. 北京：世界图书出版社. 2005.

[11] 崔玉川. 饮水微量元素与健康. 净水技术. 2005.

[12] 崔玉川，刘振江，刘婷. 对我国饮用水质标准及其建设的几点建议. 给水排水. 2006.

[13] 中国《生活饮用水卫生标准》（GB 5749—2006）.

[14] 姚有为. 水•生命•健康. 上海：东华大学出版社. 2006.

[15] 王强虎. 喝出健康饮用水. 西安：西安交通大学出版社. 2006.

[16] （美）F•巴特曼，刘晓梅译. 水是最好的药. 长春：吉林文史出版社. 2006.

[17] 崔玉川，李复兴. 撤销《桶装饮用纯净水标准》去除纯净水长期饮用的合法性. 中国水网. 给水深度处理年会. 2007.

[18] 李复兴. 水，是药还是毒. 北京：中国市场出版社. 2007.

[19] 左振素，杨紫铭，宋玉华，宋艾云，谭磊，邱友奎. 饮水决定健康. 长春：吉林科学技术出版社. 2007.

[20] 于峥，刘艳骄. 明明白白饮水. 北京：化学工业出版社. 2007.

[21] （日）藤田纮一郎，陈庆译. 水的神奇疗效. 北京：中国画报出版社. 2007.

[22] （印度）Dr. Savitri Ramaiah, 吴春华，邹惠珍译. 水是天赐良药. 北京：人民军医出版社. 2007.

[23] 刘斐文，严子春. 安全健康饮水. 北京：中国环境科学出版社. 2007.

[24] （美）F•巴特曼，于海生译. 水这样喝可以治病. 长春：吉林文史出版社. 2007.

[25] 崔玉川. 水的除盐方法与工程应用. 北京：化学工业出版社. 2008.

[26] 张雅利. 健康水医生. 北京：世界图书出版公司. 2008.

[27] 郑寿贵，夏时畅. 饮用水卫生. 北京：人民卫生出版社. 2009.

[28] 崔玉川，刘振江. 饮水•水质•健康(第二版). 北京：中国建筑工业出版社. 2009.

[29] （韩）李胜男，方国星译. 这样喝水最健康. 南宁：广西科学技术出版社. 2009.

[30] （日）藤田纮一郎，张婧译. 矿泉水才是最好的药. 北京：北京文艺出版社. 2009.

[31] （日）藤田纮一郎，马英萍译. 水决定健康. 北京：东方出版社. 2009.

[32] 朱月海. 饮水与健康. 北京：中国建筑工业出版社. 2009.

[33] 李贵宝.饮水安全知识问答.北京：中国标准出版社.2009.

[34] 李俊杰，马艾华.水与人体健康.北京：金盾出版社.2010.

[35] 崔玉川.突发公共事件应急安全饮用水供给.城市供水应急技术和管理研讨会论文集.2010.

[36] 王豫廉.电解水——生命的活水(修订版).上海：第二军医大学出版社.2010.

[37] 陈维杰，杨二.水质与疾病.郑州：黄河水利出版社.2010.

[38] 刘明山，马卫平.健康饮水150问.北京：中国科学出版社.2010.

[39] 刘明山，王汉卿.水应该这样喝.北京：中国医药科技出版社.2010.

[40] 左振素，郇宜俊.饮水智慧——让自己健康很简单.北京：人民卫生出版社.2011.

[41] 郭航远，池菊芳，沈静，吕海涛.水与健康.杭州：浙江大学出版社.2012.

[42] （美）霍华德•慕拉，张理力译.水秘方：给细胞吃水的神奇驻颜术.北京：科学技术文献出版社.2012.

[43] 张志义.水与健康.北京：化学工业出版社.2012.

[44] 张秀梅.一生的饮水计划.北京：中国中医药出版社.2012.

[45] 北京公众健康饮用水研究所.中国居民饮水指南.北京：中国医药科技出版社.2012.

[46] 崔玉川.给水厂处理设施设计计算(第二版).北京：化学工业出版社.2013.

[47] 杨娟.水的传奇.上海：上海科学普及出版社.2013.

[48] 张岚，高贵凡，韩素艺.饮水安全与健康.北京：化学工业出版社.2013.

[49] （瑞士）克里斯多夫•瓦西，徐建萍译.你会喝水吗？北京：光明日报出版社.2013.

[50] 陈华新，孙景泰.水疗健康300问.北京：金盾出版社.2013.

[51] 张宇莉.神奇的水盐平衡法.北京：中国中医药出版社.2013.

[52] 北京公众健康饮用水研究所.中国居民饮水指南（简编版）.北京：中国质检出版社，中国标准出版社，2013.

[53] 世界卫生组织.《饮用水水质准则》（第四版）.上海：上海交通大学出版社.2014.

[54] 李复兴，赵飞虹.健康七成靠好水.北京：北京出版社.2014.

[55] 黄伟，李长山.好水喝出健康来 健康的电解还原水.广州：华南理工大学出版社.2014.

[56] （日）藤田纮一郎，龚先洁译.美水法则：喝水等于微整形.南京：江苏文艺出版社.2014.

[57] （日）野岛尚武，宫本龙译.生命之水：微量元素水.北京：人民军医出版社.2014.

[58] 史德.水与健康共存：科学饮水防病保健康.北京：金盾出版社.2015.

[59] （日）林秀光，宫本龙译.生命之水：富氢水排毒.北京：人民军医出版社.2015.

[60] 水利部水情教育中心.喝安全的水.武汉：长江出版社.2015.

[61] 陶国枢，张华.电解水挑战亚健康.北京：军事医学科学出版社.2015.

[62] （日）江本胜，陈涤译.水知道答案：每一滴水都有记忆.北京：化学工业出版社.2015.

[63] （日）白畑实隆，河村宗典，黄大炜译.健康从水开始：电解还原水全攻略.广州：华南理工大学出版社.2015.

[64] 史德.健康长寿水为先，金盾出版社，2015.

[65] 董俊杰.喝水是纯天然的补养.北京：中国纺织出版社.2016.

[66] 杨力.水是最好的养命药.郑州：河南科学技术出版社.2016.

[67] 李梅英.水是更好的药.天津：天津科学技术出版社.2016.

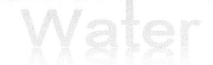

[68]　阮国洪.水与人类健康.北京：中国医药科技出版社.2017.

[69]　世界卫生组织，马冠生主译.饮用水中的营养素.北京：人民卫生出版社.2017.

[70]　（瑞典）英格耶德•罗斯博里，段黎萍，杨海波，贺添，李沛译.饮用水矿物质及其平衡.北京：科学技术文献出版社.2017.

[71]　吴志坚，奉建军，吴祥龙，黄湘雯.水与健康.北京：科学技术文献出版社.2018.

[72]　环境保护部科技标准司，中国环境科学学会.饮用水安全知识问答.北京：中国环境出版集团.2018.

[73]　刘烈刚，杨雪锋.好好喝水——水的健康课.北京：中国医药科技出版社.2019.